전통의학 수혈총해

전통의학
수혈총해

한국전통의학국제연맹
배영식 편저

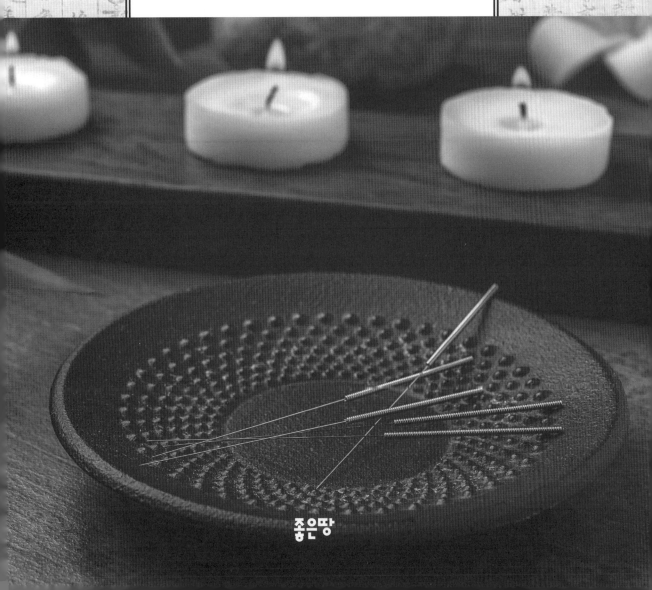

좋은땅

펴내면서

    오천 년의 역사를 가진 동양의학의 꽃은 침구를 시술할 때 취혈하는 경락의 경혈이라 할 수 있다. 이 경혈의 중요함은 아무리 강조해도 부족함이 없다.

    동양의학에 처음 입문하는 자도 경혈을 배워야 하고, 어느 정도 공부가 쌓이고 임상이 많아지면 경혈의 특성이나 치료의 범위에 대한 이해를 새로이 할 필요성을 느끼게 되고, 동양의학 의술이 경지에 오르면 경혈의 중요성이 다시 부각되는데, 이는 의술을 시술하는 초보자나, 경력자나, 경지에 오른 자나 모두 의술을 시술할 때 경혈에 침, 뜸을 시술한다. 그러나 그 효과는 시술자의 공부와 쌓은 임상과 비례한다.

    같은 경혈을 선택하였는데 시술자에 따라서 그 효과가 다른 이유다. 그래서 침이나 뜸으로 유명한 곳을 찾아다니며 치료받는 환자의 입장을 헤아려 알 수 있다. 이러한 마음을 헤아려 정확한 경혈 자리를 알리기 위해, 경혈의 혈성과 관련하여 이름을 지은 옛 의술인의 생각도 알 수 있게 하였고, 최근 UN의 WHO와 함께 한국, 중국, 일본의 의학자들이 정한 국제표준경혈을 참고하여 정확성을 더욱 높여서 편찬하였다.

    오늘날 동양의학에 관심을 갖는 사람들이나, 공부하는 후학들에게 다시금 경혈의 중요성을 일깨우는 계기가 되고 이 책을 통하여 많은 사람들을 질병의 고통에서 벗어나게 된다면 책을 내는 사람으로서 이보다 더 큰 행복이 있겠는가…….

끝으로 이 책을 출판하기까지 함께 힘써 주신 최복열 학술위원장님, 경규춘 감사님, 정연동 목사님, 김동완 목사님, 최경미 간사님, 한지혜 간사님, 윤종진 집사님, 윤옥선 사모님, 손영채 전 하남시장님, 이 책을 출판해 주신 좋은땅 출판사의 이기봉 사장님께 감사의 말씀 드립니다.

2020년 1월 15일
한국전통의학국제연맹
회장 배영식

추천서

    침구학은 전통의학에서 중요한 구성부분이다. 수천 년 이래 인류 건강에 대한 기여는 말할 필요도 없다. 침구학의 이론은 깊고, 내용은 풍부하며, 침구이론과 임상효과는 세계의학계의 주목을 받으며, 국제의학과학으로 부상하였다. 근래에 와서 많은 임상자료를 보면 치유되는 병종도 증가하는 추세이며, 현대과학기술 발전의 접목으로 눈부신 성과를 올리고 있다.

    건강보건 지식이 보급되는 오늘, 사람들은 화학적 합성약물의 부작용에 대한 우려가 증가됨에 따라 침구 등 자연요법을 받아들이는 추세이다. 때문에 효과가 있고, 저렴하며 편리한 침구치료 방법은 각종 질병치료에서 끊임없이 새롭게 획기적인 발전을 하고 있다.

    본 책은 침구학의 세계화에 부응하고, 세계보건기구(WHO)에서 공인된 이론체계를 바탕으로, 'WHO 침구 혈위 한글 명칭술어 표준'과 '표준경혈위치(서태평양지역)'를 근거하고 국제표준을 기준으로 하였다. 혈위 명칭에서도 예를 들면 방광경의 유혈은 수혈로, 전중은 단중으로, 협차는 협거로, 복류는 부류 등 한글 표준 경혈에 따른 것이다.

    본 책은 난해한 전통의학의 특수한 의학용어와 한자에 대한 어려움을 해소하고,

침구 이해를 돕는 데 좋은 입문 서적이며, 또한 세계침구학연합회(WFAS)의 수평고시에 좋은 길라잡이가 될 것이다. 또한 침구임상을 하고 있는 침구인들께 정확한 혈자리를 짚어 주는 데 도움이 될 것이라 믿고 있다.

수십 년간 침구교육 및 임상 결과 본 책자는 침구를 연구하는 후학자들에게 좋은 참고 서적이라고 믿고 강력히 추천한다.

세계침구학연합회 객좌교수

한국전통의학국제연맹 교육위원장

최복열

목차

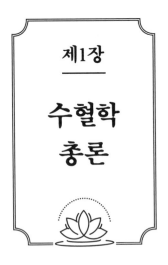

제1장

수혈학
총론

1. 수혈의 정의

수혈(輸穴)은 인체 장부경락의 기혈이 체표에서 수주출입(輸注出入)하는 부위이며, 체표에서 고립된 점이 아니라 장부 조직기관과 밀접한 연계를 가지고 있는 상호 수통(輸通)하는 특수 부위이며, 진찰 및 질병 치료하는 부위이다.

'수(輸)'는 전수(轉輸), 수주(輸注); '혈(穴)'은 구멍, 틈새를 의미한다. 수혈의 수통(輸通) 작용은 쌍향(雙向)적이며, 질병의 반응점인 동시에 또한 침구 치료 시술부위이다.

2. 수혈의 분류

(1) 십사경혈

십이경맥, 임맥, 독맥에 귀속되는 수혈을 '십사경혈'이라 하며, 약칭 '경혈'이라 한다. 수혈은 십사경의 순행노선 상에 분포되고 경맥, 장부와 관계가 밀접해 본경의 병증을 주치할 뿐만 아니라 상관 경맥 및 소속 장부의 병증을 반영할 수 있다.

(2) 경외기혈

십사경맥에 귀속되지 않고 고정된 명칭, 위치와 주치가 있는 수혈을 '경외기혈'이라 하고 약칭으로 '기혈(奇穴)'이라 한다. 일반적으로 기혈은 주치범위가 국한되고 대다수가 모종 질병에 특수 치료효과가 있는데 예를 들면 정천(定喘)은 천식, 사봉(四縫)은 소아감적을 치료한다.

(3) 아시혈

구체적 명칭, 고정부위, 고정된 주치 작용도 없이 통증국부 혹은 반응점을 수혈로 하는 것을 '아시혈'이라 하며, 또는 '천응혈(天應穴)' '부정혈(不定穴)' 등으로 부르기도 한다. 임상에서 통증에 흔히 사용하고, 경우에 따라 모종의 장부병증에도 사용한다.

3. 수혈과 장부·경락의 관계

수혈은 장부, 경락과 매우 밀접한 관계가 있고, 삼자 간에 상호 의존하는 내재적 연계를 가지고 있다. 장부(臟腑)는 체내에 위치하고, 수곡정미(水穀精微)를 기혈로 화생(化生)하여 경락계통을 통해 오장육부(五臟六腑), 오관구규(五官九竅), 사지백해(四肢百骸) 및 수혈부위에 운송한다. 『영추(靈樞)』, 『해론(海論)』에서 "부십이경맥자(夫十二經脈者), 내속우장부(內屬于臟腑), 외락우지절(外絡于肢節)"이라 게재되어 있는데, 그 뜻인즉 경락은 내재적으로 장부와 연계되고, 경혈은 경락의 체표에서 순행하는 특수 부위임을 설명한다. 장부의 생리상황과 병리변화는 경락을 통해 상응한 수혈에서 반영될 수 있다. 체표의 수혈부에 침자 또는 애구(艾灸) 등의 시술은 장부, 경락의 병증을 치료할 수 있다. 이로부터 '장부-경락-수혈' 삼자지간은 내외상응(內外相應)하고, 일체로 형성되어 분할할 수 없다는 것을 알 수 있다.

4. 특정혈

(1) 오수혈(五輸穴)

① 오수혈의 분포

십이경맥의 주(肘), 슬(膝)관절 이하에 분포한 정(井), 형(滎), 수(輸), 경(經), 합(合)혈을 약칭으로 '오수혈'이라 한다. 경기의 운행과정을 작은 데로부터 큰 데로, 얕은 데로부터 깊은 데로 자연계 물의 흐름 변화에 형용하여 오수혈을 정(井), 형(滎), 수(輸), 경(經), 합(合)의 순서로 사지 말단에서 주, 슬 방향으로 차례로 배열했다. 경기의 소출(所出)은 정(井); 소류(所溜)는 형(滎); 소주(所注)는 수(輸); 소행(所行)은 경(經); 소입(所入)은 합(合)이다.

오수혈은 오행과 상호 배속되며, 음정목(陰井木), 양정금(陽井金)의 음양오행학설에 따라 분류한다.

② 십이경 오수혈표

음경	정(목)	형(화)	수(토)	경(금)	합(수)
폐경(금)	소상	어제	태연	경거	척택
심경(화)	소충	소부	신문	영도	소해
심포경(화)	중충	노궁	대릉	간사	곡택
비경(토)	은백	대도	태백	상구	음릉천
신경(수)	용천	연곡	태계	부류	음곡
간경(목)	대돈	행간	태충	중봉	곡천
양경	井(금)	滎(수)	輸(목)	經(화)	合(토)
대장경(금)	상양	이간	삼간	양계	곡지
소장경(화)	소택	전곡	후계	양곡	소해
삼초경(화)	관충	액문	중저	지구	천정
위경(토)	여태	내정	함곡	해계	족삼리
방광경(수)	지음	족통곡	속골	곤륜	위중
담경(목)	족규음	협계	임읍	양보	양릉천

(a) **정혈(井穴)**: 지단에 위치하고, 맥기가 처음 일어나는 곳, 물이 솟아나는 것에 비유해서 정혈(井穴)이라 한다.

- 주치: 응급, 신지병, 심하만(心下滿)

정혈(井穴)은 성뇌개규(醒腦開竅), 영신사열(寧神瀉熱), 사실거사(瀉實祛邪)하는 작용으로 장기의 기능실조, 신지병을 치료한다. 대응법에 근거하면 수지첨과 족지첨은 두정부에 대응하는데 이로 인하여 백회, 신정 등의 혈위와 관련된다. 때문에 정혈은 신지병과 두부의 질병을 치료한다. 예를 들면 방광경의 정혈 지음은 오랫동안 치료해도 치료되지 못한 두정통, 후두통을 치료할 수 있다.

비경의 정혈 은백은 위경의 정혈 여태와 배합하면 안신(安神) 효과가 있고; 대돈(또는 은백), 소상을 배합하면 귀곡혈(鬼哭穴)이라 하여 전광(癲狂) 증상을 치료하며; 신경의 정혈 용천은 각종 궐역(厥逆), 간질, 소아경풍을 치료하고; 중충, 관충은 모두 회양구역(回陽救逆)하여 중풍 졸도를 치료한다.

정혈(井穴)은 개규거한(開竅祛寒) 작용으로 규병(竅病)을 치료한다. 부위대응에서 수구순대(手軀順對)와 족구순대(足軀順對)를 보면 수지와 족지는 음부를 대응한다. 간경의 정혈 대돈(간장혈)은 양위(陽痿)를 치료하고; 은백(비통혈), 대돈을 배합하면 급성 붕루를 치료한다. 비경의 정혈 은백, 위수, 천추와 배합하면 복창을 치료하고, 비위의 정혈은 심하만(心下滿)을 치료한다.

(b) 형혈(滎穴): 맥기가 처음으로 번성하는 곳, 개천처럼 흐른다고 실개천 형(滎) 자를 써서 나타낸다.

- 주치: 신병발열(身病發熱)

대응론에서 형혈은 면목비후(面目鼻喉)를 대응하고, 풍한, 풍열 등 감기가 자주 나타나며, 벽변우색(病變于色)은 화열(火熱), 수한(水寒)이 유발한다.

음경의 형혈은 화(火)에 속하고, 양경의 형혈은 수(水)에 속한다. 때문에 발병초기, 원발성 신경통 치료에 효과가 있다.

삼초경의 액문은 감기 치료에 특효가 있고; 폐경의 형혈 어제, 대장경의 형혈 이간을 배합하면 퇴열진해평천(退熱鎭咳平喘)하는 효과가 있으며; 행간(간경의 형혈)은 협통을 치료하고; 폐경의 어제와 삼초경의 액문을 배합하면 후병(喉病)을 치료한다. 이는 해당 부위의 질병을 치료하는 동시에 외감병, 오관질병을 치료한다는 것을 설명한다.

(c) **수혈(輸穴):** 맥기를 받아들이는 곳, 실개천처럼 흐르는 맥기가 마침내 깊은 물속으로 들어가는 이치와 같다 하여 점점 수(輸) 자를 써서 나타낸다.

– 주치: 체중절통(體重節痛), 형수치외경(滎輸治外經)

신체가 무거우면 대다수가 습(濕)과 관련되고, 관절통은 풍(風)이나, 습(濕)과 관계가 있다. 외경병은 대부분 풍습, 근육과 관계 있기에 수혈을 취한다. 수혈은 익기화습(益氣化濕)하는 기능으로 종만(腫滿), 권태(倦怠), 당설(溏泄), 동통 질병을 치료한다. 음경의 수혈(輸穴)은 토(土)에 속하고, 양경의 수혈은 목(木)에 속하며, 목은 풍(風)을 주하고, 토는 습(濕)을 주하며, 목(木)은 근(筋)과 대응, 토(土)는 육(肉)과 대응, 목은 간(肝)을 대응, 토는 비(脾)를 대응한다.

임상에서 통증은 정서불안, 간비불화(肝脾不和)로 심해지고, 속골로 후두통, 두정통, 요통, 경통, 태양경의 좌골신경통을 치료하고; 함곡은 전두통을 치료하며; 족임읍은 편두통, 측요통 등의 소양경의 통증을 치료한다.

혈수치외경(滎輸治外經)이라 천표 부위에 위치하기에 체표에 소속한 경맥병변을 치료한다. 외감 풍열풍한, 상화화열(相火化熱), 체한양허(體寒陽虛)의 병증을 치료한다. 상치통에 내정, 하치통에 이간, 삼간을 취하고; 이명, 이롱은 액문, 중저, 속골을 취한다. 때문에 유혈과 대응하는 오관, 신체관절, 반표반리(半表半里)병을 치료한다.

(d) **경혈(經穴):** 맥기가 큰 강을 흘러 홍수를 이루는 것과 같다 하여 경(經) 자를 써서 나타낸다.

- 주치: 해천한열(咳喘寒熱), '병변우음자(病變于音者) 취지경(取之經)'

경혈은 오행에서 금(金)에 속하고, 폐(肺), 풍한(風寒)과 관련된다. 폐경 경거를 취하여 천해(喘咳)를 치료하고; 비경의 상구를 취하면 설본강통(舌本强痛)을 치료한다. 경혈(經穴)은 소리와 관련되는 기관과 조직, 즉 폐, 후설구치(喉舌口齒) 질병을 치료한다. 예를 들면 치통에 양계; 풍수면종, 경부, 하합, 전경(前頸) 병변에 해계로 치료하고; 곤륜은 천식, 치통을 치료하며; 복류로 정천(定喘)하고; 간사로 실음(失音)을 치료하며; 양곡은 함종구금(頷腫口禁)을 치료한다.

(e) **합혈(合穴)**: 맥기가 장부로 들어가 합하는 곳, 큰 홍수를 이룬 맥기가 마침내 합하여 바다에 이른 것과 같다 하여 합(合) 자를 사용한다.

- 주치: 역기이설(逆氣而泄)

장부는 역기가 있는데 간기(肝氣)가 역(逆)하면 간양상항(肝陽上亢)하고, 폐기(肺氣)가 역하면 기천해수(氣喘咳嗽)하며, 위기(胃氣)가 상역하면 변비구토하고, 비기(脾氣)가 상역하면 애기복창하며, 신기(腎氣)가 역하면 소변불통 등에 모두 해당 경맥의 합혈을 사용한다.
합혈은 경기를 보익, 내장기관의 생리기능을 조절하며, 건비강위(健脾强胃)하고, 부정배원(扶正培元)하는 기능이 있다. 때문에 역기, 창민(脹悶), 설사를 치료한다.
음식을 절제하지 못하여 발생하는 질병 치료에 효과적이다. 척택은 기천을 치료하고; 족삼리는 복창, 구토, 정천(定喘)한다: 음릉천은 심복흉협지만을 치료; 곡지와 양릉천을 배합하여 간양상항의 고혈압을 치료; 설사는 곡지, 족삼리, 음릉천을 배합하여 치료한다.

음식부절에 장위 관련 소화기병은 족삼리, 곡지, 음릉천을 배합하여 치료하고, 소화, 호흡, 신진대사의 강장보건 작용도 한다. 척택, 위중, 족삼리에 사혈하면 음식부절과 급성위장병을 치료한다. 위중, 척택, 곡택, 족삼리는 본경의 어혈에 사혈한다.

합치내부(合治內腑)에 대하여 합혈은 각자가 소속된 육부병을 치료하고, 관련된 장부병도 치료한다. 족삼리를 침자하면 위가 이완한 경우는 수축을 증강하고, 위가 긴장한 경우는 이완하는 효과로 유문 경련을 해소한다. 또한 양릉천에 침자하면 담낭의 운동을 증강, 담즙의 분비를 촉진할 수 있다고 담낭 조영술로 증명했기에 담석증 치료에도 좋은 효과가 있다. 이는 합치내부를 과학적으로 증명한 실례이다.

③ 동기상구(同氣相求)

오수혈은 자연의 계절, 장부와도 상응하는 관계로 동기상구법이 있다. 오행과 장상론을 결합하여 본경병을 위주하고 다른 장병이 있는 경우에는 본경의 오행 상응혈을 선택한다.

오행속성에 연계하여 혈성이 목(木)에 속한 경우는 해당 경(經), 간, 풍, 근과 관련되는 모든 질병을 치료하고; 혈(穴)이 화(火)에 속하면 해당 경(經), 심(心), 화(火)와 관련된 질병을 치료하며; 혈(穴)이 토(土)에 속하면 해당 경(經), 비(脾), 습(濕), 육(肉)과 관련된 질병을 치료하고; 혈(穴)이 금(金)에 속하면 해당 경(經), 폐(肺), 기(氣), 발음과 관련된 질병을 치료하며; 혈(穴)이 수(水)에 속하면 해당 경(經), 신(腎), 수(水), 한(寒) 질병을 치료한다.

예를 들면 목(木)혈인 함곡은 토(土)경의 목(木)혈인데 목토불화(간비불화)의 병증 설사 복통, 편정두통, 월경통증을 치료한다. 후계혈은 태양경의 수목(輸木)혈로 목(木)은 근(筋)을 주하기에 태양경의 소행과 관련된 근병(筋病)을 치료하여 두항강경, 요부와 퇴부 굴신 불편을 치료하고; 속골은 수지목(水之木)으로 목(木)은 근(筋)을 주하여 본경이 소행하는 근강(筋强)의 병을 치료한다. 경항강경, 섬요(閃腰) 등의 병증(수혈은 주체절절통)을 치료하고, 경락을 투과, 보수윤목(補水潤木) 작용을 통하여 전정통을 치료하며; 용천은 수(水)의 목(木)혈로 보수윤목(補水潤木)에 의하여 두정통(궐음두통)을 치료한다. 목은 풍을 주하는데 정(井)혈은 진정작용이 강함으로 간질을 치료하여 풍증을 치료하는 요혈이고; 은백은 토(비)경의 정(井)혈로 비(脾)의 통혈(統血)기능과 목성(木性)인 간의 장혈(藏血)하는 작용으로 붕루를 치료하며; 삼간은 대장의 목(木)혈로 설사 견협통에 특정한 경우에 사용한다.

화(火)혈인 대도는 비(토)경의 화(火)혈로 사지(비주사지)의 불온을 치료하고; 곤륜은 수(방광)경의 화혈로 퇴족홍종(홍종은 화에 속하고, 본혈도 화에 속함)을 치료하며, 신화상염(腎火上炎)의 치통을 치료하고; 수(水)의 화(火)혈이라 명문화허(수중화허)의 오경설을 치료하며; 연곡도 수(水)경의 화(火)혈로 명문화허, 신경열병을 치료한다.

토(土)혈인 태연은 폐경의 토(수)혈로 외감병을 겸한 체중절통, 구토, 설사(토병)를 치료하고; 신문은 심경의 토(土)혈로 각종 신경병, 위장기능 허약을 치료하며; 태계는 신경의 토(土)혈로 신(腎)병, 구토, 설사, 오경설을 치료하고; 신(수)경은 토(土)혈이라 비신양허(脾腎陽虛)를 치료하고, 대릉은 화(심포)의 토(土)혈로 비신(脾腎)경의 허열병증, 심화, 비위증상, 구취를 치료한다.

양릉천은 목(담)의 토(土)혈로 근회혈이다. 토(土)는 육(肉)을 주하고, 사지를 주하기에 본혈은 근(筋)과 육(肉)을 주하여 사지근육불리로 인한 운동계의 장애와 반신불수를 치료하며, 태충은 목(木)의 토(土)혈이라 양릉천 치료와 유사하고, 조리간비(調理肝脾)의 요혈이다. 행간은 목(간)경의 화(火)혈로 간울하면 화(火)가 발생하기에 본혈을 사하여 소간이기(疏肝理氣) 한다.

금(金)혈인 영도는 심경의 금혈로 폭음, 실음(心主神, 金應聲)을 치료하고; 간사(심경의 경금혈)는 실음을 치료하며; 지음(방광경의 정금혈)은 실음, 금에 해당하는 가려움의 피부병을 치료하여 모두 금(金)과 관계가 있다.

수(水)혈인 음릉천은 토(土)경의 수(水)혈로 보토제수(補土制水)하는 작용으로 이뇨하여 수습종만(水濕腫滿)을 치료하고; 소해(少海)는 화(심)경의 수(水)혈로 신허, 신지변화를 치료하며; 곡천은 간경의 수혈로 음부, 요도염, 임병, 음낭수종, 신수와 관련이 있는 병증을 치료하고; 이간(二間)은 금(대장)의 수혈로 신(腎)과 관련되어 요통 치료에 동기상구와 관계가 있다. 척택은 금(金)의 수(水)혈로 편도염, 인후염 본경의 화열병을 치료한다. 금수(金水)동원(同源)하면서 합수혈로 신수와 오행에 상응하여 요빈삭을 치료한다.

오수혈은 경락의 전식점(수혈点)이고, 오행은 오장에 반응하여 오장병변을 치료한다. 임상에서 높은 수준의 치료법은 '일병다용(一病多用)'이지, '일병다혈(一病多穴)'은 아니다.

(2) 오요혈

오행혈이라고 이해하고, 원혈(原穴), 낙혈(絡穴), 극혈(郄穴), 모혈(募穴), 배수혈(背輸穴)을 포함한다.

① 원혈(原穴)

장부의 원기가 수주(輸注), 경과, 유지(留止)하는 부위이고, 원기가 가장 많이 존재하며, 12경맥에 각각 한 개씩 있어 '십이원'이라고 한다. 음경의 원혈은 오수혈 중의 수혈이고, 양경의 수혈은 뒤에 따라 원혈을 두고 있으며, 십이경 원혈은 대다수가 완과관절 부근에 분포한다.

원혈은 오장육부와 매우 밀접한 관계가 있는 바 장부의 병변은 흔히 상응한 원혈에서 반응된다. 때문에 원혈의 이상변화에 따라 오장의 성쇠를 유추할 수 있고, 장부질병의 진찰에 상용된다. 동시에 원혈은 상관 장부병증 치료에 중요한 수혈이다.

② 낙혈(絡穴)

인체를 상하로 직행하는 경맥에서 횡행(橫行) 또는 사행(斜行)하는 경맥이 분출된 부위의 수혈이며, 표리 2경을 연락하는 곳으로 질병을 소통·조절하는 데 가장 많이 쓰이며 만성병 치료에 특효 혈이다. 12경맥에 각각 하나씩 있고, 임맥, 독맥의 락혈과 비(脾)의 대락이 있으며, 모두 합하여 15락혈이다.

원혈과 낙혈은 단독적으로 응용하거나 혹은 배합하여 응용할 수 있다. 만약 배합하여 응용하면 원락배혈법 또는 주객(主客)배혈법이라 한다. 이는 장부경락의 선병(先病), 후병(后病)에 근거한다.

운용 시 일반적으로 먼저 병든 장부를 위주로 그 경의 원혈을 취하고, 후에 병든 장부를 객으로 그 경의 낙혈을 취한다.

예를 들면 폐경(里)이 먼저 병들고, 대장경(表)이 후에 병들면 수태음 원혈인 태연을 위주로, 수양명의 낙혈 편력을 객(客)으로 취한다. 반대로 대장경이 먼저 병들고, 폐경이 후에 병들면 수양명의 원혈 합곡을 위주로 수태음 낙혈 열결을 객(客)으로 취한다.

원혈과 낙혈은 다음과 같다.

12원혈	경락	15락혈
태연	수태음폐경	열결
신문	수소음심경	통리
대릉	수궐음 심포경	내관
태백	족태음비경	공손
태계	족소음신경	대종
태충	족궐음간경	여구
완골	수태양소장경	지정
양지	수소양삼초경	외관
합곡	수양명대장경	편력
경골	족태양방광경	비양
구허	족소양담경	광명
충양	족양명위경	풍륭
	독맥 별락	장강
	임맥 별락	구미
	비지 대락	대포

③ 모혈(募穴)

경락의 기가 많이 모이는 곳으로 인체를 음양으로 구분하면 배부는 양(陽)이고, 복부는 음(陰)이다. 음양 이론에 의해 병에도 음병(陰病)과 양병(陽病)이 있는데 병의 초기에 발열 및 동통 등이 있는 병을 양병(陽病)이라 하며 이럴 때 복부에 있는 혈이 응결이나 압통 등 반응이 나타나므로 치료점을 선택할 때 이 반응점을 택하는 경우가 많다. 모혈(募穴) 중 신경지모혈(腎經之募穴)과 경문(京門)혈만이 그 위치가 배부(背部)에 있다.

(a) 임맥에서 단혈, 정경에서는 쌍혈이다.

(b) 장부의 음기(陰氣)가 흉복부의 특정한 부위에 모여 있는 경혈이다.

(c) 장부에 나쁜 기운이 들어오면 경결, 압통, 과민반응이 나타나는데 진단과 치료점이 된다.

④ 배수혈(背輪穴)

경락 노선상의 특정한 부위에서 경기의 반응이 가장 예민하며 강렬하게 반응하거나 나타나는 반응점으로 배요부에 있는 반응점, 치유점이다. 만약 질병이 있을 경우 경혈 부위의 응결, 압통이 나타난다.

장부와 기혈이 연락하여 반응이 나타나므로 진단의 중요한 반응점이 되고 경락의 전도 작용을 통하여 병리를 개선한다. 장부기능을 조절하며 장부 상관 전신질환을 치료한다. 족태양방광경의 제1측선상에 있고, 배수혈(背輪穴)이라고도 표기한다.

(a) 장부의 양기가 배부(背部) 방광경의 특정 부위에 흐르는 혈

(b) 장부의 각 명칭 뒤에 '수' 자를 붙인다. 단, 심포 궐음수만은 내부 장기와 밀접한 관계가 있고 장부의 병변 치료, 진단에 응용한다.

장부	배수혈(背輪穴)	모혈
폐	폐수	중부
심포	궐음수	단중
심	심수	거골
간	간수	기문
담	담수	일월
비	비수	장문
위	위수	중완
삼초	삼초수	석문
신	신수	경문
대장	대장수	천추
소장	소장수	관원
방광	방광수	중극

⑤ 극혈

극혈은 뼈와 뼈 사이에 있는 틈이나 깊은 곳에 기혈이 모이며, 특히 급성병에 기가 응결되어 딱딱해지거나 혈이 모여서 혈락이 나타나는 곳이다. 음경의 극혈은 혈증(血症)에 쓰이고, 양경의 극혈은 동통에 잘 듣는다.

    (a) 뼈와 살 사이에 있으며, 기혈이 깊이 모이는 경혈

    (b) 12경맥의 극혈과 양교맥, 음교맥, 양유맥, 음유맥을 합쳐 16개 극혈

    (c) 안압하여 허실을 진단할 수 있다.

    (d) 급성병에 사용

경맥	극혈	경맥	극혈
수태음폐경	공최	수궐음심포경	극문
수양명대장경	온류	수소양삼초경	회종
족양명위경	양구	족소양담경	외구
족태음비경	지기	족궐음간경	중도
수소음심경	음극	음유맥	축빈
수태양소장경	양로	양유맥	양교
족태양방광경	금문	양교맥	부양
족소음신경	수천	음교맥	교신

⑥ 하합혈

육부지기가 족삼양경에 하합된 6개의 수혈을 가리킨다. 대장은 족양명경의 상거허, 소장은 족양명경의 하거허, 삼초는 족태양경의 위양, 위는 본경의 족삼리, 담은 본경의 양릉천, 방광은 본경의 위중에 하합한다. 주요하게 육부병의 치료에 응용된다.

⑦ 팔회혈

팔회혈은 장(臟), 부(腑), 기(氣), 혈(血), 근(筋), 맥(脈), 골(骨), 수(髓) 등의 정기가 회집(匯

集)되는 8개의 수혈이다. 장회(臟會)는 장문, 부회(腑會)는 중완, 기회(氣會)는 단중, 혈회(血會)는 격수, 근회(筋會)는 양릉천, 맥회(脈會)는 태연, 골회(骨會)는 대저, 수회(髓會)는 현종이다.

⑧ 팔맥교회혈

십이경맥과 기경팔맥의 맥기가 상통(相通)하는 8개 수혈을 가리키는데 전부 사지 주슬 관절 이하에 위치하고 있다. 팔맥교회혈은 임상에서 4개조로 나눌 수 있으며, 일상일하(一上一下)로 배합하여 양맥(兩脈)의 상합 부위의 병증을 치료한다.

팔맥교회혈의 배오 및 주치병증표

소속경맥	팔혈	소통팔맥	치료병증
족태음비경	공손	충맥	위, 심, 흉의 병증
수궐음심포경	내관	음유맥	
수소양삼초경	외관	양유맥	외안각, 이후, 측두, 협부, 경견, 흉협 병증
족소양담경	족임읍	대맥	
수태양소장경	후계	독맥	내안각, 경항, 이, 견갑, 요배부 병증
족태양방광경	신맥	양교맥	
수태음폐경	열결	임맥	흉, 폐, 횡격, 인후의 병증
족소음신경	조해	음교맥	

⑨ 교회혈

두 갈래 혹은 그 이상의 경맥이 상교, 회합하는 부위의 수혈을 말하며, 두면, 체간부에 많이 분포되었다. 본경의 병증 치료뿐만 아니라 교회경의 병증도 치료한다.

5. 수혈의 치료작용

(1) 근치(近治)작용

일체 수혈 주치의 공통점이며, 혈위 소재 부위 및 인근 조직, 기관의 병증을 치료한다. 예를 들면 정명, 승읍, 사백, 동자료 등 혈위는 모두 안병을 치료하고; 청궁, 청회, 이문, 예풍 등 혈위는 귀의 질환을 치료하며; 중완, 건리, 양문 등은 위병을 치료한다.

(2) 원치(遠治)작용

십사경 수혈 주치 작용의 기본 규율이고, 특히 십사경맥의 사지부 주슬관절 이하의 수혈은 국부의 병증뿐만 아니라 본경 순행 도달부위의 장부, 조직, 기관의 병증을 치료하며 일부 수혈은 전신에 작용할 수도 있다. 예를 들면 합곡혈은 손과 손목부의 병증과 경부, 두면부의 질병 및 외감병의 발열 치료에도 응용할 수 있고, 족삼리는 하지병증과 전반 소화기계통 기능에 대한 조절 작용 및 인체의 면역, 방위기능 제고에도 상당한 역할을 한다.

(3) 예방작용
① 예방의학

일찍 '내경'에도 미병선방(未病先防)의 사상이 있었고, 그 후 의학가들은 강신방병(强身防病)에 관한 논술이 있었으며 이는 부정(扶正), 고본(固本), 미병선방(未病先防) 의학사상의 체현이다. 예를 들면 족삼리에 침자수법으로 인체의 면역기능을 제고하여 감기, 독감, 뇌막염을 예방하고, 뜸으로 중풍을 예방하며, 눈 주위를 안마하여 눈 근육 피로를 제거 및 근시안을 예방한다.

② 예방혈위

- 수양명대장경: 합곡은 유행성 이하선염을, 영향은 감기와 비부의 질병을 예방한다.
- 족양명위경: 족삼리는 감기, 중풍, 보건장수, 노안을 예방과 치료한다. 독비는 슬관절염을 예방하고, 풍륭은 고혈압, 중풍을 예방한다.

- 수소음심경: 신문은 치매를 치료 예방한다.
- 족태양방광경: 정명은 근시안을 치료 예방하고, 천주는 고혈압, 경추병을 예방하며, 고황수는 질병을 예방, 보건하는 작용을 한다.
- 수궐음심포경: 내관은 고혈압을 예방하고, 혈지를 낮추며, 인체의 방위기능을 제고한다.
- 족소양담경: 풍지는 감기, 근시안을 예방 및 치료하고, 현종은 중풍을 예방한다.
- 임맥: 신궐, 기해, 관원은 구법으로 노화 방지, 연년익수한다.
- 독맥: 신주는 영아의 소화불량, 발육불량을 예방하고, 소아보건에 요혈이다. 대추는 독감, 뇌막염, 학질을 예방하고; 백회는 건뇌, 치매를 예방하고, 기억력을 증강한다.
- 기혈: 태양은 건뇌, 기억력을 증강하고, 인당은 고혈압을 예방 및 치료한다.

6. 수혈의 주치규칙

전신의 수혈은 수량이 많고 주치 범위도 광범하며, 한 개의 수혈도 여러 종류의 병증을 치료할 수 있고, 여러 개의 수혈도 동일 병증을 치료할 수 있다. 수혈의 주치는 일정한 규칙이 있는바 주로 수혈의 소재 부위 및 귀속경맥과 특정혈 등에 따라 결정된다.

(1) 분경(分經) 주치 규칙

모 경맥에 소속한 경혈은 모두 본경의 순행 부위 및 그와 상응한 장부의 병증을 치료한다. "혈위는 잃어도 경맥은 잃지 않는다."라는 취혈 원칙을 말한다.

① 수삼음경

수태음폐경은 폐, 인후병을 치료하고; 수궐음심포경은 심, 위병을 치료하며; 수소음심경은 심병을 치료하고 심포경과 심경은 동시에 신지병을 치료한다. 이 삼경의 동일한 주치는 흉부병이다.

② 수삼양경

수양명대장경은 전두부, 코, 입, 치아의 질환을 치료하고; 수소양삼초경은 측두부, 협늑의 질환을 치료하며; 수태양소장경은 후두, 견갑, 신지병을 치료한다. 삼초경과 소장경은 목질(目疾), 이병을 치료하고, 삼경은 동일하게 인후병, 열병을 치료한다.

③ 족삼양경

족양명위경은 전두, 구취, 인후병, 위장병을 치료하고; 족소양담경은 측두, 이병, 협늑병을 치료하며; 족태양방광경은 후두, 요배병을 치료한다. 삼경은 동일하게 안질, 신지병, 열병을 주치한다.

④ 족삼음경

족태음비경은 비위병을 치료하고; 족궐음간경은 간병을 치료하며; 족소음신경은 신병, 폐병, 인후병을 치료한다. 삼경은 동일하게 전음병, 부인과 병증을 치료한다.

⑤ 임독맥

임맥의 회양은 고탈, 강장작용하고; 독맥은 중풍, 혼미, 열병, 두면부 질병을 지료하며; 임맥과 독맥 양경은 신지병, 장부병, 부인과 병증을 동일하게 치료한다.

(2) 분부(分部) 주치 규칙

수혈의 위치 특징과 상관되는 것으로 인체 모 부위에 위치한 수혈은 모두 그 부위 및 모종 질병을 치료할 수 있다. 예를 들면 두면과 경부에 위치한 수혈은, 두면과 오관 및 경항부 병증 치료를 위주하고, 후두부 및 항부의 혈위는 신지병을 치료한다.

7. 수혈 체표정위 방법

경혈 정위 방법은 세 가지로 나눈다.

① 체표해부표지 정위법

② '골도(骨度)' 절량 정위법

③ '지촌(指寸)' 정위법

(1) 체표해부표지 정위법

체표해부학의 각종 체표표지에 근거해 경혈 위치를 확정하는 방법이다. 체표해부표지는 고정표지와 활동표지 두 가지로 나눈다.

고정표지는 골절(骨節)과 근육으로 형성된 돌기 혹은 함몰, 오관윤곽, 발제, 지갑(손톱, 발톱), 유두, 제와(臍窩) 등이다. 예를 들면 개구 시 이병(耳屛) 정중 전연에서 청궁을 취한다.

*상용 정혈 해부표지의 체표정위

① 제2늑골: 흉골각과 수평위치; 쇄골 하에서 촉지되는 늑골이 바로 제2늑골이다.

② 제4늑간극: 남성 유두는 제4늑간극과 수평함

③ 제7경추극돌기: 경후측 융기 최고점, 두부의 회전에 따라 회전하는 것은 제7경추극돌기

④ 제3흉추극돌기: 직립, 두 팔은 자연하수 시, 양 견갑극 내측단 연계선과 후정중선의 교차점

⑤ 제7흉추극돌기: 직립, 두 팔 자연하수 시, 양 견갑골 하각의 수평선과 정중선의 교차점

⑥ 제12흉추극돌기: 직립, 두 팔 자연하수 시, 양 견갑골 하각 연계선과 양 장골능의 최고점, 연계선의 중점 처

⑦ 제4요추극돌기: 양 장골능 최고점 연계선과 후정중선의 중점

⑧ 제2천추: 양 상후장골극 연계선과 후정중선의 교차점

⑨ 천골관열공: 미골상방 좌우의 천골각을 찾고, 양 천골각과 평한 후정중선상

(2) '골도(骨度)' 절량(折量) 정위법

체표의 골절(骨節)을 주요 표지로 전신 각 부위의 길이, 넓이를 절량(折量)하고, 경혈을 정위하는 방법을 말한다. '영추, 골도'에서 규정한 인체 각 부위의 분촌(分寸)을 기초를 혈위 확정의 근거로 한다.

*골도법

· **두면부**

전발제 정중 → 후발제 정중: 12촌

미간(인당) → 전발제 정중: 3촌

양 전두각 발제(두유) 지간: 9촌

이후(耳後) 양 유양돌기(완골) 지간: 9촌

· **흉복부**

흉골상와(천돌) → 흉검연합 중점(기골): 9촌

흉검연합 중점(기골) → 제중: 8촌

제중 → 치골연합 상연(곡골): 5촌

양 유두 지간: 8촌

· **요배부**

양 견갑골 내측연 지간 6촌

· **상지**

액전, 후문두 → 주횡문: 9촌

주횡문 → 완횡문: 12촌

· 하지

치골연합 상연 → 슬개골저: 18촌

슬개골첨(슬중) → 내과첨: 15촌

경골내측과 하방 음릉천 → 내과첨: 13촌; 경골내측과 하방 → 슬개골첨: 2촌

대퇴골 대전자 → 슬와횡문 19촌

둔근주름 → 슬와횡문 14촌

*골도분촌기준점

· 두면부

전두각 발제: 전발제 전두부의 곡각 처

미간: 양 미두지간의 중점

이첨: 귀를 앞으로 접을 때, 귀의 최고점 처

· 상지

액와 정중앙: 액와의 정중앙;

액전 문두: 액와 주름의 전단;

액후 문두: 액와 주름의 후단;

주횡문: 주관절 굴곡 90도 시, 주와처의 횡문;

완장측 횡문: 수완부 굴곡 시, 경상 기와 요골 원위단을 연결하는 횡문; 여러 갈래인 경우 원위단을 기준으로 함

완배측 횡문: 수완부 신전 시, 척골 경상돌기와 요골 원위단을 연결하는 횡문; 1갈래를 초과 시에 원위단을 기준함

적백육제: 손바닥, 손등 피부 이행처; 족저, 족배 피부 이행처

갑근각: 지갑 혹은 지갑측연과 기저연으로 형성된 협각

· 하지

둔근주름: 둔부와 대퇴 후측지간의 주름

슬와횡문: 슬와처의 횡문

외과첨: 외복사의 융기처

내과첨: 내복사의 융기처

骨度分寸圖(골도분촌도)

頭 側(두 측)　　　　　　前 面(전 면)

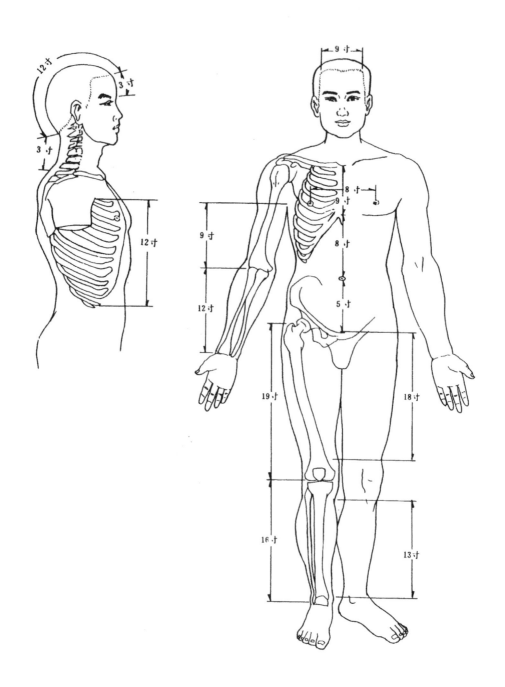

骨度分寸圖(골도분촌도)

背 面(배 면)

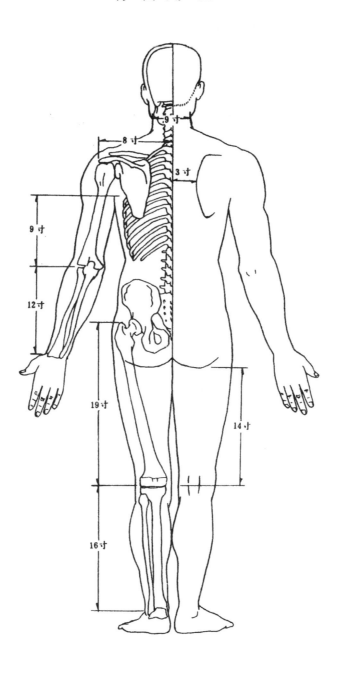

＊골도분촌 기준혈위

- 척택: 주(肘)의 전측, 주횡문중, 상완이두근건 요골측 함몰처

- 태연: 수완의 전외측, 요골 경상돌기와 주상골 지간, 장무지 외전근건 척골측 함몰 중

- 양계: 완부의 후외측, 완배측횡문 요골측, 요골 경상돌기 원위단, 해부학 '비연와' 함몰 중

- 곡지: 주외측, 척택혈과 상완골 외측상과 연계선의 중점 처

- 견우: 상지대부, 견봉 외측연의 전단과 상완골 대결절간의 함몰 중

- 두유: 측두부, 전두각 발제 직상 0.5촌, 두부 정중선 방개 4.5촌

- 기충: 서해부, 치골결합 상연, 전정중선 방개 2촌, 대퇴동맥 박동 처

- 독비: 슬개의 전측, 슬개인대 외측 함몰처

- 해계: 과관절 전면 중앙 함몰처, 장무지신근건과 장지신근건 지간

- 양릉천: 하퇴 외측, 비골소두 전하방 함몰 중

- 충문: 서혜부 사문(斜紋) 중, 대퇴동맥 박동처 외측

- 슬와횡문(슬개골첨 상평) → 외과첨 4촌;

- 내과첨 → 족저: 3촌

(3) '지촌' 정위법

피취혈자 본인 손으로 규정한 분촌에 따라 수혈을 취하는 방법이다. 이 방법은 주로 하지부에 많이 쓰인다. 구체적으로 취혈 시술자는 골도절량법 기초상 피취혈자 본인 손으로 가늠해 수혈을 표준 확정한다.

- 중지동신촌: 피취혈자 중지의 중절 요측 양단의 문두 지간의 거리를 1촌으로 한다.

- 무지동신촌: 피취혈자 무지의 지간관절 넓이를 1촌으로 한다.

- 횡지동신촌(일부법): 피취혈자 네 손가락을 한데 모아, 중지 중절의 횡문을 기준으로 한
  네 손가락의 넓이를 3촌으로 한다.

指寸圖(지촌도)

拇指寸
(무지촌)

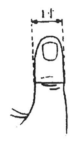

橫指寸=一夫法
(횡지촌=일부법)

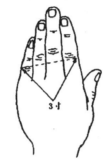

中指寸
(중지촌)

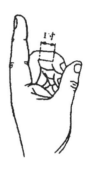

＊정혈체표 표지

· 두부

- 전발제 정중: 두부의 모발이 나기 시작한 부위 전연 정중

- 후발제 정중: 두부의 모발이 나기 시작한 부위 후연 정중

- 곤륜: 과관절 후외측, 외과첨과 종골건 지간의 함몰 중

- 태계: 내과의 후내측, 내과첨과 종골건 지간의 함몰 중

- 예풍: 경전부, 이수 후방, 유양돌기 하단 전방 함몰 중

- 각손: 두부, 이첨 직상, 입발제 처

- 곡빈: 두부, 이전 빈각 발제 후연의 수직선과 이첨 수평선의 상접 처

- 천충: 두부, 이근후연 직상, 입발제 2촌

- 완골: 경전부, 이후 유양돌기 후하방 함몰 중

- 풍지: 경후부, 후두골 하, 흉쇄유돌구 상단과 승모근 상단 지간의 함몰 중

- 백회: 두부, 전발제 정중 직상 5촌

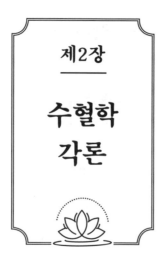

제2장 수혈학 각론

제1절 수태음폐경

＊경맥순행

① 중초에서 기시하여 하향하여 대장에 연락하고, 다시 돌아 위 상구에서 연착한다.

② 횡격을 뚫고 지나 폐장에 소속한다.

③ 폐계의 기관, 후롱부위를 따라 횡행으로 액하(중부, 운문)로 나간 후

④ 상완내측으로 하행하여 순행하며, 수소음경, 수궐음경 앞으로 순행하고(천부, 협백)

⑤ 팔꿈치 오목한 곳으로 하행, 도달되며(척택), 전완 내측 요골변연을 따라(공최)

⑥ 촌구(寸口) 요골동맥 박동처(경거, 태연)에 진입, 대어제로 경과하고, 그 변두리를 따라(어제) 엄지 요골측단으로 나간다.(소상)

⑦ 완부의 지맥은 완후에서 나뉘어져 분출하고(열결), 검지 요골측으로 가서 끝으로 나와 수양명대장경과 연접한다.

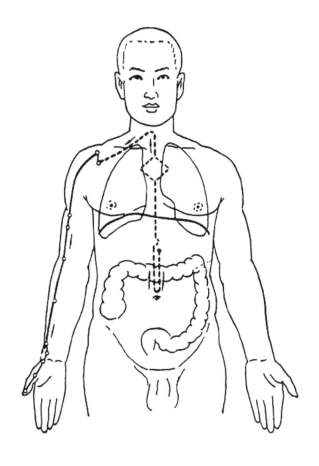

＊연결장기

폐에 속하고, 대장에 락하며, 위, 기관, 후롱 등에 연락한다.

＊혈위와 주치

본경은 한 측에 11혈(좌우 양측에 22혈), 그중 9혈은 상지 장측면 요골측에 분포하고, 2혈은 전흉 상부에 분포하며, 시작 혈은 중부이고, 소상에서 끝난다.

호흡계통의 질병을 주치하고, 본 경맥 경과부위의 질병을 치료한다.

*수혈

(1) 중부(中府): LU1 폐모혈

- 혈명해석: 부(府)는 모임, 이곳에 비폐합기(脾肺合氣)한다고 중부라고 부른다.
- 위치: 흉부 외측부, 운문 직하 1촌, 전정중선 방개 6촌, 제1늑간 평행
- 해부: 대흉근, 소흉근, 내측 심층에 제1늑간 내, 외근; 상외측에 액와동맥, 정맥, 흉견봉동맥, 정맥; 쇄골상신경 중간지, 전흉신경 분지와 제1늑간신경외측 피지가 분포
- 기능: 청폐화담(淸肺化痰), 지해평천(止咳平喘); 중부는 폐기가 모이는 곳으로 폐에 근접하고, 내부로 폐기가 통하여 선폐화담(宣肺化痰), 지해평천(止咳平喘)하는 효과로 흉폐질병 치료에 상용혈위이다. 심주혈(心主血), 폐주기(肺主氣), 심혈은 폐기의 추동으로 정상운행하기에 기체혈어, 심맥비조(心脉痞阻)의 흉비(胸痞)도 본혈 치료한다. 또한 중부는 흉응(胸膺), 견배부 통증을 치료한다.
- 주치: 기침, 천식, 폐창만, 흉통, 견배통

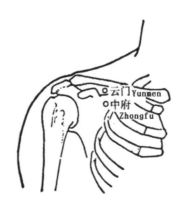

- 배오: 폐수를 배합하면 소풍해표(疏風解表), 선폐지해(宣肺止咳)하여 외감 기침을 치료하고; 열결을 배합하여 기침을 치료하며; 내관, 의사를 배합하면 강기관흉(降氣寬胸)하여 흉만을 치료하고; 대추, 공최를 배합하여 폐염을 치료한다.
- 조작: 외향 사자 또는 평자 0.5-0.8촌, 직자 불가, 폐장 찌르는 것을 회피해야 한다. 온화구 10-20분간

- 첨부: 현대 연구에서 중부혈 침자는 평활근을 완화하여 폐통기량을 개선하고, 천식을 완화한다고 밝혀졌다. 현재 흔히 기관지염, 기관지천식, 폐염치료에 상용한다.

(2) 운문(雲門): LU2

- 혈명해석: 운(雲)은 안개(霧)로 기(氣)이다. 폐경의 경기는 내부에서 수출하여 경락을 따라 순행하고, 폐기는 이곳에서 표(表)로 분포하여 기화되어 나오는 문이다.
- 위치: 흉부 외측부, 견갑골 오구돌기 상방, 쇄골 아래 함몰 부위, 전정중선 방개 6촌
- 해부: 대흉근, 피하에 두정맥 통과, 깊은 곳에 흉견봉 동맥 분지; 전흉신경의분지, 상완 총 외측속, 상쇄골신경 중후분지가 분포
- 기능: 청선폐기(淸宣肺氣), 사사지지사(瀉四肢之邪)
- 배오: 운문, 중부, 은백, 기문(期門), 폐수, 혼문, 대릉을 배합하여 흉중통증을 치료하고; 견우, 곡지를 배합하여 견비통불거, 견주염을 치료한다.
- 주치: 기침, 천식, 흉통, 견배통, 흉중번통
- 조작: 외향 사자 0.5-0.8촌, 심자 불가, 뜸
- 첨부: 임상에서 기관지염, 기관지천식, 늑간신경통, 견관절 주위 연조직질병을 치료한다.

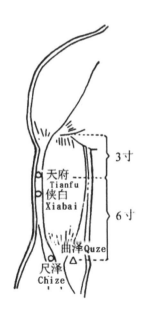

(3) 천부(天府): LU3

- 혈명해석: 운문을 연접하여 선통폐기하고, 상완에서 비첨을 근접하여 천부라 한다.
- 위치: 상완 내측면, 상완이두근 요골측연, 액전횡문두 하방 3촌
- 해부: 상완이두근 외측구중; 두정맥과 상완동맥, 정맥 분지가 있고; 상완 외측 피신경과 근피신경이 분포
- 기능: 청선폐기(淸宣肺氣), 지뉵명목(止衄明目)
- 주치: 천식, 비뉵, 영기(瘿氣), 상완통
- 배오: 견우, 천종을 배합하면 통경활락(通經活絡)하여 견비통증, 견주염을 치료하고; 합곡, 태계를 배합하면 청열양혈(淸熱凉血)하여 비뉵을 치료하며; 노회, 간사를 배합하면 행기활혈(行氣活血), 해울산결(解鬱散結)하여 영기(瘿氣)를 치료하고; 곡지를 배합하여 상완통을 치료한다.
- 조작: 직자 0.5-1촌
- 첨부: 현재 기관지염, 기관지천식, 비출혈, 급만성비염을 치료한다.

(4) 협백(俠白): LU4

- 혈명해석: 상완 팔뚝 내측, 백육 융기 전방에 취하고, 두 손으로 짚을 수 있다.
- 위치: 상완 내측면, 상완이두근 요골측연 액전횡문두 하방 4촌, 천부혈 직하 1촌 또는 주횡문상 5촌
- 해부: 상완이두근 외측구중; 두정맥과 요골동맥, 정맥분지; 상완 외측 피신경이 분포, 근피신경 경과하는 곳
- 기능: 선폐영심(宣肺寧心)
- 주치: 기침, 천식, 건구, 번민, 상완통
- 배오: 극문, 간사를 배합하면 통경활락지통(通經活絡止痛)으로 정중신경통을 치료하고; 내관, 족삼리를 배합하면 행기지통(行氣止痛)하여 심전통, 흉민기단(胸悶氣短)과 위완통을 치료하며; 곡지, 견료를 배합하여 견비통을 치료한다.
- 조작: 직자 0.5-1촌, 뜸

- 첨부: 현재 정중신경통 치료에 많이 사용한다.

(5) 척택(尺澤): LU5 합수혈
- 혈명해석: 골도법에서 완횡문에서 주횡문까지 한 자(尺)이고, 혈위는 주와에 위치하며, 폐경합혈이고, 수(水)에 속하며, 물은 윤택하여 척택이라 한다.
- 위치: 주횡문중, 상완이두근건 요측 함몰 부위
- 해부: 주관절, 상완이두근건의 외방, 상완요골근 기시부; 요골측 회귀동맥, 정맥 분지와 두정맥이 있고; 전완 외측 피신경 분포, 아래에 요골신경 분포
- 기능: 청사폐열(淸瀉肺熱), 자음윤폐(滋陰潤肺), 숙강폐기(肅降肺氣); 본혈은 폐경의 합수혈이고, '합주역기이설(合主逆氣而泄)', 임상에서 척택 천표 부위의 정맥에 방혈하면 구토설사에 확실하고 빠른 효과가 있다. 본혈은 폐경의 자혈(子穴)이고, '실즉사기자(實則瀉其子)'하며, 폐경의 실증, 흉만기침, 폐열각혈에 사법으로 치료한다.

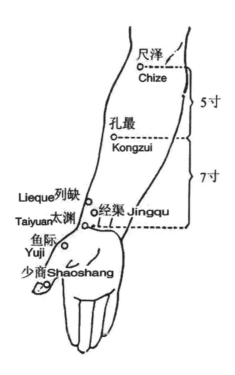

- 주치: 기침, 천식, 각혈, 조열, 흉부창만, 인후종통, 소아경풍, 토사, 주부와 전완 경련통
- 배오: 열결, 폐수, 태연, 경거를 배합하면 강기지해평천(降氣止咳平喘)하여 기침, 기천을 치료하고; 소상, 어제를 배합하면 양혈해독(凉血解毒)하여 인후종통을 치료하며; 합곡, 소해를 배합하면 행기활락(行氣活絡), 거어지통(祛瘀止痛)하여 주비련통, 주관절 굴곡불리를 치료한다. 공최를 배합하여 각혈, 조열(潮熱)을 치료하며; 곡지를 배합하여 주부와 전완 경련통을 치료한다.
- 조작: 직자 0.8-1.2촌 또는 점자 방혈

(6) 공최(孔最): LU6 극혈

- 혈명해석: 주요한 구멍(孔竅)이다.
- 위치: 전완 장측 요골측, 척택과 태연의 연선상 완횡문상 7촌
- 해부: 상완요골근, 선전원근 상단의 외측, 요측 완장단신근의 내측; 두정맥, 요골동맥, 정맥이 있고; 전완 외측피신경, 요골신경의 천지가 분포
- 기능: 청열양혈(淸熱凉血), 숙강폐기(肅降肺氣); 청열양혈 작용으로 상부의 출혈증을 치료하고; 예를 들면 각혈, 비뉵. 폐열천해(肺熱喘咳)를 치료하는 상용혈이며, 지혈하는 응급 치료하는 기능이 있다. 폐와 대장은 표리관계로 장부옹열, 혈울의 치질 치료 시에 배합 치료한다.
- 주치: 기침, 천식, 각혈, 인후종통, 주부와 전완 경련통, 치질
- 배오: 폐수, 척택, 풍문을 배합하면 선폐지해(宣肺止咳) 정천(定喘)하여 기침, 천식을 치료하고; 합곡, 대추를 배합하면 소풍해표(疏風解表), 사열지통(瀉熱止痛)하여 열병무한, 두통을 치료하며; 소상을 배합하면 청열이인(淸熱利咽), 지통(止痛)하여 인후종통을 치료한다. 어제를 배합하여 각혈을 치료한다.
- 조작: 직자 0.5-1촌, 뜸

(7) 열결(列缺): LU7 낙혈, 팔맥교회혈, 통임맥

- 혈명해석: 높은 뼈 아래 틈새부분, 폐의 별락, 폐음생양(肺陰生陽), 양(陽)에 교차 대응한다.

- 위치: 전완 요골측연, 요골 경상돌기 상방, 완횡문 상 1.5촌
- 해부: 상완요근건과 장모지외전근건 지간, 요골측 완신근건 내측; 두정맥, 요 골동맥, 정맥 분지가 있고; 전완 외측피신경과 요골신경 천지의 혼합지가 분포
- 기능: 선폐산풍(宣肺散風), 통근활락(通筋活絡), 통조임맥(通調任脉); 폐위(肺衛)와 폐계질병을 치료하고, 풍한, 풍열감기의 상용혈이다. 실증기침, 천식을 치료하는 요혈이고, 선폐이수평천(宣肺利水平喘)하는 기능이 현저하다. 열결은 임맥에 통하고, 임맥은 음부(陰部)를 순행한다. 본혈은 청열거습(淸熱祛濕), 이뇨지통(利尿止痛)하는 기능으로 혈뇨, 음경통 등을 치료한다.
- 주치: 감기, 두통, 항강, 기침, 천식, 인후종통, 구안와사, 치통
- 배오: 풍지, 풍문, 합곡을 배합하면 소풍해표(疏風解表) 지해(止咳)하는 기능으로 기침, 두통, 항강, 감기를 치료하고; 조해를 배합하면 강기평천이인(降氣平喘利咽)하여 인후건통, 기침, 해천, 흉격통을 치료하며; 후계를 배합하면 통경활락(通經活絡)으로 두항강통을 치료하고; 폐수를 배합하여 기침천식을 치료한다.
- 조작: 상향 또는 하향 사자 0.5-0.8촌
- 첨부: 현대 연구를 보면 뇌신경마비, 완관절과 주위의 연조직질병, 감기, 신경성두통, 안면신경마비, 낙침, 유뇨, 융폐를 치료한다.

(8) 경거(經渠): LU8 경금혈

- 혈명해석: 물은 도랑에서 천천히 흐르듯 12경맥 혈기는 이곳에서 서행하여 경거(經渠)라 한다.
- 위치: 전완장측 요골측면, 요골경상돌기와 요골동맥 지간 함몰 부위, 완횡문상 1촌
- 해부: 요골측 완굴근건의 외측, 외전근 요골동맥, 정맥 외측; 전완 외측 피신경과 요골신경 천지 혼합지가 분포
- 기능: 선폐청열(宣肺淸熱), 지해평천(止咳平喘); 본혈은 폐경의 경금혈이고, '경주천해한열(經主喘咳寒熱)', 오행 금(金)에 속하며, 선폐청열(宣肺淸熱), 지해평천(止咳平喘)하는 작용이 강하다. 소종지통(消腫止痛)하는 효과로 인후종통, 흉배통을 치료한다.

- 주치: 기침, 천식, 흉통, 인후종통, 수완통
- 배오: 대추, 풍지, 합곡을 배합하면 사열지통하여 열병무한, 두통을 치료하고; 합곡, 폐수를 배합하면 강기평천해천(降氣平喘咳喘)하여 기관지염을 치료하며; 구허를 배합하면 숙강폐기(肅降肺氣), 관흉이기(寬胸理氣)하여 기침흉만을 치료하고; 어제, 곤륜, 경골을 배합하면 통경활락 지통(通經活絡止痛)하여 배통을 치료하며; 척택을 배합하여 기침을 치료한다.
- 조작: 요골동맥을 회피하고, 직자 0.3-0.5촌, 뜸
- 첨부: 현대 연구에서 기관지염, 편도염, 식도경련 등을 치료한다.

(9) 태연(太淵): LU9 원혈, 수토혈, 팔회혈의 회혈

- 혈명해석: 태(太)는 크다는 뜻, 연(淵)은 못이 깊다는 뜻. 태연은 손바닥 후연에서 맥기가 깊은 곳에 크게 모여 태연이라 부른다.
- 위치: 완부 장측 횡문 요골측, 요골동맥 박동부위
- 해부: 요골측 완굴근건의 외측, 장모지근건 내측; 요골동맥, 정맥이 있고; 전완 외측 피신경과 요골신경의 천지 혼합지가 분포
- 기능: 선폐지해(宣肺止咳), 활혈통맥(活血通脉); 태연은 폐경의 원혈이고, 폐기허를 보하며, 또한 폐기 실증도 치료한다. 폐 기능실상의 흉폐질환, 후, 비병의 증상 치료에 좋은 효과가 있다. 혈행맥중, 폐기의 추동과 조절해야 정상운행을 유지한다. 때문에 폐기와 관련한 심, 혈맥병증은 본혈을 선택하여 치료한다.
- 주치: 기침, 천식, 흉통, 각혈, 인후종통, 완비통, 무맥증
- 배오: 열결, 공최를 배합하면 소풍해표(疏風解表), 선폐지해(宣肺止咳)하여 해천, 흉배통을 치료하고; 내관, 충양, 삼음교를 배합하면 익심통양(益心通陽), 거어통맥(祛瘀通脉)하여 무맥증을 치료하며; 내관, 신문을 배합하면 심계, 심흉통을 치료하고; 합곡, 내정, 곤륜, 삼음교, 풍부를 배합하면 설완, 후비, 실음을 치료한다.
- 조작: 요골동맥을 회피하여 직자 0.3-0.5촌, 뜸
- 첨부: 현대 연구에서 감기, 기침, 기관지염, 백일해, 폐결핵, 협심증, 늑간신경통, 무맥증,

완관절통과 주위의 연조직질병, 두면통증을 치료한다.

(10) 어제(魚際): LU10 형화혈
- 혈명해석: 엄지 내측 본절 후에 어복(魚腹)의 변두리에 위치하여 어제라 부른다.
- 위치: 엄지 본절 뒤 함몰 부위, 제1장골 중점 요골측, 적백육제처
- 해부: 단모지전근과 모지대립근; 혈관은 엄지정맥회류지; 전완 외측 피신경과 요골신경 천지 혼합지가 분포
- 주치: 기침, 각혈, 인후종통, 실음, 발열
- 기능: 청열양혈(淸熱凉血), 소폐이인(疏肺利咽); 본혈은 폐경의 형화혈(滎火穴)이고, '형주신열(滎主身熱)', 청폐열(淸肺熱), 사화사(瀉火邪), 이인후(利咽喉)하는 기능으로 자폐음(滋肺陰), 양혈지혈(凉血止血)하는 기능이 있다. 인후통증, 기침담소(痰少) 치료에 좋은 효과가 있다. 또한 이기(理氣)하는 기능으로 소리상초지기(疏理上焦之氣)하는 작용이 있다.
- 배오: 합곡, 열결을 배합하면 선폐청열(宣肺淸熱), 이인지통(利咽止痛)하여 기침, 인종(咽腫), 실음을 치료하고; 공최, 중부를 배합하면 온폐산한(溫肺散寒), 화담평천(化痰平喘)하여 천식을 치료한다.
- 조작: 직자 0.5-0.8촌, 소아감적에 할치(割治)한다.
- 첨부: 기관지염, 폐염, 편도염, 인염, 비염, 심계, 소아 단순성 소화불량 등을 치료한다.

(11) 소상(少商): LU11 정목혈
- 혈명해석: 소(少)는 작다는 뜻, 상(商)은 오음(五音) 중 하나, 폐음(肺音)을 상(商)이라 한다. 폐경의 정혈(井穴)이고 맥기가출하여 작은 물의 흐름이라 소상이라 한다.
- 위치: 엄지손가락 말절 요골측, 지갑각방 0.1촌
- 해부: 지장고유동맥, 정맥으로 형성한 동맥, 정맥망이 있고; 전완 외측 피신경과 요골신경 천지 혼합지, 정중신경의 장측 고유신경의 말초신경망이 분포
- 기능: 청폐이인(淸肺利咽), 성뇌개규(醒腦開竅); 본혈은 폐경의 정혈(井穴)이고, 조폐기

(調肺氣), 지해천(止咳喘), 산풍열(散風熱), 이인후(利咽喉)하는 기능으로 폐와 폐계질
병을 치료한다. 혼미, 훈궐, 후염, 편도염을 치료한다. 본혈은 인후종통 치료의 요혈이
고, 성신개규, 계폐회궐(啓閉回厥), 사열지경(瀉熱止痙)하는 작용으로 혼미 훈궐, 쇼크
를 치료하는 응급혈이고, 임상에서 기타 정혈과 배합 응용한다.

- 주치: 인후종통, 기침, 비뉵, 발열, 혼미, 전광

- 배오: 중충, 관충을 배합하면 성뇌개규(醒腦開竅), 사열계폐하여 중풍혼미를 치료하고;
  합곡, 상양을 배합하면 청열이인(清熱利咽)하여 인후종통을 치료하며; 대돈을 배합하
  면 진심척담(鎭心滌痰), 사간청열(瀉肝清熱)하여 전광증을 치료한다.

- 조작: 천자 0.1 또는 점자 방혈, 뜸

- 첨부: 폐염, 편도염, 시하선염, 감기, 정신분열증, 중풍혼미에 상용한다.

제2절 수양명대장경

*경맥순행

① 검지 말단(상양)에서 시작하여 검지 요골측연을 따라(이간, 삼간), 제1-2장골간을 통하고(합곡)

② 양근(무장신근건과 무단신근건)의 사이(양계)로 진입하여 전완 요골측(편력, 온류, 하렴, 상렴, 수삼리)를 따라

③ 팔꿈치 외측(곡지, 주료)으로 진입하고, 상완 외측전연을 경과하고(수오리, 비노)

④ 견봉부위 전연(견우, 거골, 회 병풍)으로 나아가, 위로 향하여 경부(대추회)에서 교회하며

⑤ 아래로 결분에 들어가고(쇄골상와)

⑥ 폐장에 연락하며, 횡격을 통과하여 대장에 소속한다.

⑦ 경부지맥은 쇄골상와에서 경방(천정, 부돌)으로 상행하여 면협을 통과하고, 아랫니틀(하치조)로 진입하여, 입술 옆으로 돌아(회 지창), 인중부(회 수구, 좌맥 우향, 우맥 좌향) 콧구멍 옆(화료, 영향)으로 상행, 족양명위경과 접속한다.

⑧ 그 외에 대장은 족양명위경의 상거허혈과 하합한다.

*연결장기

대장에 속하고, 폐에 락하며, 입, 하치, 코와 연결된다.

*혈위와 주치

본경은 한 측에 20혈(좌우 양측 40혈) 그중 15혈은 상지 배면측의 요골측에 분포하고, 5혈은 경, 안면부에 분포한다. 시작은 상양혈이고, 끝은 영향혈이다.

위, 장 등이 복부질병, 신경정신질병, 임부의 안, 이, 구, 치아, 비, 이후 등 기관의 병증을 치료하고, 본경이 통과하는 부위의 병증을 치료한다.

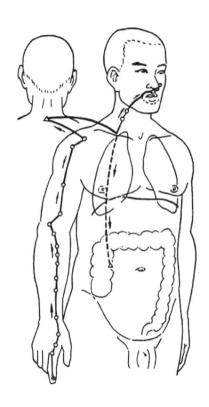

＊수혈

(1) 상양(商阳): LI1 정혈(井穴)

- 혈명해석: 수양명대장경의 시작혈이고, 수태음과 교회하여 양분(陽分)으로 행한다. 대장
  과 폐는 상합하고, 폐음상(肺音商), 금(金)에 속하며, 금음상(金音商), 상양이라 부른다.

- 위치: 제2지 요골측 조갑각 0.1촌 거리

- 해부: 지장 배측동맥, 정맥망이 있고; 정중신경에서 온 지장측 고유신경, 요 골신경의 지
  배측 신경이 분포

- 기능: 청폐이인(清肺利咽), 개규소궐(開竅疏厥), 청양명경열(清陽明經熱); 수양명경 정
  혈이고, 금에 속하며, 청양명실열하는 작용한다. 십이정혈 중 하나이고, 정혈을 방혈하
  면 응급에 중풍, 중서, 혼미, 소아고열경풍 등에 효과가 있다. 금에 속하고, 폐에 합하여
  외감습폐(外感襲肺), 폐계의 열, 인후종통, 안면부질병, 구건, 치통, 이명, 이롱에 일정한
  효과가 있다.

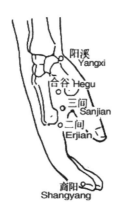

- 주치: 이롱, 치통, 인후종통, 아래 볼 종창, 녹내장, 수지마목, 열병, 혼미
- 배오: 합곡, 소상을 배합 점자 방혈하여 인후종통, 목적종통, 열병, 혼미를 치료하고; 합곡, 양곡, 협계를 배합하면 열병에 한불출(汗不出)을 치료한다.
- 조작: 천자 0.1촌 또는 점자 방혈

(2) 이간(二間): LI 2 형수혈
- 혈명해석: 간(間)은 틈새, 틈의 함몰 부위, 손의 제2장지골 지관절 앞 함몰처, 두 번째 혈위라 이간이라 부른다.
- 위치: 주먹을 약간 쥐고, 검지 본절(제2장지관절) 전요골측 함몰 중
- 해부: 지굴천, 심근건이 있고; 요골동맥의 지배와 장측동맥, 정맥이 있으며, 요골신경의 지배측 고유신경, 정중신경의 지장측 고유 신경이 있다.
- 주치: 시력 흐림, 비뉵, 치통, 구와, 인후종통, 열병
- 배오: 합곡을 배합하여 치통을 치료
- 조작: 직자 0.2-0.3촌

(3) 삼간(三间): LI3 수목혈
- 혈명해석: 간(間)은 틈새, 제2장지관절 후 함몰처, 세 번째 혈위라 삼간이라 부른다.
- 위치: 주먹을 약간 쥐고, 검지(제2장지관절) 후, 요골측 함몰처

- 해부: 제1골간 배측근, 심층은 무내수근 횡두; 수배정맥망(두정맥의 기시부), 지장측에 고유동맥, 요골신경 천지가 분포
- 주치: 인후종통, 치통, 복창, 안통, 설사, 활사
- 배오: 시력 흐림에 찬죽, 이간을 배합한다.
- 조작: 직자 0.3-0.5촌

(4) 합곡(合谷): LI4 원혈

- 혈명해석: 합(合)은 모여 하나가 된다는 뜻, 곡(谷)은 산골짜기. 제1-2장골지간의 두 뼈가 모여 산골짜기 모양으로 합곡이라 한다.
- 위치: 제1-2장골의 정중 우묵한 곳
- 해부: 제1-2장골지간, 제1골간배측근 중, 심층에 모지수근 횡두가 있고; 수배 정맥망이 있으며 두정맥의 기시부이고, 수혈 근단측 요골동맥이 수배에서 수장으로 뚫고 지나며; 요골신경 천지의 장배측신경이 분포하고, 심부에 정중신경의 지장측 고유신경이 분포하였다.
- 주치: 두통, 목적종통, 비뉵, 치통, 아관긴폐, 구안와사, 이롱, 이하선염, 인후종통, 열병무한, 다한, 복통, 변비, 경폐, 체산
- 배오: 태양을 배합하여 두통을 치료하고; 태충을 배합하여 목적종통을 치료하며; 영향을 배합하여 콧병을 치료하고; 소상을 배합하여 인후종통을 치료하며; 삼음교를 배합하여 경폐 체산을 치료하고; 지창, 협거를 배합하여 구안와사를 치료한다.
- 조작: 직자 0.5-1촌

(5) 양계(阳溪): LI5 경화혈

- 혈명해석: 손등은 양(陽)이고, 근골지간 함몰 부위는 계곡과 같다 하여 양계라 한다.
- 위치: 완배 횡문 요골측 단모지신근건과 장모지신근건지간의 함몰 중
- 해부: 단모, 장신근건 지간; 두정맥, 요골동맥, 정맥의 완배지; 요골신경의 천지 분포
- 주치: 두통, 목적종통, 이롱, 이명, 치통, 인후종통, 수완통

- 배오: 합곡을 배합하여 두통을 치료한다.
- 조작: 직자 0.5-0.8촌

(6) 편력(偏历): LI6 낙혈

- 혈명해석: 편(偏)은 한쪽으로 기울다, 력(歷)은 경력(經歷) 수양명 낙혈이고, 맥기는 한
  쪽으로 기울어 본경에서 수태음의 맥으로 주향하여 편력이라 한다.
- 위치: 굴주, 전완 배면 요골측, 양계와 곡지혈 연선상, 완횡문 상방 3촌
- 해부: 요골 원단, 요골측 완신근건과 장모지외전근건지간; 두정맥이 있고, 장측은 전완
  외측 피신경과 요골신경 천지, 배측은 전완 배측 피신경과 전완 골간 배측 신경이 분포
- 주치: 목적(目赤), 이명, 비뉵, 후통, 수비산통, 수종
- 배오: 곡지를 배합하여 수비동통을 치료한다.
- 조작: 직자 또는 사자 0.5-0.8촌

(7) 온류(溫溜): LI7 극혈

- 혈명해석: 온(溫)은 따뜻하다, 류는 유통(流通)한다는 뜻. 수양명 극혈로 기혈이 깊은 곳
  에 모이고, 양명경은 다기다혈로, 양기는 따뜻하며, 본혈은 양기가 유주하는 곳으로 온
  류라 한다.
- 위치: 굴주, 전완 배면 요측, 양계혈과 곡지 연선상, 양계혈 상 5촌
- 해부: 요골측 완신근 근복과 장모지외전근지간; 요골동맥분지와 두정맥이 있고; 전완
  배측 피신경과 요골신경 심지가 분포
- 주치: 두통, 면종, 인후종통, 정창, 견배산통, 장명복통
- 배오: 합곡을 배합하여 두통을 치료한다.
- 조작: 직자 0.5-1촌

(8) 하렴(下廉): LI8

- 혈명해석: 측면을 렴(廉)이라 하고, 굴주 시에 혈위는 상완 요측 외연, 상렴 아래 1촌으

로 하렴이라 한다.

– 위치: 전완 배면 요골측, 양계와 곡지의 연선상, 주횡문 아래 4촌

– 해부: 요골의 요측, 요측에 완신단근과 완신장근이 있고, 심층에 회외근이 있다; 요골동
맥 분지가 있고; 전완 배측 피신경과 요골신경의 심지가 분포

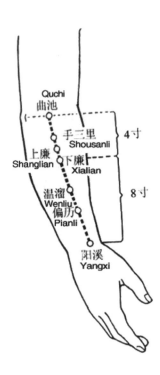

– 주치: 두통, 현훈, 목통, 주비통(肘臂痛), 복창, 복통

– 배오: 족삼리를 배합하여 복창, 복통을 치료한다.

– 조작: 직자 0.5-1촌

(9) 상렴(上廉): LI9

– 혈명해석: 측면을 렴(廉)이라 하고, 굴주 시에 전완 요골외측연, 하렴의 상방에 위치하여
상렴이라 한다.

– 위치: 전완 배면 요측, 양계와 곡지의 연선상, 주횡문 아래 3촌

- 해부: 요측 완신근 근복과 장무지외전근지간; 요골동맥 분지와 두정맥이 있고; 전완 배측 피신경과 요골신경 심지가 분포
- 주치: 두통, 견부산통, 반신불수, 상지마목, 장명복통
- 배오: 곡지를 배합하여 상지마목을 치료한다.
- 조작: 직자 0.5-1촌

(10) 수삼리(手三里): LI10

- 혈명해석: 리(里)는 촌(寸)이다. 본혈은 곡지 아래 2촌이고, 굴주 시에 주과절 끝(상완골 외하과)에서 3촌으로 수삼리라 부른다.
- 위치: 전완 배면 요측, 양계와 곡지 연선상, 주횡문 아래 2촌
- 해부: 근육, 신경, 신경의 분포는 하렴혈과 동일하며, 혈관은 요골회귀동맥의 분지가 분포
- 주치: 치통협종, 상지불수, 복통, 설사
- 배오: 곡지를 배합하여 상지불수를 치료한다.
- 조작: 직자 0.8-1.2촌

(11) 곡지(曲池): LI11 합토혈

- 혈명해석: 곡(曲)은 굴곡(屈曲), 지(池)는 못을 말한다. 본혈은 수양명 합혈로 맥기가 이곳에 유주하면 물을 못에 주입한다. 주관절 굴곡 시에 횡문두의 함몰은 마치 낮은 못과 유사하여 곡지라 부른다.
- 위치: 주횡문 외측단, 굴주, 척택과 상완골외상과 연선 중점
- 해부: 요측 완장신근 기시부, 상완요근의 요측; 요골회귀동맥의 분지가 있고; 전완 배측 피신경이 분포하고, 내측 심층은 요골신경 본줄기가 있다.
- 주치: 인후종통, 치통, 목적통, 나력, 은진, 열병 상지불수, 상지종통, 복통 토사, 고혈압, 전광
- 배오: 혈해, 족삼리를 배합하여 은진(隱疹)을 치료하고; 수삼리를 배합하여 상지불수를 치료하며; 태충, 대추를 배합하여 고혈압을 치료한다.

- 조작: 직자 1-1.5촌
- 참조: 보도에 의하면 곡지와 난미혈을 강자극하여 충수염을 치료한다.

(12) 주료(肘髎): LI12

- 혈명해석: 주(肘)는 팔꿈치 만곡부; 료(髎)는 공혈(空穴)이라는 뜻. 혈의 위치는 상완골 방개 변연
- 위치: 상완 외측, 굴주하고 곡지 상방 1촌 상완골 변연처
- 해부: 요골외상과 상연 상완근 기시부, 상완삼두근 외측; 요측 부동맥이 있고; 전완 배측 피신경과 요골신경이 분포
- 주치: 주비부 마비통증, 마목, 경련
- 배오: 곡지를 배합하여 주비질병을 치료한다.
- 조작: 직자 0.5-1촌

(13) 수오리(手五里): LI13

- 혈명해석: 리(里)는 촌(寸) 곡지 상 3촌, 주단(肘端)(상완골외상과)에서 위로 5촌으로 수오리라 한다.
- 위치: 상완 외측, 곡지와 견우 연선상에서 곡지 상 3촌
- 해부: 상완골 요골측, 상완요근 기점, 외측은 상완삼두근 전연; 약간 깊은 곳에 요골측 부동맥; 전완 배측 피신경이 분포, 심층 내측은 요골신경 분포
- 주치: 주비련통(肘臂挛痛), 나력
- 배오: 곡지를 배합하여 주비련통을 치료한다.
- 조작: 동맥을 회피하고 직자 0.5-1촌

(14) 비노(臂臑): LI14

- 혈명해석: 노(臑)는 상완부를 말하고, 혈은 상완골외측(요골측)에 위치하여 비노라 한다.
- 위치: 상완 외측, 삼각근 지점, 곡지와 견우 연선상에서 곡지 상 7촌

- 해부: 상완골 요골측, 삼각근 하단, 상완삼두근 외측두 전연; 상완회외동맥의 분지와 상완 심동맥; 전완 배측 피신경, 심층에 요골신경 본줄기가 분포

- 주치: 견비통, 경항구련, 나력, 목질

- 배오: 광명을 배합하여 안부질환을 치료한다.

- 조작: 직자 또는 상향사자 0.8-1.5촌

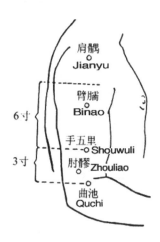

(15) 견우(肩髃): LI15

- 혈명해석: 우(髃)는 어깨 앞쪽 뼈. 견단의 뼈와 견갑골 견봉단. 혈위는 견봉의 전하방에 위치하여 견우라 한다.

- 위치: 견부 삼각근상, 상지를 외전 또는 앞으로 들어 올리면 견봉 전하방에 함몰된 곳

- 해부: 후상완회선동맥, 정맥; 쇄골상신경, 액와신경이 분포

- 주치: 견비련통불수, 은진, 나력

- 배오: 견료를 배합하여 견비통증을 치료한다.

- 조작: 직자 또는 하향사자 0.8-1.5촌

- 참조: 수양명경과 양교맥 교회혈

(16) 거골(巨骨): LI16

- 혈명해석: 거(巨)는 크다는 뜻. 거골은 쇄골이라 한다. 혈위는 쇄골견봉단과 견 갑극지 간의 함몰 부위로 거골이라 부른다.
- 위치: 견상부, 쇄골견봉단과 견갑극 지간 함몰처
- 해부: 승모근과 극상근 중; 심층에 견갑상 동맥, 정맥이 있고; 쇄골상신경분지, 부신경분지, 심층에 견갑상신경이 분포

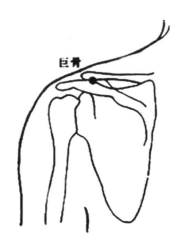

- 주치: 견비련통불수(肩臂挛痛不遂), 나력, 영기(瘿气)
- 배오: 견우, 견료를 배합하여 견통을 치료한다.
- 조작: 직자, 약간 외하방 사자, 진침 0.5-1촌, 针(침) 0.5-1촌
- 참조: 수양명경과 양교맥 교회혈

(17) 천정(天鼎): LI17

- 혈명해석: 정(鼎)은 고대의 취사용 솥을 말하고, 64괘에서 수화(水火)지간에 수화의 기능을 조절하며, 경부(頸部)에 위치하고 인후병 치료를 위주하기에 천정이라 부른다.
- 위치: 경부 외측부, 흉쇄유돌근 후연, 후결 방개 부돌과 결분 연선 중점, 후두 좌우 경동맥이 촉지되는 곳, 인영혈에서 외측 1.5촌, 부돌 하방 1촌

- 해부: 흉쇄유돌근 하부 후연, 천층은 경부광근, 심층은 중사각근 기점; 경외천정맥이 있고; 부신경, 경피신경이 흉쇄유돌근 후연에서 천출하며, 심층은 횡격신경의 기점이다.
- 주치: 폭음기경(暴暗气梗), 인후종통, 나력, 영기(瘿气)
- 배오: 소상을 배합하여 인후종통을 치료, 합곡을 배합하여 영기를 치료한다.
- 조작: 직자 0.5-0.8촌

(18) 부돌(扶突): LI18

- 혈명해석: 높은 곳을 돌(突)이라 한다. 두 사람이 상호 부축하여 행하면 부(扶)라 한다. 본혈은 흉쇄유돌근의 흉골두, 쇄골두와 합한 높은 곳에 위치한다. 이두가 합하면 마치 두 사람이 부축한 모양으로 부돌이라 한다.
- 위치: 경부 외측, 후결 방개 3촌, 흉쇄유돌근 전, 후연지간
- 해부: 흉쇄유돌근 흉골두 지간, 경광근 중, 심층은 견갑제근 기시점; 심층 내부에 경동맥; 이대신경, 경피신경, 후두신경과 부신경이 분포
- 주치: 기침, 천식, 인후종통, 폭음, 나력, 영기
- 배오: 합곡을 배합하여 영기(瘿氣)를 치료한다.
- 조작: 직자 0.5-0.8촌

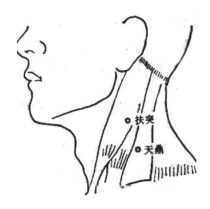

(19) 구화료(口禾髎): LI19

- 혈명해석: 화(禾)는 벼 등 곡물, 료(髎)는 구멍이라는 뜻이다. 곡물이 입으로 들어가는 근처, 내측에는 치아와 대응하고, 치근지간의 함몰한 곳으로 구화료라 한다.
- 위치: 상순, 비공 외연 직하, 수구혈 수평. 수구혈 옆 0.5촌
- 해부: 상악골, 견치와부, 상순방근 지점; 안면동맥, 정맥의 상순지가 있고; 안면신경, 삼차신경 제2지 하지와 안와하신경의 문합총이 분포
- 주치: 비색(鼻塞), 비뉵(鼻衄), 구와(口喎), 구금(口噤)
- 조작: 직자 또는 사자 0.3-5촌

(20) 영향(迎香): LI20

- 혈명해석: 코의 근처에서 향기를 지각하지 못할 경우 침자하면 향기를 느끼게 된다. 또한 양명종기(宗氣)가 모이고, 구에 개규(開竅)하여 영향이라 한다.
- 위치: 비익 외측연 중점 0.5촌, 비순구 중간
- 해부: 상순방근 중, 심부는 이상공의 변연; 안면동맥, 정맥과 안와하동맥, 정맥의 분지가 있고; 안면신경과 안와하신경의 문합총이 분포
- 주치: 비색(鼻塞), 비뉵(鼻衄), 구와(口喎), 면양(面痒), 담도회충증
- 조작: 사자 또는 평자 0.3-0.5촌
- 참조: 수, 족양명경 교회혈, 금구

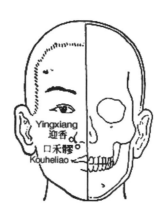

제3절 족양명위경

＊경맥순행

① 코의 양옆에서(영향)에서 시작하여 상행하고

② 비근부에서 좌우 양측으로 교회하여, 양옆으로 족태양방광경과 교회하고(회정명)

③ 코의 외측으로 하향하여(승읍, 사백), 윗니틀(상치조)로 진입하고(거료), 입술 옆으로 돌아 나오며(지창), 입술을 돌고(회 인중), 하향하여 해순구에서 교회하며(회 승장)

④ 다시 물러나와 볼 후하방의 아래턱으로 나오고(대영), 다시 하합각(협거)을 따라, 구앞(하관)으로 상행하여, 관궁 위쪽을 경과(회 상관, 현리, 함 렴)하며, 발제를 따라(두유) 이마 두개골 중부까지 간다(회 신정).

⑤ 경부지맥은 대영혈에서 전하방으로 하주하고(인영), 목구멍을 따라(수돌, 기사, 회 대추)

⑥ 쇄골상와로 진입하고(결분)

⑦ 아래로 횡격을 통과하여, 위에 소속되고(회 상완, 중완), 비에 연락한다.

⑧ 흉복부의 주요줄기: 또 다시 쇄골상와에서 하향하여 유중을 경과하고(기 호, 고방, 옥예, 응창, 유중, 유근), 제부 양옆으로 하향(불용, 승만, 양문, 관문, 태을, 활육문, 천추, 외릉, 대거, 수도, 귀래)하여 기가에 진입한다(기충).

⑨ 복내지맥: 위하구에서 시작하여, 배속으로 하향하며

⑩ 서혜구 기가처에서 주요줄기와 회합하고, 다시 관관절 앞으로 하행하며(비관), 대퇴 앞쪽 융기처에 도달하여(복토, 음시, 양구), 아래로 슬개골 아래(독비)에 간다.

⑪ 경골 외측을 따라(족삼리, 상거허, 조구, 하거허), 발등으로 하행하며(해계, 충양), 중지 내측 지봉 중으로 진입하고(함곡, 내정), 두 번째 발가락 말단으로 나간다(여태).

⑫ 하퇴부지맥: 슬하 3촌(족삼리)에서 분출하여 경골전(풍륭)을 경과하고 아래로 향하여 중지 외측 지봉으로 진입하고(함곡, 내정), 중지 말단으로 나간다.

⑬ 족부지맥: 발등 충양에서 분출하여 엄지의 지봉으로 진입하며, 대지 말단으로 나가 족 태음비경과 접속한다.

＊연결 장기

위에 속하고, 비에 락한다. 대장, 소장과 합해지고, 코, 눈, 상치, 인후, 유방과 연결한다. 위와 대장, 위와 소장을 상하로 서로 연결하는 작용이 있다.

＊혈위와 주치

본경의 경혈은 승읍에서 시작하여 여태에서 종지하며, 한 측에 45혈(양측에 90혈), 그중 두면부 8혈, 경부 4혈, 흉부 6혈, 복부 12혈, 하지 앞면 외측에 10혈, 족부 5혈이 분포한다.

위장 등 소화계통, 신경계통, 호흡계통, 순환계 질병과 인후, 두면, 구, 치아, 비 등 기관병증을 치료하며, 본경이 통과하는 부위의 질병을 치료한다.

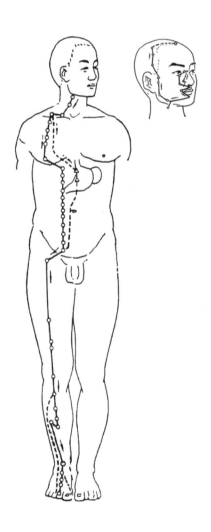

＊수혈

· 두면부(8혈)

(1) 승읍(承泣): ST1

- 혈명해석: 승(承)은 받는다는 뜻이며, 읍(泣)은 눈물을 의미한다. 동공직하 0.7촌, 울 때 본혈은 눈물을 받는다.
- 위치: 안면부, 동공직하, 안구와 안와 지간
- 해부: 안와하연 상방, 안륜근 중, 심층에 안와 내에 안구 하직근, 하사근; 하 안와동맥, 정맥 분지, 동안정맥과 정맥의 분지; 하안와신경분지와 동안신경 하지의 근지와 안면신경분지가 분포
- 주치: 목적종통, 유루(流淚), 야맹(夜盲), 안검순동, 구안와사
- 조작: 안구를 위로 가볍게 밀고, 안와 변두리에서 부드럽게 천천히 직자 0.5-1.5촌, 제삽 불가, 혈종 방지
- 첨부: 족양명경, 양교맥, 임맥 교회혈

(2) 사백(四白): ST2

- 혈명해석: 사(四)는 사방 광활하다는 뜻, 백(白)은 밝다는 뜻. 침자하면 사방을 볼 수 있을 정도의 시력을 회복한다고 사백(四白)이라 한다.
- 위치: 안면부 동공 직하 1촌, 안와하공 함몰 중
- 해부: 안와하공, 안륜근과 상순방근지간, 안면동맥, 정맥분지가 있고, 안와하동맥, 정맥, 안면신경분지 분포
- 주치: 목적통양(目赤痛痒), 목예, 안검순동, 구안와사, 두통현훈
- 배오: 양백, 지창, 협거, 합곡을 배합하여 구안와사를 치료하고, 찬죽을 배합하여 안검순동을 치료한다.
- 조작: 직자 또는 사자 0.3-0.5촌 심자 불가

(3) 거료(巨髎): ST3

- 혈명해석: 거(巨)는 크다는 뜻, 료(髎)는 공혈(空穴)로 비어 있는 혈. 비방(鼻旁)관골하
  연 큰 함몰이라 거료라고 한다.
- 위치: 안면부 동공직하 비익하연의 수평선
- 해부: 천층은 상순방근, 심층은 견치근; 안면동맥, 정맥과 하안와동맥, 정맥;

안면신경과 하안와신경의 분지 분포

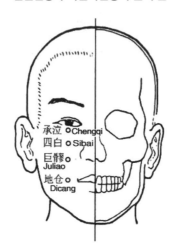

- 주치: 구안와사, 안검순동, 비뉵(鼻衄), 치통, 순협종
- 배오: 합곡을 배합하여 치통을 치료하고, 협거를 배합하여 구와를 치료한다.
- 조작: 평자 또는 사자 0.3-0.5촌
- 첨부: 족양명위경과 양교맥 교회혈

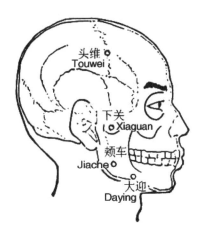

(4) 지창(地倉): ST4

- 혈명해석: 옛 사람들은 안면을 세 부분으로 나누어 코 이상 부분을 상정이라 하고, 코를 중정이라 하며, 코 아래 부분을 하정이라 했다. 이를 합쳐 천인지(天人地) 삼격이라 한다. 혈위는 코 아래 구각(지격)에 위치하고, 입은 곡물이 들어가는 곳으로 창(倉)이라 한다. 비기(脾氣)는 구(口)를 주하고, 비기는 구(口)에 통하며, 비위(脾胃)는 토(土)에 속하여 지창이라 한다.

- 위치: 안면부 구각 외측 0.4촌, 거료혈 직하

- 해부: 구륜근 중, 심층은 협근; 안면동맥, 정맥이 있고, 안면신경과 안와하신경 분지가 분포하며, 심층에 협근신경의 말단분지가 분포

- 주치: 구와, 유연(流涎), 안검순동

- 조작: 사자 또는 평자 0.5-0.8촌

- 첨부: 수족양명경, 양교맥 교회혈

(5) 대영(大迎): ST5

- 혈명해석: 영(迎)은 영합(迎合)하는 뜻, 혈위는 하악각 저하방에 위치하고, 혈위앞에 안면동맥이 통과하여 기혈을 맞이하며, 모인다 하여 대영이라 한다.

- 위치: 하악각 전방, 저작근 부착부위 전연, 안면동맥 박동처

- 해부: 저작근 부착부위 전연, 전방에 안면동맥, 정맥이 있고, 안면신경과 협신경이 분포
- 주치: 구와, 구금, 협종, 치통
- 조작: 동맥을 회피하고, 사자 또는 평자 0.3-0.5촌

(6) 협거(頰車): ST6

- 혈명해석: 이전(耳前) 관측면(顴側面)을 협(頰)이라 하고, 옛날에 하악골을 '협거골'이라
  했다. 치아의 개합(開合)을 관리하는 축(軸)이라 하여 협거라 한다.
- 위치: 안면 협부, 하악각 전상방 1촌, 저작근 중점
- 해부: 하악각 전방, 저작근이 있고, 저작근동맥, 정맥이 있으며, 이대신경, 안면신경과
  저작근신경 분포
- 주치: 구와, 치통, 협종, 구금불어
- 배오: 지창을 배합하여 구안와사를 치료한다.
- 조작: 직자 0.3-0.5촌 또는 평자 0.5-1촌

(7) 하관(下關): ST7

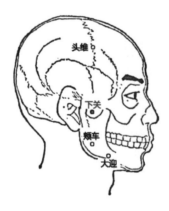

- 혈명해석: 관궁(顴弓) 하방의 기관이라는 뜻, 혈위가 하악관절 전방에 '아관(牙關)'에 위
  치하여 하관이라 한다.

- 위치: 안면부 이(耳) 전방, 관궁과 하악 절적이 형성한 함몰 부위
- 해부: 관궁하연, 피하에 시하선이 있고, 저작근의 기시부; 횡안면동맥, 정맥이 있고, 심
  층에 상악동맥, 정맥이 있으며; 안면신경 관안분지와 이섭 신경분지가 있고; 심층은 하
  악신경이 분포
- 주치: 이롱, 이명, 정이(聤耳), 치통, 구금, 구안와사
- 배오: 예풍을 배합하여 이부 질병을 치료한다.
- 조작: 입을 다물고 관궁 아래 함몰 부위 직자 0.5-1촌
- 첨부: 족양명, 족소양경 교회혈

(8) 두유(頭維): ST8

- 혈명해석: 족양명경기는 신체의 흉복부를 순행하고, 유일하게 두부의 액각으로 도는
  혈위로 본신의 양방 각각 1.5촌 위치에 있어 두유라 한다.
- 위치: 측두부, 액각 발제직상 0.5촌, 두부 전정중선 방개 4.5촌
- 해부: 섭근상연 모상건막 중, 천섭동맥, 정맥의 액지가 있고, 이액신경의 분지와 안면신
  경 액지 분포
- 주치: 두통, 목현, 구통, 유연(流涎), 안검순동
- 배오: 합곡을 배합하여 두통을 치료하고, 태충을 배합하여 목현(目眩)을 치료한다.
- 조작: 평자 0.5-1촌
- 첨부: 족양명, 족소양경과 양유맥 교회혈, 금구

· 경부(4혈)

(9) 인영(人迎): ST9

- 혈명해석: 혈위는 후결(喉結) 양방(兩旁) 총경동맥 박동 뒤에 위치한다. 이곳은 인영맥
  을 짚는 위치이고, 옛날에 인체 삼양지기(三陽之氣)를 진단하여 인영이라 한다.
- 위치: 후결 방개 1.5촌, 흉쇄유돌근 전연, 총경동맥 박동 부위

- 해부: 경부 광근, 흉쇄유돌근 전연과 갑상연골 접촉부위; 상갑상선동맥이 있고; 내, 외경동맥이 갈라지는 곳, 전천경동맥, 외측은 내경정맥이 있다. 경피신경, 안면신경의 경지가 분포하고, 심층에 경동맥동이 있으며, 최심층은 교감신경줄기, 외측에 설하신경 강지(降支)와 미주신경이 분포
- 주치: 인후종통, 기천(氣喘), 나력, 영기(癭氣), 고혈압
- 배오: 대추, 태충을 배합하여 고혈압을 치료한다.
- 조작: 총경동맥을 회피하여 직자 0.3-0.8촌
- 첨부: 족양명, 족소양경 교회혈, 금구

(10) 수돌(水突): ST10

- 혈명해석: 수(水)는 물, 돌(突)은 공혈(孔穴) 인후(咽喉) 양방에 위치하고, 음식과 수액이 통과하는 통로라 수돌이라 부른다.
- 위치: 경부, 흉쇄유돌근의 전연, 인영과 기사 연선 중점
- 해부: 경광근, 갑상선연골외측, 흉쇄유돌근과 견갑 설골근의 교차점; 외측은 총경동맥; 경피신경, 심층에 교감신경 발출한 교감줄기가 있다.
- 주치: 인후종통, 기침, 천식
- 배오: 천돌을 배합하여 기침, 천식을 치료한다.
- 조작: 직자 0.3-0.8촌

(11) 기사(氣舍): ST11

- 혈명해석: 기(氣)는 호흡의 기, 사(舍)는 거처지이다. 혈위는 후롱(喉嚨)의 양방에 위치하여 기는 상하로 행하고, 흉협지만(胸脇支滿), 천만(喘滿) 기를 주한다고 기사라 한다.
- 위치: 경부, 쇄골 내측단의 상연, 흉쇄유돌근의 흉골두와 쇄골두 지간
- 해부: 경광근, 흉쇄유돌근의 기시부가 있고; 전천경정맥이 있으며; 심층은 총경동맥이 있다. 쇄골상신경 전지가 있고, 설하신경의 분지가 있다.
- 주치: 인후종통, 천식, 애역(呃逆), 영기(癭氣), 나력, 경항강

- 배오: 수돌을 배합하여 영류(癭瘤)를 치료한다.
- 조작: 직자 0.3-0.5촌
- 첨부: 본경 기사에서 유근 각혈은 심층에 대동맥과 폐, 간 등 중요한 장기가 있기에 심 자하지 않는다.

(12) 결분(缺盆): ST12
- 혈명해석: 쇄골의 함몰 부위, 흠이 있는 그릇 모양이라 결분이라 한다.
- 위치: 쇄골상와 중앙, 전정중선 4촌 거리
- 해부: 쇄골상와 중점, 경광근, 견갑설골근이 있고, 상방에 횡경동맥이 있다. 상쇄골신경 중간 분지, 심층 정중에 견총의 쇄골상부
- 주치: 기침, 기천, 인후종통, 결분중통, 나력
- 배오: 폐수를 배합하여 기침을 치료한다.
- 조작: 직자 또는 사자 0.3-0.5촌
- 첨부: 임신부 금침

· 흉부(6혈)

(13) 기호(氣戶): ST13
- 혈명해석: 폐의 상부에 위치하고, 흉협지만(胸脇支滿), 해역상기(該逆上氣), 기병을 치 료하며, 기(氣)의 문호(門戶)라 기호라 부른다.
- 위치: 흉부, 쇄골 중점 하연, 전정중선 4촌 거리
- 해부: 쇄골하방, 대흉근의 기시부, 심층 상방에 쇄골하근이 있고, 흉견봉 동맥, 정맥의 분지가 있으며, 외상방은 쇄골하정맥이 있다. 상쇄골신경, 전흉신경의 분지가 분포.

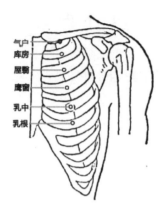

- 주치: 기침, 기천, 애역, 흉늑만민, 흉통
- 배오: 폐수를 배합하여 기침천식을 치료한다.
- 조작: 사자 또는 평자 0.5-0.8촌

(14) 고방(庫房): ST14

- 혈명해석: 본혈은 흉협지만, 해역상기(該逆上氣), 탁말농혈(濁沫膿血) 등의 폐기상역을 치료한다. 본혈은 기를 저장한다고 고방이라 한다.
- 위치: 흉부, 제1늑간극, 전정중선 4촌 거리
- 해부: 제1늑간극에서 대흉근, 소흉근, 심층은 늑간 내, 외근, 흉견봉동맥, 정맥과 흉외측 동맥, 정맥 분지가 있고; 전흉 신경분지가 분포
- 주치: 기침, 기천, 해타농혈(咳唾膿血), 흉늑창통
- 배오: 옥예를 배합하여 흉늑창통 치료한다.
- 조작: 사자 또는 평자 0.5-0.8촌

(15) 옥예(屋翳): ST15

- 혈명해석: 본혈의 위에 고방, 아래 응창이 위치하여 마치 집 처마에 덮인 모양으로 흉부를 덮어 준다 하여 옥예라 한다.
- 위치: 흉부 제2늑간극, 전정중선 4촌 거리

- 해부: 제2늑간극, 대흉근, 소흉근, 심층에는 늑간내외근이 있고; 흉견동맥, 정맥분지가 있으며; 전흉 신경분지가 분포
- 주치: 기침, 기천, 해타농혈(咳唾膿血), 흉늑창통, 유옹(乳癰)
- 배오: 천종을 배합하여 유옹을 치료한다.
- 조작: 사자 또는 평자 0.5-0.8촌

(16) 응창(膺窓): ST16
- 혈명해석: 응(膺)은 흉부근육의 융기한 유방 상부, 흉중지기를 소설하고, 창문으로 통기 하여 응창이라 한다.
- 위치: 흉부, 제3늑간극, 정중선 4촌 거리
- 해부: 제3늑간극, 대흉근이 있고, 심층은 늑간, 내외근이 있으며; 전흉신경분 지가 분포
- 주치: 기침, 기천, 흉늑창통, 유옹(乳癰)
- 배오: 옥예를 배합하여 유옹을 치료한다.
- 조작: 사자 또는 평자 0.5-0.8촌

(17) 유중(乳中): ST17
- 혈명해석: 유방 정중이라 유중이라 한다.
- 위치: 흉부, 제4늑간극, 유두 중앙, 전정중선 4촌 거리
- 설명: 본혈은 침구를 하지 않고, 흉복부 수혈 정위의 표지선으로 사용

(18) 유근(乳根): ST18
- 혈명해석: 유방의 뿌리로 유근이라 한다.
- 위치: 흉부, 유두 직하, 유방근부, 제5늑간극, 전정중선 4촌 거리
  해부: 제5늑간극, 대흉근 피부, 심층에 늑간내, 이근이 있고; 늑간동맥, 흉벽천정맥이 있 으며; 제5늑간극 신경외측피지, 심층에 늑간신경줄기 분포
- 주치: 기침, 기천(氣喘), 애역, 흉통, 유옹(乳癰), 유즙부족

- 배오: 소택, 단중을 배합하여 유옹을 치료하고; 소택, 족삼리를 배합하여 유즙부족을 치료한다.
- 조작: 사자 또는 평자 0.5-0.8촌

· 복부(12혈)

(19) 불용(不容): ST19
- 혈명해석: 용(容)은 용납, 수곡이 가득 차니 용납하지 않는다. 본혈은 위의 상구로 복부에 수곡이 가득하여 용납하지 않아 불용이라 한다.
- 위치: 상복부, 제중상 6촌, 전정중선 2촌 거리
- 해부: 복직근, 횡복근; 제7늑간극 동맥, 정맥 분지와 상복벽동맥, 정맥이 있고; 제7늑간극 신경분지가 분포
- 추치: 구토, 위병, 식욕부진, 복창
- 배오: 중완을 배합하여 위병을 치료한다.
- 조작: 직자 0.5-0.8촌

(20) 승만(承滿): ST20
- 혈명해석: 불용의 하방, 내부에 위의 상부에 위치하고, 수곡을 받아 가득 차 승만이라 한다.
- 위치: 상복부 제중상 5촌, 전정중선 2촌 거리
- 해부: 복직근, 심층에 횡복근; 제7늑간 동맥, 정맥 분지와 상복벽동맥, 정맥이 분포하고; 제7늑간 신경분지
- 주치: 위통, 토혈, 식욕부진, 복창
- 배오: 족삼리를 배합하여 위통을 치료한다.
- 조작: 직자 0.8-1촌

(21) 양문(梁門): ST21

- 혈명해석: 가로놓은 나무를 대들보라 한다. 제상(臍上), 심(心)하부에 적취(積聚)가 가
  로놓은 대들보 모양으로 쌓였다. 본혈은 소적화체(消積化滯)하고, 위기(胃氣)가 출입하
  는 중요한 문호로 양문이라 한다.
- 위치: 상복부 제중상 4촌, 전정중선 2촌 거리
- 해부: 복직근, 심층은 횡복근; 제7늑간극 동맥, 정맥분지와 상복벽동맥, 정맥이 있고; 제
  8늑간 신경분지가 분포(위측 심층에 간 하연, 위유문부)
- 주치: 위통, 구토, 식욕부진, 복창, 설사
- 배오: 양구, 중완, 족삼리를 배합하여 위통을 치료한다.
- 조작: 직자 0.8-1.2촌

(22) 관문(關門): ST22

- 혈명해석: 관(關)과 문(門)은 개합(開合)하는 뜻으로 위장의 부근 혈위로 위장병을 치료
  하는데 위장의 개합을 조절한다고 관문이라 부른다.
- 위치: 상복부 제중상 3촌, 전정중선 2촌 거리
- 해부: 복직근, 제8늑간 동맥, 정맥의 분지와 상복벽동맥, 정맥의 분지가 있고; 제8늑간
  신경분지가 분포(내부는 횡행결장)
- 주치: 복창, 복통, 장명설사, 수종
- 배오: 족삼리, 수분을 배합하여 장명(腸鳴)설사를 치료한다.
- 조작: 직자 0.8-1.2촌

(23) 태을(太乙): ST23

- 혈명해석: 옛 사람들은 태(太)는 대통(大通)이고, 을(乙)은 일통(一通)이라 한다. 태을은
  중궁(中宮)으로 비위(脾胃)를 말한다. 을(乙)은 만곡이라는 뜻으로 장(腸)의 만곡을 형
  용하고, 장(腸)을 통하게 하여 비위장병(脾胃腸病)을 치료하여 태을이라 한다.
- 위치: 상복부 제중상 2촌, 전정중선 2촌

- 해부: 복직근초, 제8늑간 동맥, 정맥분지와 하복벽동맥, 정맥분지, 제8늑간신경분지가
  분포하고, 내부는 횡행결장
- 주치: 위병, 심번, 전광
- 조작: 직자 0.8-1.2촌
- 배오: 중완과 배합하여 위병을 치료한다.

(24) 활육문(滑肉門): ST24

- 혈명해석: 본혈은 수분을 조절하고, 옛날 사람들은 활(滑)은 규(竅)를 뚫어 전광, 구토를
  치료한다. 또한 장(腸)과 설(舌)은 모두 활육(滑肉)으로 장(腸), 설병(舌病)을 치료하여
  활육문이라 한다.
- 위치: 상복부, 제중상 1촌, 전정중선 2촌 거리

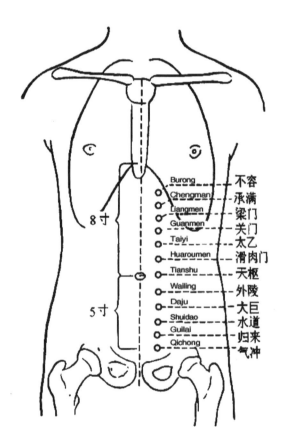

전통의학 수혈총해

- 해부: 복직근초, 제9늑간동맥, 정맥분지와 하복벽동맥, 정맥분지, 제9늑간신경분지가 분포, 내부는 소장
- 주치: 위통, 구토, 전광
- 배오: 족삼리를 배합하여 위통을 치료한다.
- 조작: 0.8-1.2촌

(25) 천추(天樞): ST25
- 혈명해석: 추(樞)는 축, 배꼽의 상부는 천(天)을 응하고, 하부는 지(地)를 응하며, 제방(臍旁)은 상하복부의 분계이고, 중초에 통하며, 상하 승강하는 기능으로 천추라 한다.
- 위치: 복 중부, 제부수평, 제중 2촌 거리
- 해부: 복직근초, 제9늑간 동맥, 정맥분지와 하복벽동맥, 정맥분지, 제10늑간신경분지, 내부는 소장
- 주치: 복창장명(腹脹腸鳴), 제부통증, 변비, 설사, 이질, 월경부조
- 배오: 족삼리와 배합하여 복창장명을 치료하고; 기해를 배합하여 제부 주위치료하며; 상거허, 하거허를 배합하여 변비, 설사를 치료한다.
- 조작: 직자 1-1.5촌
- 참조: 대장모혈, 임신부 금구

(26) 외릉(外陵): ST26
- 혈명해석: 복결에 인접하고, 내부에서 뭉치면 외부로 융기한다. 복부에 힘을 가하면 본 혈의 복부는 외측으로 융기하여 외릉이라 부른다.
- 위치: 하복부, 제중하 1촌, 정중선 2촌 거리
- 해부: 복직근초, 제10늑간동맥, 정맥 분지와 하복벽동맥, 정맥분지, 제10늑간신경분지가 분포하고, 내부는 소장
- 주치: 복통, 산기, 생리통통경
- 배오: 자궁(子宮), 삼음교를 배합하여 생리통을 치료한다.

- 조작: 직자 1-1.5촌

(27) 대거(大巨): ST27

- 혈명해석: 본혈은 복부에서 제일 높은 곳이고 소장과 방광이 자리 잡는다. 이두 개경은 모두 태양으로 거양(巨陽)이기에 대거라 한다.
- 위치: 하복부, 제중하 2촌, 전정중선에서 2촌 거리
- 해부: 복직근초, 제11늑간동맥, 정맥분지, 외측은 하복벽동맥, 정맥, 제11늑간신경이 분포하고, 내부는 소장
- 주치: 하복창만, 소변불리, 산기(疝氣), 유정(遺精), 조설(早泄)
- 배오: 중극, 차료를 배합하여 소변불리를 치료한다.
- 조작: 직자 1-1.5촌

(28) 수도(水道): ST28

- 혈명해석: 도(道)는 통하는 길, 본혈은 수도(水道)를 통하고 조절하여 방광으로 주입하는 작용하기에 수도라 한다.
- 위치: 하복부, 제중하 3촌, 전정중선 2촌 거리
- 해부: 복직근초, 제12늑간극 동맥, 정맥분지, 외측은 하복벽동맥, 정맥, 제12늑간 신경 분포, 내부는 소장
- 주치: 하복창만, 소변불리, 생리통, 불임, 산기(疝氣)
- 배오: 삼음교, 중극을 배합하여 생리통, 불임증을 치료한다.
- 조작: 직자 1-1.5촌

(29) 귀래(歸來): ST29

- 혈명해석: 귀래는 회귀, 회복과 복원한다는 뜻, 본혈은 남자는 산기(疝氣), 여자는 자궁탈출 등 각 증을 치료하여 본혈을 침자하면 복원되어 치유된다고 귀래라 한다.
- 위치: 하복부, 제중하 4촌, 전정중선 2촌 거리

- 해부: 복직근 외연, 내복사근, 횡복근 건막, 외측에 하복벽동맥, 정맥, 장골하복신경이 분포
- 주치: 복통, 산기, 월경부조, 백대(白帶), 음정(陰挺)
- 배오: 대돈을 배합하여 산기를 치료하고; 삼음교, 중극을 배합하여 월경부조를 치료한다.
- 조작: 직자 1-1.5촌

(30) 기충(氣沖): ST30

- 혈명해석: 충(沖)은 교통 요충지를 말한다, 위(胃)는 수곡지해(水谷之海), 기가(氣街)에서 삼리로 내려 보낸다. 충맥은 기충에서 출하여 족양명경에 진입한다. 본혈은 위(胃)의 수혈(輸穴)이고, 또한 기경팔맥의 충맥에서 기시하여 기충이라 한다.
- 위치: 서혜구 약간 상방, 제중 하 5촌, 전정중선 2촌 거리
- 해부: 치골결절 외상방, 외복사근 건근, 내복사근, 복막근하부, 복벽 천동맥, 정맥의 분지, 외벽은 하복벽동맥, 정맥, 장골 서혜구신경이 분포
- 주치: 장명복통, 산기, 월경부조, 불임, 양위, 음종(陰腫)
- 배오: 기해를 배합하여 장명복통을 치료한다.
- 조작: 직자 0.5-1촌

· 하지부(10혈)

(31) 비관(髀關): ST31

- 혈명해석: 비(髀)는 대퇴골, 관(關)은 대퇴골 상단 관절을 지칭한다.
- 위치: 대퇴 앞면, 전장골상극과 슬개골 외측단 연장선에서 회음부와 수평으로 만난 지점, 봉장근 외측 함몰 부위
- 해부: 봉장구과 괄구막장구 지근, 심층에 대퇴외측 동맥, 정맥분지, 대퇴외측 피신경이 분포
- 주치: 요통슬냉, 위비(痿痺) 복통

- 배오: 복토를 배합하여 위비증을 치료한다.
- 조작: 직자 1-2촌

(32) 복토(伏兎): ST32

- 혈명해석: 본혈은 대퇴직근 근복 중에 위치하고, 근육이 융기하면 마치 엎드린 토끼와 같다 하여 복토라 부른다.
- 위치: 대퇴 앞, 전장골상극과 슬개골 외측단 연선상에서 슬개골 외측단 연선 상, 슬개골 끝 상 6촌
- 해부: 대퇴직근의 근복중에 대퇴외측 동맥, 정맥분지, 대퇴전피신경, 대퇴외측피신경이 분포, 직자 1-2촌
- 주치: 요통슬냉, 하지마비, 산기(疝氣), 각기(脚氣)
- 배오: 비관, 양릉천을 배합하고 하지위비를 치료한다.
- 조작: 직자 1-2촌

(33) 음시(陰市): ST33

- 혈명해석: 본혈은 족양명이지만 음증이 집합한 한산(寒疝), 슬냉(膝冷) 등 음증을 치료하며, 혈위의 기능은 양으로 음증을 치료한다.
- 위치: 대퇴 앞면, 전장골상극과 슬개골 끝 외측단의 연선상에서 슬개골단 3촌
- 해부: 대퇴직근과 대퇴외측근지간, 회전대퇴 외측동맥 강지(降支), 전대퇴피신경, 대퇴외측피신경이 분포
- 주치: 하지위비, 굴슬불리, 산기, 복창복통
- 배오: 족삼리, 양릉천을 배합하여 퇴슬위비를 치료한다.
- 조작: 직자 1-1.5촌

(34) 양구(梁丘): ST34 낙혈

- 혈명해석: 양(梁)은 가로놓은 대들보, 구(丘)는 언덕을 말한다. 본혈은 슬관절외상방 높

은 곳에 위치하여 양구라 한다.

- 위치: 대퇴 앞, 전장골상극과 슬개골 외측단 연선상 슬개골 상 2촌

- 해부: 대퇴직근과 대퇴외측근지간, 회전대퇴외측 강지(降支), 대퇴전피신경, 대퇴외측
  피신경 분포

- 주치: 슬종통, 하지불수, 위통, 유옹(乳癰), 혈뇨(血尿)

- 배오: 족삼리, 중완을 배합하여 위통을 치료한다.

- 조작: 직자 1~1.2촌

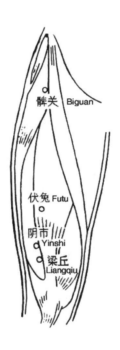

(35) 독비(犢鼻): ST35

- 혈명해석: 독(犢)은 송아지를, 비(鼻)는 코를 뜻한다. 본혈은 슬개골인대 외측 함몰에 위
  치하여 마치 송아지의 콧구멍과 같다 하여 독비라 한다.

- 위치: 슬개골 하연, 슬인대 외측 함몰 중

- 해부: 슬개인대 외측, 슬관절 동맥, 정맥망, 비복근 외측 피신경과 총비골신 경관절지가
  분포

- 주치: 슬통, 하지마비, 굴신불리, 각기(脚氣)

- 배오: 양릉천, 족삼리를 배합하여 슬통을 치료한다.

- 조작: 후내측 사자 0.5-1촌

(36) 족삼리(足三里): ST36 하합혈, 합토혈

- 혈명해석: 슬하 3촌으로 족삼리라 한다.

- 위치: 독비 아래 3촌 경골전연 1촌 거리

- 해부: 경골전근, 장지신근지간, 전경골동맥, 정맥, 비복근 외측피신경과 복재신경의 피
  지 분포, 심층에 심비골신경 분포

- 주치: 위통, 구토, 일격(噎嗝), 복창, 설사, 이질, 변비, 유옹(乳癰), 장옹(腸癰), 하지비통,
  수종, 전광, 각기, 허로(虛勞) 소수(消瘦)

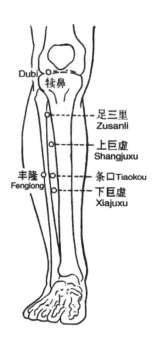

- 배오: 중완, 양구를 배합하여 위통을 치료하고, 내관을 배합하여 구토를 치료하며, 기해
  를 배합하여 복창을 치료하고, 단중, 유근을 배합하여 유방통을 치료하며, 양릉천, 현종

을 배합하여 하지비통을 치료하고, 경상적으로 뜸하여 보건 및 예방한다.

- 조작: 직자 1-2촌

- 참조

① 본혈은 강장하는 작용으로 보건에 중요한 혈위이다.

② 보도문에 의하면 건강한 사람과 위병 환자의 족삼리와 수삼리를 침자한 결과 위가 이완할 때 침자하면 수축을 강화하여 위 긴장을 이완시켜 유문 경련을 해소한다.

③ 보도문에 의하면 단순성 소화불량과 중독성 소화불량 소아는 족삼리, 합곡, 삼음교를 침자하면 원래 저하한 위산, 총산도, 위담백효소, 지방효소가 활성화된다.

④ 동물실험에서 족삼리와 대추를 침자하면 백혈구의 호중구수치가 상승하여 면역능력이 제고한다.

(37) 상거허(上巨虛): ST37 대장경 합혈

- 혈명해석: 거허는 거대한 공허라는 뜻이다. 하거의 상방, 경골비골지간의 큰 공간이라 상거허라 한다.

- 위치: 독비 아래 6촌, 경골 전연 1횡지

- 해부: 경골 전근 중, 전경골동맥, 정맥, 비복근 외측피신경과 복재신경 피지, 심층에 심비골신경이 분포

- 주치: 장명, 복통, 설사, 변비, 장옹(腸癰), 하지위비(下肢痿痺), 각기(脚氣)

- 배오: 족삼리, 기해를 배합하여 변비, 설사 치료한다.

- 조작: 직자 1-2촌

(38) 조구(條口): ST38

- 혈명해석: 발끝을 위로 제치면 본혈에 함몰되어 조구 모양을 이룬다.

- 위치: 독비 아래 8촌, 경골 전연 1횡지

- 해부: 경골전근 중, 전경골동맥, 정맥, 비복근 외측피신경과 복재신경의 피지, 심층에 비골심신경이 분포

- 주치: 완복통증, 하지위비, 전근, 발등 부종, 견비통

- 배오: 견우, 견료를 배합하여 견비통을 치료한다.

- 조작: 직자 1-1.5촌

(39) 하거허(下巨虛): ST39 소장경 하합혈

- 혈명해석: 본혈은 상거허의 하방, 경골비골지간의 큰 공간으로 하거허라 한다.

- 위치: 독비 아래 9촌 경골 전연 1횡지

- 해부: 경골전근과 장지신건지간, 심층은 경골장신근, 전경골동맥, 정맥, 천비골신경분지, 심층에 심비골신경이 분포

- 주치: 하복통, 설사, 이질, 유옹(乳癰), 하지위비(下肢痿痹)

- 배오: 천추, 기해를 배합하여 복통을 치료한다.

- 조작: 직자 1-1.5촌

(40) 풍륭(豊隆): ST40 낙혈

- 혈명해석: 풍은 풍만을, 융은 융기를 뜻한다. 본혈은 지장신근 외측과 비골단근지간에 위치하고, 근육이 풍만하게 융기하여 풍륭이라 한다.

- 위치: 하퇴 전외측, 외과첨상 8촌, 조구 외측 경골 전연 2횡지

- 해부: 장지신근 외측과 비골단근지간, 전경동맥분지, 천비골신경 분포

- 주치: 두통, 현훈, 담다(痰多)기침, 구토, 변비, 수종, 전광, 하지위비

- 배오: 풍지를 배합하여 현훈을 치료하고, 단중, 폐수를 배합하여 담다(痰多)기침을 치료한다.

- 조작: 직자 1-1.5촌

· 족부(5혈)

(41) 해계(解溪): ST41 경혈

- 혈명해석: 본혈은 족과부 신발 끈의 위치이고, 양근지간의 계곡 모양이라 해계라 한다.

- 위치: 족배 과관절 중앙 함몰 부위
- 해부: 장무지신근막과 장지신근지간, 전경골동맥, 정맥, 천부에 천비골신경, 심층에 심
  비골신경이 분포
- 주치: 두통, 현훈, 전광, 복창, 변비, 하지위비
- 배오: 양릉천, 현종을 배합하여 하지위비 치료한다.
- 조작: 직자 0.5-1촌

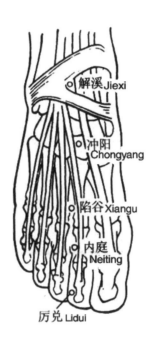

(42) 충양(冲陽): ST42 원혈

- 혈명해석: 충(冲)은 충동, 양(陽)은 족배는 양에 속한다는 뜻이다. 본혈은 족배부 높은
  곳에 위치하고 동맥박동을 짚을 수 있는 곳으로 충양이라 한다.
- 위치: 발등 최고점 해계 하방, 맥박 뛰는 곳
- 해부: 장기신근외측, 족배동맥, 정맥과 족배정맥망, 천비골신경이 족배 내측피신경 제?
  지 본줄기, 심층은 심비골신경경이 분포
- 주치: 구안와사, 안면부종, 치통, 전광간질, 위병, 족위무력

- 배오: 대추, 풍륭을 배합하여 전광간질을 치료한다.
- 조작: 동맥을 회피하고 직자 0.3-0.5촌

(43) 함곡(陷谷): ST43 수혈

- 혈명해석: 본혈은 제2-3중족골 결합부 전방에 위치하고, 함몰은 마치 산골짜기와 같다 하여 함곡이라 한다.
- 위치: 제2-3 척골(중족골) 결합부 전방 함몰 부위
- 해부: 제2척골간근, 족배 정맥망, 족배 내측피신경이 분포
- 주치: 면목부종, 수종, 장명복통, 족배종통
- 배오: 합곡, 상성, 신회, 전정, 공손을 배합하여 면종(面腫)을 치료한다.
- 조작: 직자 0.3-0.5촌, 뜸

(44) 내정(內庭): ST44 형혈

- 혈명해석: 내(內)는 입(入), 정(庭)은 문정(門庭)을 뜻한다. 본혈은 족배부 2-3지간 결합 부위에 위치하고, 두발가락은 마치 문(門)과 같아 문을 열고 정원에 들어간다 하여 내정이라 한다.
- 위치: 제2-3지간 지족후연 적백육제
- 해부: 족배정맥망, 천비골신경 족배지가 분포
- 주치: 인후종통, 구왜, 비뉵, 위병토산, 복창, 설사, 이질, 변비, 열병, 족배종통
- 배오: 합곡을 배합하여 치통을 치료하고, 지창, 협거를 배합하여 구와(口歪)를 치료한다.
- 조작: 직자 또는 사자 0.5-0.8촌

(45) 여태(歷兌): ST45 정혈

- 혈명해석: 본혈은 차지 말단 움직임과 관련하여 여태라 한다.
- 위치: 제2지 외측 지갑각방 0.1촌
- 해부: 지배동맥이 형성한 동맥망이 있고, 천비골신경의 족배지가 분포

– 주치: 비뉵, 치통, 인후종통, 복창, 열병, 다몽(多夢), 전광

– 배오: 내관, 신문을 배합하여 다몽(多夢)을 치료한다.

– 조작: 천자 0.1촌

제4절 족태음비경

*경맥순행

① 발가락 대지말단에서 시작하여(은백) 대지 내측 적백육제를 따라(대도), 제1중족골 소두 후를 경과하고(태백, 공손)

② 내과전 변두리에서 이르러(상구) 상행하며

③ 하퇴 내측으로 상행하여, 경골 뒤를 따라(삼음교, 누곡), 족궐음간경의 앞쪽으로 만나고 나온 뒤(지기, 음릉천)

④ 무릎과 대퇴내측 전연으로 상행하고(혈해, 기문)

⑤ 복부로 진입하며(충문, 부사, 복결, 대횡, 회 중극, 관원)

⑥ 비에 소속하고, 위에 락하며(복애 회 하완, 일월, 기문)

⑦ 횡격을 통과하여 식도와 인부 옆을 따라 상행하고(식두, 천계, 흉향, 주영 락 대포(지대락) 회 중부)

⑧ 설근에 연결되고, 설하에 산포한다.

⑨ 복부지맥: 위부에서 분출, 횡격 위를 통과하여 상행하고, 심중으로 유주하며, 수소음심경과 접속된다.

*연결장기

비에 속하고, 위에 락하며, 심, 설, 인, 식도와 연결된다.

*혈위와 주치

본경은 한 측에 21혈(좌우 42혈), 그중 족부 5혈, 하지 내측면 6혈 분포하고, 10혈은 측흉복부에 분포하며, 은백 시작하여 대포에 종지한다.

비(脾), 위(胃) 등 소화계통질병, 비뇨생식계통, 본경이 경과하는 부위 질병을 치료한다.

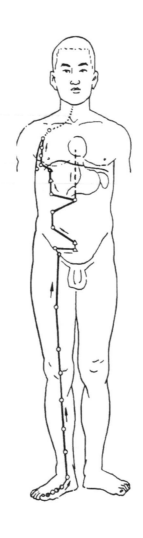

＊수혈

· 족부(5혈)

(1) 은백(隱白): SP1 정혈(井穴)

- 혈명해석: 은(隱)은 숨긴다는 뜻이며, 백(白)은 백육제를 말한다. 본혈은 족태음비경의 성혈이고, 즉 임시 내측 백육제에 정기가 통하며, 비맥(脾脉)의 뿌리로 은백이리 부른다.
- 위치: 족대지 내측 지갑방 0.1촌
- 해부: 족지배동맥; 천비골신경의 족배지와 족저부 내측신경

- 주치: 복창, 변혈, 뇨혈, 월경과다, 붕루, 다몽, 경풍

- 배오: 대돈을 배합하면 성뇌개규(醒腦開竅)하여 혼궐, 중풍혼미를 치료하고; 비수, 상완을 배합하면 익기활혈지혈(益氣活血止血)하여 토혈, 뉵혈을 치료하며; 신문, 여태를 배합하면 건비영심(健脾寧心)하여 실면다몽을 치료하고; 기해, 삼음교, 지기를 배합하여 월경과다를 치료한다.

- 조작: 천자 0.1촌, 또는 삼릉침 점자 방혈 또는 뜸

- 첨부: 현대 연구에 의하면 매일 1회 또는 격일 점자방혈하면 자궁기능성출혈 치료에 매우 좋은 효과가 있다. 간접구로 본혈에 자궁기능성 출혈 치료에 1-3회를 치료하면 좋은 효과가 있다.

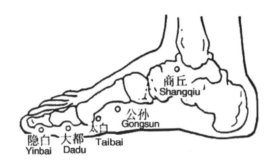

(2) 대도(大都): SP2 형혈(滎穴)

- 혈명해석: 대도는 풍성(豊盛)하다는 뜻, 본혈은 족부 엄지 본절 후내측 함몰 중, 피육이 풍성하다고 대도라 한다.

- 위치: 대지 내측연, 족대지 본절(제1기저골) 전 하방 적백육제 함몰 중

- 해부: 무지전근 지점; 족저부 내측 동맥, 정맥의 분지; 족저 내측신경의 족저고유신경이 분포

- 기능: 건비화위(健脾和胃), 진경안신(鎭驚安神), 소산표사(疏散表邪); 본혈은 족태음비경의 형화혈이고, 보하면 온보비양(溫補脾陽)하는 작용으로 비위허한(脾胃虛寒), 운화실상(運化失常)의 각 증상을 치료하며; 사하면 청열이습(淸熱利濕), 담열내조(膽熱內

阻)를 치료하고, 중기 기기불창(氣機不暢), 담열요심(膽熱撓心), 심신불영(心神不寧) 병증을 치료한다. 또한 수경(手經) 수혈을 배합하여 소산표사(疏散表邪)하여 한열표증을 치료한다.

- 주치: 복창, 위통, 구토, 설사, 변비, 열병무한(无汗)
- 배오: 족삼리를 배합하여 복창을 치료하고; 상구, 음릉천을 배합하여 건비이습(健脾利濕), 비허설사를 치료한다.
- 조작: 직자 0.3-0.5촌, 뜸

(3) 태백(太白): SP3 원혈(原穴), 수혈(輸穴)

- 혈명해석: 태는 크다는 뜻, 본혈은 은백, 대도 후에 위치하여 전자보다 크고, 더욱 희다는 뜻이며, 별자리 금성의 명사로 토생금(土生金)의 뜻이 있다.
- 위치: 족부 내측연 족대지 본절(제1척지관절) 후하방 적백육제 함몰처(소두 후연)
- 해부: 무지전근 중; 족배정맥망, 족저내측 동맥과 족배전근 중; 족배정맥망, 족저내측동맥과 족배내측동맥 분지가 있고; 복재신경과 천비골신경의 분지
- 기능: 건비화위(健脾和胃), 제습화담(除濕化痰); 본혈은 비경의 원토혈이고, 비허증의 비위질병을 치료하며, 비허실운(脾虛失運), 생화부족(生化不足)과 비허생담(脾虛生痰)으로 발생하는 병증을 치료한다. 비장이 건실하면 통혈(統血), 생혈(生血)하여 부인질병에서 많이 사용한다. 비(脾)는 후천지본으로 기타 장부와 밀접한 관계가 있기에 치료범위는 더욱 광범하다.
- 주치: 위통, 복창, 장명, 설사, 변비, 치루, 각기, 체중절통
- 배오: 공손, 대장수, 삼초수를 배합하면 청리습열(淸利濕熱)하여 장명설사를 치료하고; 복류, 중완, 족삼리를 배합하면 화위조중(和胃調中)하여 복창, 위통을 치료한다.
- 조작: 직자 0.5-0.8촌, 뜸
- 첨부: 현대 연구에 의하면 태백의 침자는 혈당을 조절하는 작용하는데 수법에 따라 부동한 효과가 있다. 소산화(燒山火)수법은 혈당이 상승하고, 투천량(透天凉)수법은 혈당수치는 낮아진다.

(4) 공손(公孫): SP4 낙혈(絡穴), 팔맥교회혈, 통충맥

- 혈명해석: 경맥에서 낙맥으로 손락까지 도달하고, 사통팔달(四通八達), 장부의 낙맥을 주행하여 사지에 출하기에 공손이라 한다.

- 위치: 족부 내측연, 제1중족골 기저부의 전하방, 적백육제 함몰처

- 해부: 무지전근중; 발등 내측동맥 분지, 족배정맥망, 복재신경과 천비골심경분지가 분포

- 주치: 위통, 구토, 복통, 설사, 이질, 심번실면, 광증, 역기이급, 기상충심(분돈기), 부인과 질병

- 배오: 풍륭, 중괴, 단중을 배합하면 건비화담(健脾化痰)하여 구토담연(痰涎), 현훈을 치료하고; 해계, 중완, 내관을 배합하면 건비화식(健脾化食), 화중소적(和中消積)하여 위완통, 음수정체(飮水停滯), 위산과다를 치료하며; 팔풍, 속골을 배합하면 통경활락(通經活絡)하여 족지마목을 치료한다.

- 조작: 직자 0.6-1.2촌, 뜸

- 첨부

① 보도에 근거하면 소화성궤양 환자 엑스레이 위장 검진 시에 내관, 족삼리를 침자하면 위유동(胃蠕動)을 증가하는 작용을 관찰했고, 특히 족삼리가 현저하며, 공손은 대다수가 위유동(胃蠕動)이 감소한다.

② 공손, 내관, 양구 등 혈위를 침자하면 위산분비를 억제하는 작용을 한다.

(5) 상구(商丘): SP5경혈(經穴)

- 혈명해석: 상(商)은 폐음(肺音)이고, 구(丘)는 언덕에 토(土)의 보물이 모이고 생금(生金)하여 상구라 한다.

- 위치: 족부 내과 전하방 함몰 중, 주상골 결절과 내과 첨 연선의 중점 처

- 해부: 발등 내측동맥, 대복재정맥; 복재신경과 천비골신경 분지총이 분포

- 주치: 복창, 설사, 변비, 황달, 족과통

- 기능: 건비화습(健脾化濕), 통조장위(通調腸胃), 건비화위(健脾和胃), 주요하게 습을 치료한다. 습체중초(濕滯中焦)의 복창, 오심, 설사 등 증을 치료한다. 본혈은 경금혈(經金

穴)이고, 폐기상구(肺氣相求)로 폐경혈을 배합하여 폐기불강, 담다해수를 치료한다.

- 배오: 음릉천, 곡천, 음곡을 배합하면 소간이기(疏肝理氣)하여 위완통, 복창치료하고; 삼음교를 배합하면 보비익기(補脾益氣)하여 비허(脾虛) 변비를 치료하며; 천추, 음릉천, 족삼리를 배합하면 건비화습(健脾化濕)하여 복창장명 설사를 치료한다.

- 조작: 직자 0.5-0.8촌, 뜸

· 하지부(7혈)

(6) 삼음교(三陰交): SP6

- 혈명해석: 족삼음경이 이곳에서 교회하여 삼음교라 한다.
- 위치: 하퇴 내측, 족내과 첨상 3촌, 경골내측연 후방
- 해부: 경골 후연과 가자미근지간, 심층에 굴지장근; 대복재정맥, 경골후동맥, 정맥이 있으며; 하퇴 내측 피신경이 있고, 심층 후방에 경골신경이 분포

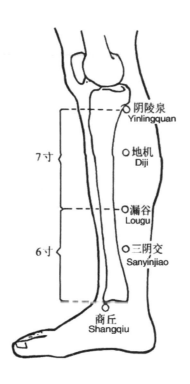

- 기능: 건비이습(健脾利濕), 조보간신(調補肝腎)하고; 혈위는 족태음비경에 속하고, 간, 비, 신 3경의 교회혈이며, 치료 범위가 광범위하다.

  본혈은 건비익기(健脾益氣), 이중보허(利中補虛), 청열이습(清熱利濕)하는 기능이 있고, 비, 위경의 수혈과 배합하여 소화계통질병 치료의 상용혈위이다; 간주소설(肝主疏泄), 주장혈(主藏血), 여자의 선천이고, 신과 포궁은 밀접한 관계로 삼음교는 비위병을 치료하는 동시에 소간이기(疏肝理氣), 활혈화어(活血化瘀), 산결지통(散結止痛)하기에 부인과질병 치료에 중요한 혈위이다. 경(經), 대(帶), 태산(胎産) 각 질병을 모두 치료한다.

  신장정(腎藏精), 선천지본, 남자의 선천으로 삼음교를 취하면 보간신(補肝腎), 익정혈(益精血)하여 남자 불육(不育)을 치료하는 요혈이다. 삼음교는 조보기혈(調補氣血), 거습화담(祛濕化痰), 평간식풍(平肝熄 風), 보신익수(補腎益髓)하기에 혈허 심신실양(心腎失養), 담다심규피몽(痰多心竅被朦), 풍요뇌신불명(風撓腦神不明), 정휴뇌수공허(精虧腦髓空虛)의 신지병 치료에 상용혈로 임상에서 신문혈을 배합하여 일체 불면증을 치료한다.

- 주치: 장명, 복창, 설사, 월경부조, 대하, 음정, 불임, 체산, 유정, 양위, 유뇨, 산기, 실면, 하지위비, 각기, 고혈압, 불면, 음허

- 배오: 천추, 합곡을 배합하면 청열제습(清熱除濕), 건비화중(健脾和中)하여 소아 급성 장염을 치료하며; 중완, 내관, 족삼리를 배합하면 활혈화어(活血化瘀)하여 혈전폐색성 맥관염을 치료하고; 음릉천, 중극, 방광수를 배합하면 이뇨하여 융폐를 치료하며; 중극, 귀래를 배합하면 소간이기(疏肝理氣), 활혈화어(活血化瘀)하여 월경부조, 생리통을 치료하며, 음릉천, 사백, 족삼리, 비수를 배합하면 익기건비생진(益氣健脾生津), 자양간신(滋養肝腎), 보신전정(補腎塡精)하여 신수고갈을 치료하며; 신수, 위중, 승산을 배합하면 음낭소양증을 치료하고; 내관, 신문, 풍륭, 인중을 배합하면 신지병을 치료하며; 내관, 신문을 배합하여 실면을 치료한다.

- 조작: 직자 1-1.5촌, 뜸

- 첨부

① 족태음, 소음, 궐음경과 교회하는 혈이다.

② 임신부 금침

(7) 누곡(漏谷): SP7

- 혈명해석: 이뇨 작용을 하고, 뼈의 함몰 부위에 위치하여 누곡이라 한다.
- 위치: 하퇴 내측, 내과첨과 음릉천의 연선상, 내과첨과 6촌 거리, 경골 내측연 후방
- 해부: 경골 후연과 가자미근지간, 심층에 굴지장근; 대복재정맥, 하지후동맥, 정맥이 있으며; 하퇴 내측피신경, 심층에 내측 후방에 경골신경이 분포
- 기능: 건비화습(健脾化濕), 이기소종(理氣消腫)
- 주치: 복창, 장명, 소변불리, 유정, 하지위비
- 배오: 음릉천, 삼음교를 배합하면 온경통락제습(溫經通絡除濕)으로 하지종통을 치료하고; 족삼리를 배합하여 복창장명(腹脹腸鳴)을 치료한다.
- 조작: 직자 1-1.5촌, 뜸

(8) 지기(地机): SP8 극혈(隙穴)

- 혈명해석: 지(地)는 거소지가 지부(地部) 중에 있다는 뜻이며, 기(機)는 본능이라는 뜻이다. 본혈은 중부에 위치하여 슬관절을 운행하는 기관으로 지기라 한다.
- 위치: 하퇴 내측, 내과첨과 음릉천의 연선상에서 음릉천 아래 3촌
- 해부: 경골 후연과 가자미근지간, 전방에 대복재정맥과 슬부의 최상동맥의 말지가 있고, 심층에 경골후동맥, 정맥이 있으며; 하퇴내측 피신경이 분포하고, 심층 후방에 경골신경이 분포
- 기능: 건비삼습(健脾滲濕), 이혈조경(理血調經), 지기는 혈증을 주치하여 활혈화어(活血化瘀)로 지혈한다. 흔히 어혈의 부인질병을 치료하고, 건비삼습하는 기능은 습조중초(濕調中焦), 비위운화실상의 복창, 설사 등을 치료하며, 수습내체(水濕內滯), 기화불리(氣化不利)의 수종, 소변불리를 치료한다.
- 주치: 복통, 설사, 소변불리, 수종, 월경부조, 생리통, 유정, 붕루
- 배오: 혈해, 삼음교를 배합하면 통경지통(通經止痛)으로 월경부조를 치료하고; 신수, 중

극, 삼음교를 배합하면 보익기혈, 활혈화어로 생리통을 치료하며; 은백을 배합하여 붕루를 치료한다.

- 조작: 직자 1-1.5촌, 뜸
- 첨부: 현대 연구에 의하면 지기, 혈해 매침 요법은 기능성자궁출혈에 좋은 효과가 있다.

(9) 음릉천(陰陵泉): SP9 합혈(合穴)

- 혈명해석: 음릉근(筋)은 감천(甘泉)에 결(結)하고, 위로 올라 종근(宗筋)을 윤택하게하며, 흉격에 도달하여 폐원(肺原)을 양생한다고 음릉천이라 한다.
- 위치: 하퇴 내측, 경골내측과 후하방 함몰처
- 해부: 경골후연과 배복근지간, 가자미근의 기시점; 전방에 대복재정맥, 슬최 상동맥; 심층에 경후동맥, 정맥; 하퇴내측피신경의 본간; 최심층에 경골신경
- 기능: 건비이습(健脾利濕), 통리하초(通利下焦); 본혈은 족태음비경의 합수혈이고, 습을 치료하며, 온운중초(溫運中焦), 이수소종(利水消腫)하는 기능이 있다. 비위허한, 비허습성, 하초습열으로 발생하는 각종 병증은 본혈을 사용한다.
- 주치: 복창, 설사, 수종, 황달, 소변불리 또는 실금, 슬통
- 배오: 족삼리, 천추를 배합하여 위장질병을 치료; 삼음교를 배합하여 온중운비(溫中運脾)하여 복부 한증을 치료하며; 수분을 배합하여 이뇨, 행기 소종함으로 수종을 치료하고; 중극, 귀래, 삼음교, 관원을 배합하여 비뇨생식계통질병을 치료하며; 기해, 혈해, 삼음교를 배합하면 생기소종 하여 하지부종을 치료한다. 간수, 지양, 일월, 삼음교를 배합하여 황달을 치료하고; 음릉천 투자 양릉천 슬통을 치료한다.
- 조작: 직자 1-2촌, 뜸

(10) 혈해(血海): SP10

- 혈명해석: 족태음경기가 출하여 기혈이 모이는 곳이다. 부인의 혈병을 치료하고, 만약 혈폐불통(血閉不通)하면 역기창(逆氣脹)이 발생한다. 부인의 생리조절의 중요한 혈위로 혈해라 부른다.

- 위치: 굴슬, 대퇴내측, 슬개골 내측단상 2촌, 대퇴사두근 내측두의 융기부
- 간이취혈: 환자는 굴슬, 시술자는 좌측 손바닥으로 환자의 우측 슬개골 상연을 누르고, 2-5지를 신직, 엄지는 약 45도, 엄지의 아래 혈해혈이다.
- 해부: 대퇴골내측과 상연, 대퇴내측근 중간, 대퇴동맥, 정맥 근지가 있고; 대퇴전피신경과 대퇴신경근지가 분포
- 기능: 조경통혈(調經統血), 건비화습(健脾化濕)
- 주치: 월경부조, 붕루, 경폐, 담마진, 습진, 단독, 하지불수
- 배오: 대맥, 삼음교를 배합하면 조경통혈(調經統血)하여 월경부조를 치료하고; 양구, 족삼리, 양릉천을 배합하면 서근활락(舒筋活絡), 통리관절(通利關節)하여 관절통증을 치료하며; 합곡, 곡지를 배합하면 소풍청열량혈(疏風淸熱凉血)하여 담마진을 치료한다.
- 조작: 직자 1-1.5촌, 뜸

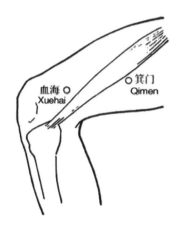

(11) 기문(箕门): SP11
- 혈명해석: 앉은 자세에 양측 대퇴를 벌리면 키(양식을 까부는 도구) 모양으로 내측에 근육의 융기가 있어 기문이라 한다.
- 위치: 대퇴내측, 혈해와 충문 연선상, 혈해 상 6촌(슬개골 내상연상 8촌)
- 해부: 봉장근 내측연, 심층에 대수근이 있고; 대복재정맥이 있고, 심층의 외측에 대퇴 동

맥, 정맥이 있으며; 대퇴전피신경, 심층에 복재신경이 분포

- 기능: 통조하초(通調下焦), 이수소종(利水消腫)

- 주치: 소변불리, 유뇨, 서혜구종통

- 배오: 삼음교, 중극을 배합하여 이변불통을 치료하고, 기충, 태충을 배합하여 서혜부 통증을 치료한다.

- 조작: 동맥을 회피하여 직자 0.5-1촌, 뜸

(12) 충문(衝門): SP12 족태음, 궐음경 교회혈

- 혈명해석: 복부 서혜부 외측단, 박동하는 동맥을 촉지할 수 있다. 족태음지기는 복부로 상행하여 충문이라 한다.

- 위치: 서혜부 외측, 치골연합 상연중점 3.5촌, 장골외측동맥 박동처 외측

- 해부: 서혜부 인대 중점 외측의 상방, 외복사근건막과 내사근 하부; 내측에 대퇴동맥, 정맥이 있고; 대퇴신경이 분포

- 기능: 이기혈(理氣血), 조하초(調下焦)

- 주치: 복통, 산기, 붕루, 대하

- 배오: 대돈과 배합하여 산기를 치료한다.

- 조작: 동맥을 회피하고 직자 0.5-1촌, 뜸

· 복부(4혈)

(13) 부사(府舍): SP13 족태음, 궐음경과 음유맥 교회혈

- 혈명해석: 본혈은 하복부에서 족태음, 음유, 궐음지회로, 내부의 원기를 저축하는 집으로 부사라 한다.

- 위치: 하복부, 제중하 4촌, 충문 상방 0.7촌, 전정중선 4촌

- 해부: 서혜부인대 상방외측, 외복사근건막과 내복사근 하부, 심층은 횡복근하부이고; 복벽 천동맥, 늑간 동맥, 정맥이 분포하며; 장골서혜구 신경이 분포(우측 맹장하부, 좌

측 S상결장 하부)

- 주치: 복통, 산기(疝气), 적취(积聚)

- 배오: 기해를 배합하여 복통을 치료한다.

- 조작: 직자 1-1.5촌, 뜸

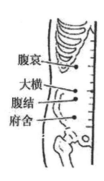

(14) 복결(腹结): SP14

- 혈명해석: 외릉혈과 상응하고, 하복부에 힘을 주면 외릉과 본혈의 근육은 동시에 굳고, 복결 내에 결하며, 외릉은 외에 결하여 복결이라 한다.

- 위치: 하복부, 대횡 아래 1.3촌, 정중선과 4촌 거리

- 해부: 내복, 외복사근과 횡복근 근부; 제10늑간 동맥, 정맥이 있고; 제11늑간신경이 분포

- 기능: 조기이장(調氣理腸)

- 주치: 복통, 설사, 산기(疝气)

- 배오: 기해, 천추를 배합하여 복통을 치료한다.

- 조작: 직자 1-2촌, 뜸

(15) 대횡(大横): SP15 족태음과 음유맥 교회혈

- 혈명해석: 횡(横)은 상평(相平)과 방측(旁側)을 말한다. 본혈은 제방(臍旁), 가로평 천추하고, 제방에 평선은 황수와 천추 등 혈보다 커 대횡이라 한다.

- 위치: 복중부, 제중 방개 4촌

- 해부: 외복사근 근부와 횡복근 근부이고; 제11늑간 동맥, 정맥이 분포하며; 제12늑간 신경이 분포

- 기능: 온중산한(溫中散寒), 조리부기(調理腑氣); 족태음비경에 속하고, 신궐 옆에 위치하며, 혈 아래는 대, 소장부가 있기에 본혈은 통조장부(通調 腸腑), 건비화위(健脾和胃), 이기지통(理氣止痛)으로 비위, 대소장 질병을 치료한다.

- 주치: 설사, 변비, 복통

- 배오: 족삼리, 사봉을 배합하여 소아감적, 소화불량, 설사를 치료하고, 관원, 상거허를 배합하여 장염, 이질을 치료하며, 대장수, 지구를 배합하여 변비를 치료하고, 족삼리를 배합하여 회충을 치료하며, 천추, 족삼리를 배합하여 복통을 치료한다.

- 조작: 직자 1~2촌, 뜸

(16) 복애(腹哀): SP16 족태음과 음유맥 교회혈

- 혈명해석: 본혈은 족태음지회로 음에 속하고, 음기결한중(陰氣結寒中), 식불화(食不化), 변농혈(便膿血), 제부(臍部)통 등을 완화하는 작용으로 복애라 한다.

- 위치: 상복부, 제중 상 3촌, 전정중선과 4촌 거리

- 해부: 내외복사근과 횡복근 근부; 제8늑간 동맥, 정맥이 있고; 제8늑간신경이 분포

- 기능: 이중이장(理中理腸)

- 주치: 소화불량, 복통, 변비, 이질

- 배오: 기해혈과 배합하여 장명을 치료한다.

- 조작: 직자 1~1.5촌, 뜸

· 흉부(5혈)

(17) 식두(食竇): SP17

- 혈명해석: 두(竇)는 공혈(空穴), 길이라는 뜻. 본혈은 흉격의 수곡불통으로 흉협지만, 번위 등을 치료하여 식두라 한다.

- 위치: 흉외측부, 제5늑간극, 전중선 6촌 거리

- 해부: 제5늑간극, 전거근 중, 심층에 늑간 내, 외근이 있고; 흉외측 동맥, 정맥, 흉복벽동맥, 정맥이 분포하며; 제5늑간신경 외측피지가 분포

- 주치: 흉협창통, 탄식, 번위, 복창, 수종

- 배오: 단중을 배합하여 흉늑창통을 치료한다.

- 조작: 사침 또는 외향평자 0.5-0.8촌, 뜸

- 첨부: 본경 식두에서 대포 각혈의 심층에 폐장이 있기에 심자 불가

(18) 천계(天溪): SP18

- 혈명해석: 흉부는 천(天)에 속하고, 본혈은 유두 방개 2촌으로 흉만, 해수, 유방의 질병을 치료하여 천계라 한다.

- 위치: 흉외측부, 제4늑간극, 전정중선 6촌 거리

- 해부: 제4늑간극, 대흉근 외하연, 하층은 전거근; 심층은 늑간 내, 외근; 흉외측 동맥, 정맥 분지, 흉복벽 동맥, 정맥이 있고; 제4늑간 동맥, 정맥, 제4늑간신경이 분포

- 기능: 관흉이기(寬胸理氣), 통경하유(通經下乳)

- 주치: 흉협동통, 기침, 유방통, 유즙부족

- 배오: 단중을 배합하여 흉늑통증을 치료한다.

- 조작: 사침 또는 외향 평자 0.5-0.8촌, 뜸

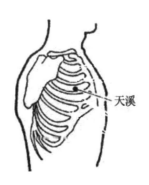

(19) 흉향(胸乡): SP19

- 혈명해석: 향은 광활하다는 뜻, 본혈은 흉부에 위치하고, 흉협지만을 치료하여 개흉이기(開胸理氣)하는 기능으로 흉향이라 한다.
- 위치: 흉외측부, 제3늑간극, 전정중선 6촌 거리
- 해부: 제3늑간극, 대흉근, 소흉근 외연, 전거근 중, 하층은 늑간 내, 외근; 흉외측 동맥, 정맥, 제3늑간 동정맥, 제3늑간 신경이 분포
- 기능: 관흉이기(寬胸理氣), 이협지통(利脇止痛)
- 주치: 흉협창통
- 배오: 단중을 배합하여 흉협창통을 치료한다.
- 조작: 사자 또는 외향 평자 0.5-0.8촌, 뜸

(20) 주영(周荣): SP20

- 혈명해석: 비통혈, 흩어져 있는 정기와 혈을 통솔하여 전신을 영양한다. 족태음지기는 흉부에서 간, 담, 심포 각 경맥에 연결되고, 폐, 위, 신과 근접하여 각 경을 지원하며, 비통혈, 전신 영양을 도움으로 주영이라 한다.
- 위치: 흉외측부, 제2늑간극, 전정중선과 6촌 거리
- 해부: 제2늑간극, 대흉근 중, 하층은 소흉근, 늑간 내, 외근; 흉외측 동맥, 정맥, 제2늑간 동맥, 정맥; 전흉신경 분지, 제1늑간신경이 분포
- 기능: 관흉이기(寬胸理氣)
- 주치: 기침, 기역, 흉협창만
- 배오: 단중을 배합하여 흉늑창만을 치료한다.
- 조작: 사침 또는 외향 평자 0.5-0.8촌, 뜸

(21) 대포(大包): SP21 비지대락(脾之大絡)

- 혈명해석: 대포는 비지대락으로 음양의 각 락을 통솔하고, 비(脾)는 오장을 관개(灌漑)하여 대포라 한다.

- 위치: 측흉부, 액와중선상, 제6늑간극
- 해부: 제6늑간극, 전거근 중; 흉배 동맥, 정맥과 제6늑간 동정맥; 제6늑간신경이 분포, 흉장신경 직계의 말단
- 기능: 관흉이기(寬胸理氣), 온경통락(溫經通絡); 대포는 비경의 대락이고, 별락 했으며, 구간부의 양측에 분포하고, 구간부 양측 흉협부를 연락한다. 음양 각경의 락을 관리하고, 전신 낙맥 병증을 치료한다. 족태음경비경으로 임상에서 흔히 흉협통을 치료한다.
- 주치: 기천, 흉늑병, 전신통증, 사지무력
- 배오: 지구 양릉천을 배합하여 흉협통을 치료하고, 양릉천, 곡지, 족삼리를 배합하여 전신통증, 사지이완무력을 치료한다.
- 조작: 사자 또는 후향 평자 0.5-0.8촌, 뜸

제5절 수소음심경

*경맥순행

① 심중에서 시작하여 심장의 심계에 소속되고

② 횡격막을 통과하며, 하향하여 소장에 연락한다.

③ 상행지맥은 심계에서 식도 옆으로 상행하여 안(眼)과 뇌의 목계로 연계한다.

④ 외부의 주요 줄기는 심계에서 폐로 상행하고, 다시 하향하여 액하(극천)로 가고

⑤ 상완 내측후연을 따라 수태음경과 수궐음경의 뒤쪽으로 가며(청령)

⑥ 팔꿈치로 하향하여(소해), 전완 내측 후연을 따라(영도, 통리, 음극, 신문)

⑦ 손바닥 뒤쪽 완두골에 도달하여 손바닥 후변으로 진입하고(소부), 소지요골측을 따라 말단(소충)으로 가며, 수태양소장경과 접속한다.

*연결장기

심에 속하고, 소장에 락한다. 또한 폐(肺), 인(咽), 안(眼)과 연결된다.

*혈위와 주치

본경은 한 측에 9혈(양측 18혈), 그중 8혈은 상지 장측 척골측에 분포하고, 1혈은 측흉부에 분포하며, 극천에서 시작하여 소충에서 마친다.

흉, 심, 순환계통, 신경정신 질병과 본경 경과부위 병증을 치료한다.

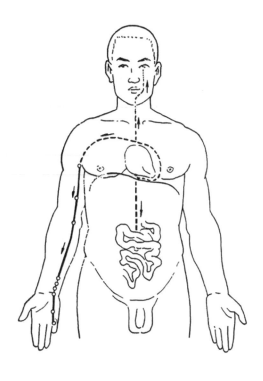

＊수혈

(1) 극천(极泉): HT1

- 혈명해석: 극(極)은 극단(極端)을 뜻하며, 천(泉)은 물 나오는 시작 부위이다. 본경에서 본혈은 제일 높은 위치에 있고, 심주혈맥(心主血脉), 액와 중, 수소음맥이 흘러나오는 곳으로 극천이라 한다.

- 위치: 액와정중, 액와동맥 박동처

- 해부: 대흉근의 외하연, 심층은 오구상완근; 외측은 액와동맥; 척골신경과 정중신경, 전완 내측피신경과 전완내측 피신경이 분포

- 주치: 심통, 인건심번, 협늑동통, 나력, 견비통증

- 배오: 신문, 내관, 심수를 배합하면 영심안신(寧心安神)하여 심계, 심통, 관심병을 치료 하고; 협백을 배합하면 통경활락(通經活絡)하여 주비병통, 늑간신경통을 치료하며; 견 우, 곡지를 배합하여 견비통을 치료한다.

- 조작: 동맥을 회피하여 직자 또는 사자 0.3-0.5촌, 뜸은 뜨지 않는다.

- 첨부: 현대 연구에 의하면 빠른 속도를 환측 극천의 아시혈(극천혈 상, 하 각각 1.5촌)을 침자 사법하고, 유침을 30분간 하여 액취를 치료한다.

(2) 청령(靑灵): HT2

- 혈명해석: 청(靑)은 생기에 비유하고, 령(靈)은 신명(神明)이라 한다. 수소음심경 수혈로 신령이 있는 곳, 청령이라 부른다.
- 위치: 상완 내측, 극천과 소해 연선상에 주횡문 상 3촌
- 해부: 상완이두근 내측구, 상완삼두근이 있고; 기저정맥, 척골측 상부동맥; 전완 내측 피신경, 척골신경이 분포

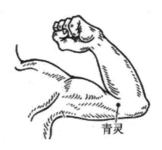

- 주치: 두통, 목황(目黃), 협통, 견비통증
- 배오: 견우, 곡지를 배합하여 견비통을 치료하고; 광명, 태충, 합곡을 배합하면 청간명목(淸肝明目)두통, 목질을 치료하며; 천정(天井), 풍륭을 배합하면 건비화담(健脾化痰), 행어산결(行瘀散結)하여 액하 임파결염을 치료한다.
- 조작: 직자 0.5-1촌, 뜸
- 첨부: 현대 연구에서 견관절주위염, 주관절염, 액하임파결염, 늑간신경통, 신경성두통 등을 치료한다.

(3) 소해(少海): HT3 합혈

- 혈명해석: 소(少)는 수소음경을 말하고, 경기는 바다로 들어간다는 뜻이다.

- 위치: 팔을 굽히고, 주횡문 내측단과 상완골 내측과 연선의 중점 처
- 해부: 회전원근, 상완근; 기저정맥, 척골측 상하부동맥, 회귀척골동맥; 전완내측피신경, 외전방에 정중신경이 분포
- 기능: 개계심규(開啓心竅), 청심안신(淸心安神), 소조경기(疏調經氣); 본혈은 수소음심경의 합수혈이고, 수극화(水克火)하기에 본혈은 사열청심(瀉熱淸心)하여 전광, 건망, 간증을 주치한다. 또한 본혈은 서근활락(舒筋活絡), 산결지통(散結止痛)하는 작용이 있다. 흔히 수전증, 저림, 나력, 치은통, 척골신경마비 등을 치료한다.

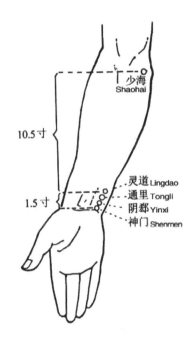

- 주치: 심통, 주비련통, 나력, 두항통, 액협통
- 배오: 후계, 곡지를 배합하면 서근통락 활혈하여 수전증, 주관절종통, 상지마비를 치료하고; 수삼리를 배합하면 활혈산어(活血散瘀)하여 수비마통을 치료하며; 합곡, 내정을 배합하면 청사(淸瀉) 양명열사(陽明熱邪)하여 치통, 치은종통을 치료한다.
- 조작: 직자 0.5-1촌, 뜸
- 첨부: 현대 연구에 의하면 히스테리, 정신분열증, 급성설근마비 또는 위축, 척골신경마

비, 늑간신경통을 치료한다.

(4) 영도(靈道): HT4 경혈

- 혈명해석: 령(靈)은 신령, 도(道)는 길이라는 뜻이다. 본혈은 심통비공(心痛悲恐), 영심안신(寧心安神)하는 기능으로 수소음맥기 출입하는 통로이다.
- 위치: 전완 장측, 척골측 완굴근건의 요골측연, 완횡문 상 1.5촌
- 해부: 척골 완굴근과 천지굴근지간, 심층은 심지굴근; 척골동맥이 통과; 전완 내측피신경, 척골측은 척골신경이 분포
- 기능: 영심안신(寧心安神), 명금개음(鳴金開音), 서락진통(舒絡鎭痛); 본혈은 수소음심경의 경금혈(經金穴)로 청심화담(淸心化痰)하는 작용이 매우 강하여 담화요심(痰火撓心), 담탁몽폐심규(痰濁朦閉心竅)의 심계정충, 비공선소(悲恐善笑)를 치료한다. 심개규우설(心開竅于舌), 본혈은 금에 속하고, 명금개음(鳴金開音), 개관이규(開關利竅)하는 작용으로 폭음, 불능음, 구금, 설강을 치료한다.
- 주치: 심통, 폭음(暴瘖), 주비련통
- 배오: 외관을 배합하면 서근통락(舒筋通絡) 활혈하여 비통(臂痛), 지마, 관절염을 치료하고; 염천, 천돌, 풍지를 배합하면 이설계폐(利舌啓閉)하여 설강, 폭음, 위증을 치료하며; 극문, 내관을 배합하면 안신영심(安神寧心), 진정지통(鎭靜止痛)하여 심계, 정충을 치료하며; 심수를 배합하여 심통을 치료한다.
- 조작: 직자 0.3-0.5촌, 뜸
- 첨부: 현대 연구에서 완관절통, 척골신경마비, 급성 설골근마비 또는 위축, 히스테리, 정신분열증 등을 치료한다.

(5) 통리(通里): HT5 낙혈

- 혈명해석: 수소음 낙혈이고, 심(心)과 소장(小腸)은 표리하며, 그의 낙은 본혈에서 분출하여 수태양경으로 주향하고, 지맥은 상행하여 본경을 따라 심중(心中)으로 순행함으로 통리라 부른다.

- 위치: 상완 장측, 척골측 완굴근건의 요골측연, 완횡문상 1촌
- 해부: 척골측 완굴근과 천지굴근지간, 심층은 심지굴근; 척골동맥 통과; 전완 내측피신경, 척골측은 척골신경 분포
- 기능: 청심안신(淸心安神), 통리후설(通利喉舌); 통리는 수소음심경이고, 청심 화, 안심신, 통심맥, 이후설하는 효과가 있고, 심신병, 혈맥병, 소장부병, 후설병을 치료하는 수소음 낙맥병의 중요한 혈위이다. 본혈은 청열량혈, 활혈화어 하기에 월경과다, 붕루를 치료한다.
- 주치: 심계, 정충, 폭음, 설강불어, 완비통
- 배오: 내관, 심수, 신문을 배합하면 영신지(寧神志) 조심기(調心氣)하여 심계, 정충, 비공구인(悲恐俱人), 협심증, 부정맥을 치료하고; 염천, 용천, 옥액을 배합하면 청심계폐개규(淸心啓閉開竅)하여 설강불어, 히스테리성 불어를 치료; 완골, 신문을 배합하면 안신정지(安神定志)하여 광증, 실면, 정신분열증을 치료하고; 염천, 아문을 배합하여 불어를 치료한다.
- 조작: 직자 0.3-0.5촌, 뜸
- 첨부: 현대 연구에 의하면 편도염, 심동과완, 심경쇠약, 히스테리성 실어, 정신분열증, 자궁내막염 등을 치료한다.

(6) 음극(陰郄): HT6 극혈

- 혈명해석: 음(陰)은 수소음 심경(心境), 극(極)은 틈새. 본혈은 수소음의 기능이 현저하다고 음극이라 한다.
- 위치: 전완 장측, 척골측 완굴근건의 요골측, 완횡문 0.5촌
- 해부: 척골측 완굴근과 천지굴근지간, 심층은 심지굴근; 척골동맥 통과; 전완 내측피신경, 척골측은 척골신경 분포
- 기능: 자음량혈(滋陰凉血), 영심안신(寧心安神); 음극은 극혈로 혈증, 통증을 치료한다. 양혈지혈(凉血止血)기능이 현저하고, 상반신의 혈증, 예를 들면 객혈, 구혈, 비뉵 등을 치료한다.

- 주치: 심통, 경계, 골증도한, 토혈, 뉵혈, 폭음
- 배오: 내관, 극문을 배합하면 영심안신(寧心安神)하여 관심병, 협심증을 치료하고; 심수, 신도를 배합하면 통양행기(通陽行氣), 영심정계(寧心定悸) 하여 심통, 심계, 신경쇠약을 치료하며; 척택, 어제, 태연을 배합하여 토혈, 뉵혈을 치료하고; 후계, 삼음교를 배합하면 청허열, 염음액(斂陰 液)하여 음허도한, 골증노열(骨蒸勞熱)을 치료한다.
- 조작: 직자 0.3-0.5촌, 뜸
- 첨부: 현대 연구를 보면 방광기능에 양방향 조절 작용한다.

(7) 신문(神门): HT7 수혈, 원혈

- 혈명해석: 신(神)은 신명(神明), 수소음의 수혈로 심기(心氣)가 출입하는 문호로신문이라 한다.
- 위치: 완부, 완장측 횡문 척골측단, 척골완굴근건의 요골측 함몰처
- 해부: 척골측 완굴근과 천지굴근지간, 심층은 심지굴근; 척골동맥 통과; 전완 내측피신경, 척골측은 척신경이 분포
- 기능: 영심안신(寧心安神), 이기활혈(理氣活血); 신문혈은 보, 사를 할 수 있고, 심의 실증과 허증은 모두 본혈을 취한다. 양심안신(養心安神), 익 지정계(益智定悸)의 작용은 현저하며, 실면, 다몽, 히스테리 등 심신질환 치료의 요혈이다. 심주맥(心主脉), 심과 혈액 운행과 관련되는 모든 질병은 이기활혈(理氣活血), 거담지통(祛痰止痛) 작용으로 치료한다. 심개규우설(心開竅于舌), 심과 소장은 표리관계로, 심화상염(心火上炎) 또는 열이소장(熱移小腸)의 구설생창, 목적종통, 소변황적 삽통에 모두 사용한다.
- 주치: 심병, 심번, 경계, 정충, 건망, 실면, 전광간, 흉협통
- 배오: 태계, 삼음교, 심수, 지정을 배합하여 심신실양, 건망실면, 다몽, 무맥 증을 치료하고; 관원, 심수를 배합하여 협심증, 심계를 치료하며; 관원, 중극을 배합하여 유뇨, 유정을 치료하고; 격수, 혈해, 공최를 배합 하여 구혈, 변혈을 치료한다.
- 조작: 직자 0.3-0.5촌, 뜸
- 첨부

① 신문을 침자하면 관심병의 좌측 심기능을 개선하여 협심증의 증상을 개선한다.

② 전간 환자에게 신문, 음극, 통리, 백회, 대릉 혈위를 침자하면 일부의 전간 발작한 뇌전도는 규칙적 추세 또는 병리성 뇌파의 전위가 낮아진다.

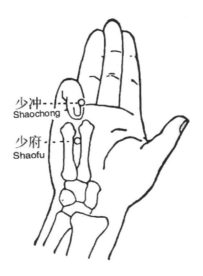

(8) 소부(少府): HT8 형혈

- 혈명해석: 소(少)는 수소음, 부(府)는 모이는 곳. 본혈은 수소음의 형혈이고, 심기가 모이는 곳으로 소부라 한다.

- 위치: 수장면, 제4-5장골지간, 주먹 쥐면 소지와 약지 중간

- 해부: 제4-5장골지간, 제4인상근, 천지, 심굴근건, 심부는 골간근; 장지총동맥, 정맥이 있고; 제4지장측 고유신경이 분포

- 기능: 청심제번(淸心除煩), 안신정지(安神定志), 청리하초(淸利下焦); 본혈은 심경의 형화혈(滎火穴)이고, 청심제번하는 작용은 매우 강하여 선소(善笑), 비공선경(悲恐善驚)을 주치한다. 심경화성(心經火盛)하면 쉽게 생 옹창하고, 열사가 아래 소장으로 전이하면 하초습열이 발생하여 소변분리, 음양(陰痒), 음통(陰痛)증이 나타날 때 본혈로 사열지양(瀉熱止痒)한다.

- 주치: 심계, 흉통, 소변불리, 유뇨, 음부양통, 소지련통

- 배오: 내관, 극문을 배합하여 비공선경, 심계, 흉통, 협심통을 치료하고; 심수, 혈해, 풍문을 배합하면 청심사화(淸心瀉火), 진통지양(鎭痛止痒)하여 옹창, 음종(陰腫), 음양(陰痒)을 치료하며; 전곡, 후계를 배합하여 소지련통을 치료한다.

- 조작: 직자 0.3-0.5촌, 뜸

- 첨부: 현대 연구에서 외음부 소양증, 풍습성심장병, 협심증, 부정맥, 히스테리, 늑간신경통, 상완총신경통 등을 치료한다.

(9) 소충(少冲): HT9 정혈(井穴)

- 혈명해석: 소(少)는 수소음, 충(冲)은 요충지를 뜻한다. 본혈은 수소음의 정(井)혈이고, 심맥이 출하는 곳이다. 수소음은 이곳에서 수태양과 교접하는 음양 교통하는 요충지로 소충이라 한다.

- 위치: 소지 말절 요측 지갑각 방개 0.1촌

- 해부: 지장측 고유동정맥이 형성한 동맥, 정맥망; 장지측 고유신경 분포

- 기능: 영심안신(寧心安神), 선통기혈(宣通氣血), 사열소궐(瀉熱疏厥), 청열식풍(淸熱熄風); 수소음심경의 정혈(井穴)이고, 영심안신, 선통기혈, 거어지통하는 작용으로 심통, 심계 등 심장계통의 질병을 치료한다. 개규성신(開竅醒神), 사열소궐, 양혈지혈(養血止血)하여 중풍혼미, 전광, 대변농혈, 토혈을 치료한다.

- 주치: 심계, 심통, 흉협통, 전광, 열병, 혼미

- 배오: 대릉, 심수, 극문을 배합하여 심통심계, 광증을 치료하고; 인중, 백회, 십선을 배합하여 중풍혼미, 고열추축을 치료하며; 태충, 중충, 대추를 배합하여 열병, 혼미를 치료한다.

- 조작: 천자 0.1촌 또는 점자 방혈, 뜸

- 첨부: 현대 연구에서 소충, 소상은 일산화탄소 중독 동물 혈중에 일산화탄소 농도는 신속하게 감소하고, 소생하는 시간은 대조 팀과 비교하여 현저하게 앞당긴다.

제6절 수태양소장경

*경맥순행

① 소지 외측 말단에서 시작하여(소택), 손바닥의 척골측을 따라(전곡, 후계), 손목으로 상행하고(완골, 양곡)

② 척골소두로 나가(양로), 척골하변을 따라 직상하며(지정)

③ 팔꿈치 내측 상완골의 내상과와 척골의 주두와 사이로 나가서(소해), 상완 외측 뒤쪽을 따라 상행

④ 견관절 뒤 뼈 사이로 나가서(견정, 노수), 견갑을 돌아(천종, 병풍, 곡원), 견상부에서 교회되며(견외수, 견중수 회 부분, 대저, 대추)

⑤ 쇄골상와로 진입하여 심장에 연락되고 식도를 따라, 횡격을 통과하여 위에 도달하여 (회 상완, 중완), 소장에 소속한다.

⑥ 경부지맥은 쇄골상와에서 시작하여 경부 옆으로 (천창, 천용) 상행하여 면협에 이르고(권료), 외안각에 도달하여(회 동자료), 뒤쪽으로 굽혀(회 화료), 이중으로 진입한다 (청궁)

⑦ 면협부 지맥은 면협부에서 갈라져 나가, 상향하여 안와 하방으로 연착하여 코 옆으로 내안각까지 가고(회 정명), 족태양방광경과 접속한다.

⑧ 그 외에 족양명위경의 하거허혈과 하합한다.

*연결장기

소장에 속하고, 심에 락한다. 또한 식도, 위, 귀, 눈과 연결된다.

*혈위와 주치

본경은 한 측에 19혈, 좌우 양측 38혈, 그중 8혈은 상지배면 척골측에 분포하고, 11혈은 견, 경, 면부에 분포, 소택에서 시작하여 청궁에서 끝난다.

복부 소장과 흉, 심, 인후병증, 열성병증, 신경계 병증, 두(頭), 면(面), 경(頸), 안(眼), 이병

(耳病)과 본경 통과 부위의 병증을 치료한다.

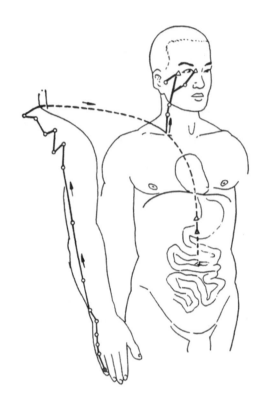

*수혈

· 상지(8)

(1) 소택(少澤): SI1 정혈(井穴)

- 혈명해석: 소(少)는 작다는 뜻이며, 택(澤)은 윤택하다는 뜻이다. 수태양소장경 정(井)
  혈이고, 수태양은 진액을 주한다. 정혈(井穴) 맥기가 작게 시작하고, 진액은 전신을 윤
  택하게 하는 기능으로 소택이라 한다.
- 위치: 소지말절 척골측, 지갑각 0.1촌 거리
- 해부: 지장고유동맥, 정맥, 지배동맥이 형성한 동맥, 정맥망; 척골신경 수배지가 분포
- 기능: 청열이규(淸熱利竅), 거어통유(祛瘀通乳); 수태양소장경의 정혈이고, 오행에서

금(金)에 소속하며, 개규사열(開竅瀉熱), 안신성뇌(安神醒腦)하는 기능으로 중풍혼미 등을 치료한다. 유즙은 기혈이 생화하고, 심주혈맥, 소장과 심은 표리관계로 소택은 심기를 조절하며, 통혈맥(通血脉), 최유즙(催乳汁), 소종통(消腫痛)하는 작용하기에 유옹종통과 유즙불통을 치료하는 주혈이다.

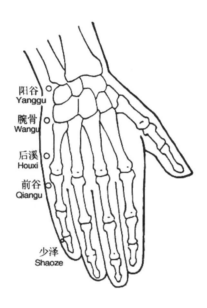

- 주치: 두통, 목예, 인후종통, 유옹, 유즙부족, 혼미, 열병
- 배오: 단중, 유근을 배합하여 유즙부족, 유옹을 치료하고; 인중, 중충, 용천을 배합하면 성뇌개규(醒腦開竅)하여 중풍혼미, 열병혼미, 쇼크를 치료한다. 천부, 소상, 어제를 배합하면 청열이인(淸熱利咽)하여 인후종통, 편도염을 치료하고; 간수, 태충, 행간을 배합하면 청간명목(淸肝明目)하여 시물불청을 치료한다.
- 조작: 천자 0.1촌 또는 점자출혈, 임신부는 조심하여 사용한다.

(2) 선곡(前谷)· SI2 형혈(滎穴)
- 혈명해석: 전(前)은 '본절' 전방, 본혈 위치에 함몰하여 골짜기와 유사하다고 전곡이라 한다.

- 위치: 수장(手掌) 척골측, 약간 주먹 쥐고, 소지 본절(제5지장관절) 앞의 장지횡문두 적백육제

- 해부: 지배동맥, 정맥이 있고; 척골신경 수배지가 분포

- 기능: 청심이기(淸心理氣), 명목총이(明目聰耳); 본혈은 소장경의 형혈이고, 심장과 소장은 표리관계이며, 심경에 열이 있을 경우 소장으로 내려가기에 본혈은 청심사열(淸心瀉熱), 소종지통(消腫止痛)하는 작용한다.

- 주치: 심열, 유옹, 유즙부족, 두통, 목통, 이명, 인후종통, 신지병, 열병

- 배오: 이문, 예풍을 배합하여 이명 치료; 정명, 태양을 배합하면 청열명목(淸熱明目)으로 목통, 목예를 치료하며; 풍지, 대추를 배합하면 성뇌(醒腦), 안신정지(安神定志)하여 전, 광, 간 등 질병을 치료한다.

- 조작: 직자 0.3-0.5촌; 뜸

- 첨부: 현대 연구에서 상지 신경통, 편도염, 유선염 등 병증을 치료한다.

(3) 후계(后溪): SI3 수혈, 팔맥교회혈, 통독맥

- 혈명해석: 후는 '본절' 후방, 본혈은 제5장지관절 후방, 주먹을 쥐면 측골 횡문두, 물도랑 모양이라 후계라 한다.

- 위치: 수장(手掌) 척골측, 약간 주먹 쥐고, 소지 본절(제5지장관절) 후의 원단측 횡문두 적백육제

- 해부: 소지 척골측, 제5장골소두 후방, 소지전근 기점 외연; 지배동맥, 정맥, 수배정맥망; 척골신경 수배지가 분포

- 기능: 청심안신(淸心安神), 통락서근(通絡舒筋); 후계는 수태양소장경이고, 태양은 표를 주하며, 소장과 심은 표리관계이고, 심은 신지를 주하며, 후계는 독맥에 통하고, 독맥은 각 양경을 총독(總督)하며, 뇌에 입락(入絡)하고, 뇌는 원신지부(元神之府)이다. 때문에 후계는 청심통독(淸心通督) 안신(安神)하는 효과로 두면오관의 풍열증을 치료한다. 본혈은 수혈로 소풍거습(消風祛濕), 통락지통(通絡止痛)한다. 경맥순행 노선상의 근맥 구련강급(拘攣强急)을 치료하여 임상에서 두항강통, 급만성 요통을 치료한다.

- 주치: 두항강통, 목적(目赤), 이롱, 인후종통, 요배통, 전광간병, 학질, 수지주련통을 치료한다.
- 배오: 현종, 열결, 신맥을 배합하면 통락지통(通絡止痛)하여 후두통, 경항강통, 락침을 치료하고; 견우, 천용을 배합하면 활혈지통(活血止痛)하여 견배통을 치료하며; 합곡을 배합하면 활혈통락(活血通絡)하여 수지련통을 치료하고; 예풍, 청궁을 배합하면 총이개규(聰耳開竅)하여 이명이롱을 치료하며; 구미, 신문, 수구, 백회를 배합하면 영신정지(寧神定志)하여 간증을 치료하고; 수구를 배합하여 급성요부 염좌를 치료한다.
- 조작: 직자 0.5-1촌, 뜸
- 첨부: 현대 연구에서 락침, 급성 요부염좌, 수지굴신불리, 신지병 등을 치료한다.

(4) 완골(腕骨): SI4 원혈(原穴)
- 혈명해석: 혈위는 손의 외측 완두골 아래 함몰 부위에 위치하여 완골이라 한다.
- 위치: 수장(手掌)척골측, 제5장골기저와 유구골 지간 함몰, 적백육제
- 해부: 수배척측, 소지전근 기점 외연; 완배측동맥(척골동맥분지), 수배정맥망;척골신경 수배지가 분포
- 기능: 청열산풍(淸熱散風), 서근활락(舒筋活絡), 증액지갈(增液止渴); 수태양소장경에 속하고, 태양주일신지표(太陽主一身之表)하여 청열산풍(淸熱散風), 해표(解表)하는 작용한다. 풍열외감, 열사상요청규(熱邪上擾淸竅)의 이목질병을 치료한다. 소장은 증액을 주하고, 소장 원혈은 청열증액(淸熱增液) 지갈(止渴)하는 작용으로 소갈, 중초 습열증을 치료한다.
- 주치: 두항강통, 이명, 목예, 황달, 열병, 학질, 지련완통
- 배오: 통리를 배합하면 청열안신정경(淸熱安神定驚)하여 고열경풍추축(高熱驚風抽蓄)을 치료하고; 양곡, 협계, 청궁을 배합하여 이명이롱을 치료하며; 간수, 담수, 태충, 양릉천을 배합하면 청간이담(淸肝利膽)하여 황달, 협통, 담낭염을 치료하고; 족삼리, 삼음교를 배합하면 건비자음 (健脾滋陰)하여 소갈을 치료하며; 전곡, 곡지를 배합하면 완비동통, 수지 굴신불리를 치료한다.

- 조작: 직자 0.3-0.5촌; 뜸
- 첨부: 현대 연구를 보면 완골혈을 침자하면 결장(結腸)하부를 연동(蠕動)감소 또는 연동(蠕動) 억제하고, 직장의 연동(蠕動)을 강화한다.

(5) 양곡(陽谷): SI5 경혈(經穴)

- 혈명해석: 수양명경혈이고, 손의 외측 완두골과 척골지간의 함몰 중, 산골짜기와 유사하다고 양곡이라 한다.
- 위치: 수완척골측, 척골경상돌기과 삼각골 지간 함몰 부위
- 해부: 척골측 신근건의 척골측연; 완배측동맥; 척골신경 수배지가 분포
- 기능: 청심명목(淸心明目), 진경총이(鎭驚聰耳); 본혈은 수태양소장경의 경화혈(經火穴)이고, 청열해독(淸熱解毒)하는 작용이 강하며, 두통, 목통, 이명 등의 두면오관 질병을 치료한다.
- 주치: 두통, 목현, 이명, 이롱, 열병, 전광간, 완통
- 배오: 곡지, 외관을 배합하면 서근통락(舒筋通絡)지통(止痛)하여 완통, 상지위비를 치료하고; 양지를 배합하여 완통을 치료하며; 백회, 용천을 배합하면 성뇌안신정지(醒腦安神定志)하여 정신분열증, 전간을 치료한다.
- 조작: 직자 0.3-0.5촌; 뜸
- 첨부: 현대 연구에서 척골신경통, 마비, 치은염, 정신병, 전간 등 질병 치료에 흔히 사용한다.

(6) 양로(養老): SI6 극혈(隙穴)

- 혈명해석: 노인을 봉양한다고 양로라 한다. 혈위는 이롱, 목시불명, 견비통증 등 노인 질병을 치료하는 요혈이다.
- 위치: 전완배면 척골측, 척골소두 근단 요골측 함몰 중
- 해부: 좌측 척골배면, 척골경상돌기 상방, 척골측 완신근건과 소지 고유신근건지간; 전완골간 배측 동맥, 정맥의 말지, 완정맥망이 분포; 전완 배측 피신경과 척골신경이 있다.

- 기능: 청열명목(清熱明目), 서근활락(舒筋活絡); 수태양소장경 순행하여 안와 하부까지 가고, 양로혈은 수태양소장경혈로 소풍청열명목(疏風淸熱明目)하는 기능으로 목부질병 치료에서 상용혈위이다. 본혈은 순행 부위의 급성통증을 치료하며, 거풍습(祛風濕), 통경락(通經絡), 지비통(止痺痛)한다. 요부에 족태양방광경이 순행하고, 급성 요부염좌는 방광경 기혈역란하면 경기비조(經氣痺阻)하고, 수족태양은 동기상구(同氣相求)함으로 수태양 극혈 양로는 소통기혈(疏通氣血), 활락지통(活絡止痛)하여 요부 염좌를 치료하면 즉시 유효하다.
- 주치: 목시불명, 견, 배, 주, 팔의 산통
- 배오: 정명, 광명, 천주를 배합 또는 태충, 족삼리를 배합하여 목시불명을 치료하고, 견우, 견정, 비노를 배합하면 서근활락(舒筋活絡)하여 견배주부의 통증을 치료하며; 풍지, 천주를 배합하면 거풍지통(祛風止痛)하여 락침, 두통, 면통을 치료한다.
- 조작: 직자 또는 사자 0.5-0.8촌, 뜸
- 첨부: 현대 연구에서 급성요부염좌, 락침, 안구충혈, 시력감퇴, 반신불수를 치료한다.

(7) 지정(支正): SI7 락혈(絡穴)

- 혈명해석: 정(正)은 정경(正經)을 뜻하며, 지(支)는 분지(分支)를 뜻한다. 수태양 낙혈이고, 정경은 이곳에서 소음으로 주향하여 지정이라 한다.
- 위치: 전완배측 척골측, 양곡과 소해(小海) 연선상, 완배횡문 5촌
- 해부: 척골배면, 척골 완신근의 척골측연; 골간배측 동맥, 정맥이 분포; 전완내측 피신경 분지가 분포
- 기능: 거풍해표(祛風解表), 안신정경(安神定驚), 서근통락(舒筋通絡); 본혈은 수태양소장경이고, 태양주일신지표(太陽主一身之表)하기에 본혈은 거풍해표, 청열산사(淸熱散邪)하는 기능으로 외감 두통, 항강, 주비산통(肘臂酸痛), 열병을 치료한다. 소장과 심은 표리관계이고, 심은 신명(神明)을 주하기에 본혈은 안신정경(安神定驚)하는 작용으로 신지병을 치료한다.
- 주치: 두통, 목현, 열병, 전광, 항강, 주비산통

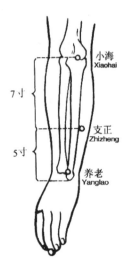

- 배오: 신문을 배합하면 안신정지(安神定志)하여 전광, 정신병을 치료하고; 견우를 배합하면 서근통락(舒筋通絡)하여 견비, 수지통증, 경련을 치료하며; 합곡을 배합하여 두통을 치료한다.

- 조작: 직자 또는 사자 0.5-0.8촌; 뜸

- 첨부: 현대 연구에서 개창, 맥립종, 신경쇠약, 신경성두통, 정신질병 등을 치료한다.

(8) 소해(小海): SI8 합혈(合穴)

- 혈명해석: 수태양 합혈이고, 소장경의 맥기는 강에서 바다로 흐른다고 소해라 한다.

- 위치: 주관절 내측, 척골 주두와 상완골 내상과 지간 함몰 부위

- 해부: 척골신경구 중, 척골측 완굴근의 기시부; 척골측 상, 하부동맥과 부정맥, 회귀척골동맥, 정맥; 전완 내측피신경, 척골신경줄기가 분포

- 기능: 산열거풍(散熱祛風), 영신정지(寧神定志); 본혈은 수태양소장경의 합토혈(合土穴)이고, '합치내부(合治內府)'의 이론에 근거하여 본혈은 장부의 병증을 치료하지만 임상에서 산열거풍(散熱祛風), 영신정지(寧神定志) 치료를 위주 한다. 흔히 외감, 오관, 경맥 순행상의 외경병증을 치료한다.

- 주치: 주비통증, 마목, 두통, 경항강통, 전간

- 배오: 곡지, 비노, 수삼리를 배합하여 주비통을 치료하고; 합곡, 협거를 배합 하면 청열소염(淸熱消炎)하여 협종, 치은염, 인후염을 치료하며; 풍지, 대추를 배합하면 안신정지(安神定志)하여 전광, 간증을 치료한다.
- 조작: 직자 0.3-0.5촌, 뜸
- 첨부: 현대 연구에서 척골신경통증, 마비, 치은염, 전간, 정신분열, 무도병 등을 치료한다.

· 견, 경, 면부(11)

(9) 견정(肩貞): SI9

- 혈명해석: 정(貞)은 정(正)을 의미하여, 견부의 사기(邪氣)를 바로 잡는다는 뜻이다. 견부의 활동에 중요한 부위이고 견부의 질병 치료에 주혈 중 하나로 견정이라 한다.
- 위치: 견관절 후하방, 액와후 횡문두상 1촌
- 해부: 견관절 후하방, 견갑골 외측연, 삼각근 후연, 하층은 대원근; 회전견갑 동맥, 정맥이 있고; 액와신경분지, 최심부 상방은 요골신경이 분포
- 기능: 이기활락(理氣活絡)
- 주치: 견비통증, 나력, 이명
- 배오: 견우, 견료를 배합하여 견주염을 치료하고; 견료, 곡지, 견정(肩井), 수삼리, 합곡을 배합하여 상지불수를 치료하며; 견정(肩井)을 배합하면 소결산어(消結散瘀)하여 임파결핵을 치료하고; 완골(完骨), 예풍을 배합하면 총이통규(聰耳通竅)하여 이명을 치료한다.
- 조작: 직자 1-1.5촌, 뜸

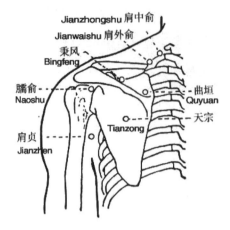

- 첨부: 상지마비, 견관절주위염 치료에 흔히 사용한다.

(10) 노수(臑兪): SI10 수족태양, 양유맥과 양교맥 교회혈

- 혈명해석: 본혈의 위치는 견노(肩臑) 후, 큰 뼈 아래, 견갑 상부, 견부질병을 치료한다고 노수라 한다.

- 위치: 견부, 액와후 횡문두 직상, 견갑극하연, 함몰 중

- 해부: 견갑관절와 후방 삼각근중, 심층은 극하근; 회전상완후 동맥, 정맥; 액와신경, 심층은 견갑상신경이 분포

- 주치: 견비통증, 나력

- 배오: 노수, 견우, 곡지를 배합하여 견비통증을 치료하고; 폐수를 배합하면 강기지해평천(降氣止咳平喘)하여 해수, 기천을 치료하며; 견정(肩井), 단중을 배합하면 산결소종(散結消腫)으로 유옹을 치료한다.

- 조작: 직자 또는 사자 0.5-1.5촌, 뜸

- 첨부: 현재는 견주위염 치료에 흔히 사용한다.

(11) 천종(天宗): SI11

- 혈명해석: 천(天)은 상부, 종(宗)은 중심이란 뜻이다. 본혈은 견갑극 중점 아래 함몰 정

중에 위치하여 천종이라 한다.

- 위치: 견갑부 극하와 중앙 함몰 부위, 제4흉추 수평 높이
- 해부: 극상와 중앙, 극하근 중, 회전견갑 동맥, 정맥 근지; 견갑신경이 분포
- 기능: 소풍해표(疏風解表), 행기관흉(行氣寬胸)
- 주치: 견갑통증, 기천, 유옹
- 배오: 견우, 견료, 곡지, 양로를 배합하면 서근통락지통하여 견주염을 치료하고; 족삼리, 단중을 배합하면 이기산결소종(理氣散結消腫)하여 유옹, 유선증식을 치료하며; 폐수를 배합하면 지해평천(止咳平喘)하여 해천(咳喘)을 치료하고; 견외수와 배합하여 견갑통을 치료한다.
- 조작: 직자 또는 사자 0.5-1촌, 뜸
- 첨부: 보도문에 의하면 담도염증과 담결석증 환자의 우측 천종혈에 압통이 있고, 압통은 질병의 호전함에 따라 감소 또는 소실한다. 천종혈에 현저한 압통 환자의 경부 엑스레이 검진에서 경추병을 발견한다.

(12) 병풍(秉風): SI12 수삼양과 족소음경 교회혈

- 혈명해석: 기동(氣動)을 풍(風)이라 하고, 본혈은 풍증을 치료하여 병풍이라 한다.
- 위치: 견갑부, 극상와 중앙, 천종 직상, 팔을 들어 올리고 함몰 부위
- 해부: 견갑극상연 중앙, 표층은 승모근, 또 아래는 극상근; 견갑동맥, 정맥; 쇄골상신경과 부신경, 심층은 견갑상신경이 분포
- 기능: 소풍산사(疏風散邪), 통리관절(通利關節)
- 주치: 견갑통증, 상지산마
- 배오: 천종을 배합하여 견갑통증을 치료하고; 견우, 외관을 배합하면 서근통락활혈(舒筋通絡活血)하여 상지마목, 견주염을 치료하며; 태연, 폐수를 배합하면 이폐지해화담(理肺止咳化痰)하여 기침을 치료한다.
- 조작: 직자 또는 사자 0.5-1촌, 뜸
- 첨부: 현재 극상근염, 견주염, 견부 연조직손상 등 치료에 많이 사용한다.

(13) 곡원(曲垣): SI13

- 혈명해석: 본혈은 견갑상와에 위치하고, 견후 각혈과 별모양으로 분포되어 곡원이라 한다.
- 위치: 견갑부, 극상와 내측단, 노수와 제2흉추 극돌기 연선상의 중점 처
- 해부: 견갑극상연, 승모근과 극상근 중; 경횡동맥, 정맥 강지; 심층은 견갑상동맥, 정맥 근지가 있고; 제2흉신경 후지외측피지, 부신경, 심층에 견 갑상신경 근지가 분포
- 기능: 거풍산사(祛風散邪), 통리견배(通利肩背)
- 주치: 견갑통증
- 배오: 대추, 천종, 병풍을 배합하여 견갑통증을 치료한다.
- 조작: 직자 또는 사자 0.3-0.5촌, 뜸

(14) 견외수(肩外兪): SI14

- 혈명해석: 본혈은 견내에 위치하고, 독맥과 먼 거리에서 견중수와 상대하고, 견갑 외부의 질병을 치료하여 견외수라 한다.
- 위치: 배부, 제1흉추 극돌기하 방개 3촌
- 해부: 견갑골 내측각 변연, 표층은 승모근, 심층은 견갑제근과 능형근; 경횡동맥, 정맥, 제1신경후지 내측피지, 견갑 배신경과 부신경이 분포
- 기능: 거풍산사(祛風散邪), 통리견배(通利肩背)
- 주치: 견배통증, 경항강급
- 배오: 대추, 후계를 배합하면 서근활락(舒筋活絡)해경지통(解痙止痛)하여 경항강통, 경, 흉요추병, 견배통증을 치료하고; 견중수, 대추, 열결을 배합하여 견배통을 치료한다.
- 조작: 사자 0.5-0.8촌, 뜸
- 첨부: 견갑구역 통증 치료에 많이 사용한다.

(15) 견중수(肩中兪): SI15

- 혈명해석: 본혈은 대추와 가깝고, 견부 내장병을 치료하여 견중수라 한다.

- 위치: 배부, 제7경추 극돌기하, 방개 2촌
- 해부: 제1흉추 횡돌 끝, 견갑골 내측각 변연, 표층은 승모근, 심층은 견갑제 근과 능형근; 경횡동맥, 정맥; 제1흉신경후지 내측피지, 견갑신경과 부신경이 분포
- 기능: 선폐강기(宣肺降氣)
- 주치: 기침, 기천, 견배통증, 목시불명
- 배오: 견우, 외관, 견외수, 대추를 배합하여 견배통증을 치료한다.
- 조작: 사자 0.5-0.8촌, 뜸

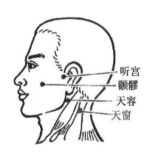

· 두경부(4혈)

(16) 천창(天窓): SI16

- 혈명해석: 이롱, 인후종 등 상부의 공규질병을 치료하며, 마치 문창을 열고 통기한다고 천창이라 한다.
- 위치: 경외측부, 흉쇄유돌근의 후연, 부돌 후, 후결 수평
- 해부: 승모근 전연, 견갑제근 후연, 심층은 두협근; 이후동맥, 정맥과 후두동맥, 정맥분지; 경피신경, 이대신경총에서 발출한 후두소신경 분포
- 기능: 청열소종(淸熱消腫), 이인개음(利咽開音)

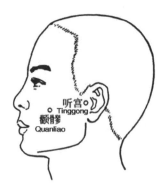

- 주치: 이명, 이롱, 인후종통, 경항강통, 폭암
- 배오: 천용, 소상을 배합하면 청열이인(淸熱利咽)하여 인후종통, 편도염을 치료하고; 예풍, 중저를 배합하면 통규총이(通竅聰耳)하여 이명이롱을 치료하며; 열결을 배합하여 경항강통을 치료
- 조작: 직자 0.5-1촌, 뜸
- 첨부: 현대 연구를 보면 갑상선종대, 치은염 등 치료에 많이 사용한다.

(17) 천용(天容): SI17

- 혈명해석: 용(容)은 얼굴이라 뜻. 이(耳), 후(喉), 경항(頸項)질병을 치료하고, 오관용모를 회복한다고 천용이라 한다.
- 위치: 경외측부, 하악각 후방, 흉쇄유돌근의 전연 함몰 중
- 해부: 하악각 후방, 흉쇄유돌근 정지부 전연, 이복근 후복의 하연; 전방에 경외 천정맥, 경내동맥, 정맥; 이대신경의 전지, 면신경의 경지, 부신경, 심층은 교감신경줄기의 경상신경절이 분포
- 기능: 청인소종(淸咽消腫)
- 배오: 어제, 소상을 배합하면 청열이인(淸熱利咽), 소종지통(消腫止痛)하여 인후종통, 편도염, 협종을 치료하고; 청궁, 중저를 배합하면 통규총이(通竅聰耳)하여 이명, 이롱을 치료하며; 천돌, 천정을 배합하면 이기활혈(理氣活血) 산어(散瘀)하여 영기, 나력을 치

료하고; 열결을 배합하여 경항강통을 치료한다.

- 조작: 직자 0.5-1촌, 뜸
- 첨부: 현대 연구에 의하면 천용의 침자는 담낭 괄약근을 현저히 해경(解痙)하고, 총담관을 수축하여 담즙분비를 촉진하여 진통작용을 한다.

(18) 권료(顴髎): SI18 수소양, 태양경 교회혈

- 혈명해석: 료(髎)는 공혈(孔穴), 관골 아래 함몰처의 구멍이라 관료라 한다.
- 위치: 면부, 목외자 직하 관골하연 함몰 부위
- 해부: 관골하합의 후하연 약간 후, 교근의 기시부, 관근 중; 면횡동맥, 정맥분지; 면신경과 안와하신경이 분포
- 기능: 청열소종(清熱消腫), 통경활락(通經活絡); 수태양소장경혈이고, 풍열지사(風熱之邪)가 면부에 옹체(壅滯)한 질병을 치료한다.
- 주치: 구안와사, 안검순동, 치통, 협종, 삼차신경통
- 배오: 하관을 배합하면 청열진통(清熱鎭痛)하여 삼차신경통 제2지를 치료하고; 예풍, 합곡을 배합하면 청열진통(清熱鎭痛)하여 삼차신경통, 치통을 치료하며; 간수, 태충을 배합하면 서간해경지통(舒肝解痙止痛)하여 안면근육 경련, 안검순동을 치료하고; 지창, 협거를 배합하여 구와를 치료한다.
- 조작: 직자 0.3-0.5촌, 사자 또는 평자 0.5-1촌, 간접구
- 첨부: 현대 연구를 보면 안면신경마비 안면근육경련 등을 치료한다. 권료의 침자는 삼차신경통 치료에 현저한 효과가 있다.

(19) 청궁(聽宮): SI19 수, 족소양과 수태양경 교회혈

- 혈명해석: 궁(宮)은 오관(五官)의 머리, 본혈을 침자하면 오음(五音)을 듣고, 청력을 회복한다. 본혈은 이병(耳屛) 전, 이륜(耳輪)익 깊은 곳에 위치하여 궁전에 비유하여 청궁이라 한다.
- 위치: 면부, 이병전, 하악골 과상돌의 후방, 입을 벌리면 함몰 부위

- 해부: 섭천동맥, 정맥 이전지; 면신경과 삼차신경 제3지의 이섭신경이 분포
- 기능: 청열총이(淸熱聰耳), 영신정지(寧神定志); 본혈은 수태양소장경으로 이부에 위치
  하여 이내로 기혈이 통하고, 소산풍열(疏散風熱), 총이이인(聰耳利咽)하는 기능이 현저
  하며, 이병 치료에서 중요한 혈위이다. 심과 소장은 표리관계로 심주신명(心主神明), 임
  상경험에서 본혈은 전간을 치료한다.
- 주치: 이명, 이롱, 정이, 치통, 전광간질.
- 배오: 예풍 외관, 중저를 배합하여 이롱, 이명을 치료하고; 협거, 합곡을 배합하면 청설
  양명(淸泄陽明)하여 치은염, 치통을 치료한다.
- 조작: 입을 벌리고 직자 1-1.5촌, 간접구

제7절 족태양방광경

＊경맥순행

① 내안각에서 시작하여(정명), 이마로 상행하고(찬죽, 미충, 곡차 회 신정, 두임읍), 두정부에서 교회한다(오처, 승광, 통천 회 백회)

② 두정부의 지맥은 두정부에서 분출하여 이상각에 도달한다(회 곡빈, 솔곡, 부백, 두규음, 완골)

③ 직행 주요줄기: 두정에서 뇌로 내락하고(낙각, 옥침 회 뇌호, 풍부), 또 항부로 나가(천주) 갈라져 하행한다.

④ 한 갈래는 견갑내측을 따라 척주 옆으로 하행하며(회 대추, 도도, 경(經) 대저, 풍문, 폐수, 궐음수, 심수, 독수, 격수), 요중에 도달하고(간수, 담수, 비수, 위수, 삼초수, 신수), 척주 옆의 근육을 통해 체강으로 진입하여

⑤ 신(腎)에 연락하고, 방광에 소속한다(기해수, 대장수, 관원수, 소장수, 방광수, 중려수, 백환수)

⑥ 또 한 갈래의 지맥은 요중에서 분출하여 척주 옆으로 하행하여 둔부를 통과하고(상료, 차료, 중료, 하료, 회양, 승부), 슬와 중으로 진입한다(은문, 위중)

⑦ 배부의 별도의 지맥은 견갑내측에서 나뉘어져 하행, 견갑내측연을 통과하고(부분, 백호, 고황수, 신당, 의희, 격관, 혼문, 양강, 의사, 위창, 황문, 지실, 포황, 질변), 눈 안쪽 정명혈에서 시작하여 찬죽을 거쳐 이마로 올라가, 두정부에서 교회한다(오처, 승광, 통천 회 백회)

⑧ 관관절을 경과하여(회 환도) 대퇴외측 후변을 따라 하행하여(부극, 위양), 슬완부 위중에서 전지와 회합한다.

⑨ 여기서 하향하여 비복근에 이르고(합양, 승근, 승산), 외과후방으로 나가(비양, 부양, 곤륜)

⑩ 제5중족골의 조융을 따라(복삼, 신맥, 금문, 경골), 소지 외측에 도달하며(속골, 족통곡), 말단(지음)까지 가서 아래로 족소음신경과 접속한다.

*연결장기

방광에 속하고, 신(腎)에 락한다. 또한 안부와 체강내의 기타 장부와 연계된다.

*혈위와 주치

본경은 정명에서 기시하고, 지음에서 종지하며, 한 측에 67혈이고, 양측은 134혈이다.

본경 수혈은 두(頭), 목(目), 항(項), 배(背), 요(腰), 하지부위 병증을 치료하고, 배수혈과 제2측선 수혈 관련 장부, 조직과 기관의 병증을 치료한다. 또한 소변불통, 유뇨(遺尿), 전광(癲狂), 학질, 목통(目痛), 견풍 유루(流淚), 비색, 콧물 흘림, 비뉵(鼻衄), 두통, 둔부와 하지 후측 본경 순행 부위의 통증을 치료한다.

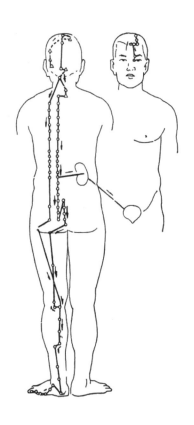

전통의학 수혈총해

*수혈

· 두부 10혈

(1) 정명(睛明): BL1

- 혈명해석: 혈위은 목내자에 위치하고, 목질(目疾)을 주치하며, 눈을 밝게 하는 기능으로
  정명이라 부른다.
- 위치: 목내자 상방 함몰 부위
- 해부: 내자동맥, 활차상하동맥, 정맥이 있고, 심층 상방에 안동맥, 정맥의 본줄기, 활차
  신경 분포, 심층에는 안신경분지, 상방에는 비첩신경이 있다.
- 기능: 소풍사열(疏風瀉熱), 자음명목(滋陰明目); 본혈은 목내자에 위치하고, 기(氣)는 목
  (目)과 통하여 목질(目疾)을 치료하는 요혈이고, 허실의 목질(目疾)을 모두 치료한다.
  족태양방광경 기가 울체한 두통, 요통, 목질(目疾)을 치료한다.
- 조작: 직자 0.5-1촌, 금구
- 주치: 목현, 야맹, 시물불명, 목적종통, 영풍유루
- 배오: 합곡, 풍지를 배합하면 청열소풍(淸熱疏風)하여 결막염, 안부소양증을 치료한다.
- 첨부: 현대 연구에서 기능성 유뇨증에 정명혈을 치료하여 좋은 효과가 있다. 정명 침자
  에 보건안마하면 근시치료에서 좋은 효과가 있다.

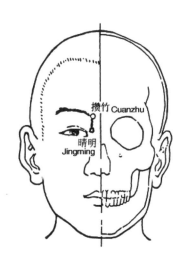

(2) 찬죽(攢竹): BL2

- 혈명해석: 찬(攢)은 모였다는 뜻, 죽(竹)은 눈썹의 모양. 미두에 위치하고, 눈썹이 대나무 모양으로 모여 있다 하여 찬죽이라 한다.
- 위치: 미두 함몰 중
- 해부: 전두동맥, 전두신경 내측지 분포
- 기능: 거풍산열(祛風散熱), 통락명목(通絡明目)
- 주치: 두통, 미릉골통, 안검하수, 구안와사, 목시불명, 유루, 목적종통, 애역
- 조작: 평자 0.5-0.8촌, 뜸은 부적절
- 배오: 태양, 풍지, 합곡, 승읍을 배합하면 거풍청열지통(祛風淸熱止痛)하여 목적종통, 유루를 치료하고; 열결, 협거를 배합하면 통경활락(通經活絡)하여 안면마비, 안면근경련을 치료하며; 두유를 배합하여 통경활락(通經活絡)으로 두통을 치료하고; 찬죽투자 어요(찬죽에서 어요혈쪽으로 투자) 하면 급성전비동염 치료에 일정한 효과가 있다.
- 첨부: 현대 연구에서 침자 또는 지압하면 애역 치료에서 좋은 효과가 있다, 보도문을 보면 찬죽의 침자로 안부와 내장 수술에서 좋은 침구마취 효과가 있다.

(3) 미충(眉衝): BL3

- 혈명해석: 미두에서 발제로 직상하여 미충이라 부른다.
- 위치: 찬죽 직상 입발제 0.5촌
- 해부: 찬죽혈과 동일하다.
- 기능: 거풍정통(祛風定痛), 통규청신(通竅淸神)
- 주치: 두통, 목현, 비색, 비뉵
- 조작: 평자 0.5촌, 뜸은 부적절
- 배오: 백회, 풍지를 배합하면 평간식풍(平肝熄風), 진정지통(鎭靜止痛)하여 두통, 목현을 치료하고; 태양, 어요를 배합하면 청열명목진통(淸熱明目鎭痛)하여 시물불명, 목통(目痛)을 치료한다.

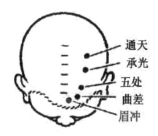

(4) 곡차(曲差): BL4

- 혈명해석: 경맥이 이곳에서 바로 올라가지 않고, 굴곡 출하여 곡차라 한다.

- 위치: 신정(정중선 입발제 0.5촌), 방개 1.5촌

- 해부: 찬죽혈과 동일하다.

- 기능: 거풍지통(祛風止痛), 통규청신(通竅清神)

- 주치: 두통, 목현, 비색, 비뉵

- 조작: 평자 0.5-0.8촌, 뜸

- 배오: 백회, 태충을 배합하면 평간식풍(平肝熄風) 진통(鎭痛)하여 두통, 목현을 치료한다.

(5) 오처(五處): BL5

- 혈명해석: 곡차에서 0.5촌, 뒤에 승광, 양 옆은 상성, 목창으로 모두 목질을 치료한다. 4혈 중간에 위치하고 4혈의 기능을 겸하여 오처라 부른다.

- 위치: 전발제 직상 1촌, 전정중선 방개 1.5촌

- 해부: 찬죽혈과 동일하다.

- 기능: 거풍통규(祛風通竅), 지통사열(止痛瀉熱)

- 주치: 두통, 목현, 전간

- 배오: 솔곡, 행간을 배합하면 청리두목평간(淸利頭目平肝)하여 두통, 목현을 치료한다.

- 조작: 평자 0.5 0.8촌, 뜸

(6) 승광(承光): BL6

- 혈명해석: 승(承)은 받아들인다는 뜻, 각 양의 정기는 목(目)에 모여 시각을 형성하고, 목(目)의 신(神)은 뇌에 합하여 본혈은 안병을 치료하기에 승광이라 한다.
- 위치: 전발제 직상 2.5촌, 전정중선 방개 1.5촌
- 해부: 전두동맥, 전두신경 외측지와 대후두신경 회합지가 분포하였다.
- 기능: 거풍통규(祛風通竅)
- 주치: 두통, 목현, 비색, 열병
- 배오: 간수, 중봉을 배합하면 평간식풍(平肝熄風)하여 두통, 목현을 치료하고; 합곡, 영향을 배합하면 청열거풍(淸熱祛風), 통리비규(通利鼻竅)하여 감기, 비색, 유루를 치료하며; 승읍, 태양을 배합하면 명목퇴예(明目退翳)하여 시력감퇴, 목예(目翳)를 치료한다.
- 조작: 평자 0.5-0.8촌, 뜸

(7) 통천(通天): BL7

- 혈명해석: 코는 호흡하여 천기(天氣)에 통하고, 본혈은 콧병 치료 외에 두부질병을 치료하며, 두부는 천(天)이고, 하늘로 통하는 기능이 있다고 통천이라 한다.
- 위치: 전발제 직상 4촌, 전정중선 방개 1.5촌
- 해부: 천측동맥, 후두정맥의 문합지, 대후두신경이 분포하였다.
- 기능: 거풍통규(祛風通竅)
- 주치: 두통, 목현, 비색, 비뉵, 비연
- 배오: 풍지, 곤륜을 배합하면 거풍청열진통(祛風淸熱鎭痛)하여 두통, 목현을 치료하고; 영향, 상성을 배합하면 청열통리비규(淸熱通利鼻竅)하여 비염을 치료하며; 인중, 내관을 배합하면 회양고탈(回陽固脫)하여 허탈을 치료한다.
- 조작: 평자 0.3-0.5촌, 뜸
- 첨부: 현대 연구에서 통천을 침자하여 전간 대발작 환자의 뇌전도에서 규범화되었고, 양측 통천 투자 낙각하면 중풍 후에 소변실금에 효과가 있다.

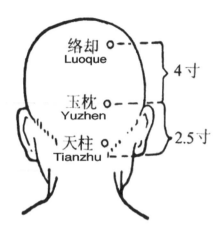

(8) 낙각(絡却): BL8

- 혈명해석: 제거한다는 뜻으로 목(目)내 적락(赤絡)을 제거한다. 또한 각(却)은 극(郄)과 같은 뜻으로 틈새로 낙각이라 한다.
- 위치: 전발제 직상 5.5촌, 정중선 방개 1.5촌
- 해부: 후두동맥, 정맥의 분지, 대후두신경의 분지가 분포하였다.
- 기능: 거풍통규(祛風通竅), 안신정지(安神定志)
- 주치: 두훈, 목시불명, 이명
- 배오: 솔곡, 열결을 배합하면 청열거풍(淸熱祛風)진통(鎭痛)하여 두통, 현훈을 치료하고; 천주, 후계를 배합하면 서근활락(舒筋活絡)하여 경항강통을 치료한다.
- 조작: 평자 0.3-0.5촌, 뜸

(9) 옥침(玉枕): BL9

- 혈명해석: 후두(後頭)에서 제일 높은 곳은 침골(후두골)이고, 양쪽의 뼈를 옥침골(玉枕骨)이라 옥침이라 부른다.
- 위치: 후발제 직상 2.5촌, 정중선 방개 1.3촌
- 해부: 후두정맥, 대후두신경의 분지가 분포하였다.
- 기능: 거풍명목(祛風明目)

- 주치: 두항통, 목통, 비색
- 배오: 대저, 합곡을 배합하면 소풍해표청열(疏風解表淸熱)하여 두통, 비색을 치료하고; 양백, 승읍을 배합하면 청열명목(淸熱明目)하여 목통(目痛)을 치료한다.
- 조작: 평자 0.3-0.5촌, 뜸

(10) 천주(天柱): BL10

- 혈명해석: 인체 두부는 천(天)이고, 경항부를 받치는 기둥이다. 혈위는 항부의승모근의 기시부, 천주골의 양쪽에 위치하여 천주라 한다.
- 위치: 후발제 직상 0.5촌, 정중선 방개 1.3촌
- 해부: 후두동맥, 정맥줄기, 대후두신경이 분포하였다.
- 기능: 산풍사(散風邪), 청두목, 서근맥(舒筋脉), 지경통(止痙痛)
- 배오: 열결, 후계를 배합하면 서근통락(舒筋通絡)하여 후두통, 항배강통을 치료하고; 합곡, 태양을 배합하면 청열명목(淸熱明目)하여 목적종통을 치료하며; 천돌, 소상을 배합하면 청열이인(淸熱利咽)으로 인염을 치료한다.
- 조작: 직자 또는 사자 0.3-0.5촌, 내상향 심자 불가, 뜸

· 배요부(39혈)

제1측선(25혈)

(11) 대저(大杼): BL11 팔회혈, 골회

- 혈명해석: 저(杼)는 방직기기의 북, 척주 양측에 횡돌 융기는 마치 북과 유사하여 대저라 한다.
- 위치: 제1흉추 극돌기하 정중선 방개 1.5촌
- 해부: 제1늑간 동맥, 정맥 배측지, 제1흉신경 후내측 피지가 분포하고, 심층에는 제1흉늑신경 후지 외측지가 분포하였다.
- 기능: 거풍청열(祛風淸熱), 선폐정천(宣肺定喘), 강근장골(强筋壯骨); 대저혈은 골기(骨

氣)가 모이는 곳이고, 또한 수족태양, 소양경의 교회혈로 선통태양, 소양경기하는 작용한다. 항배 근육강통, 일체 골병, 상반신경항, 척추골병을 치료한다. 본혈은 족태양경의 항배부 수혈로 독맥과 별락하고, 태양경은 일신을 지키며, 독맥은 일신지양(一身之陽)을 주하고; 혈하 내부는 폐가 위치하기에 본혈은 청열산풍(淸熱散風), 선폐해표(宣肺解表)하는 기능으로 폐계의 외부질병을 치료한다.

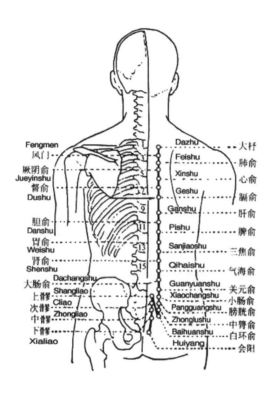

- 배오: 협척, 현종을 배합하면 강근골, 통경락, 조기혈하여 경추병을 치료하고; 현종, 신수, 태계, 족삼리를 배합하면 강근골, 거풍습하여 류마치스관절염을 치료하며; 열결, 단중을 배합하면 이폐지해평천(理肺止咳平喘)하여 기침, 기천을 치료하고; 신수, 대장수를 배합하면 강근골, 통경락하여 요추병을 치료한다.
- 조작: 사자 0.5-0.8촌, 뜸, 심자 불가
- 첨부: 현대 연구에서 신궐, 명문을 배합하고, 침자 방혈하면 좌골신경통 치료에 좋은 효

과가 있다. 보도문에서 대저혈 침자하면 통기량(通氣量)이 증가한다. 침자 마취에서 흉부를 절개한 후에 폐의 통기량(通氣量)을 증가시킨다.

(12) 풍문(風門): BL12

- 혈명해석: 풍사 출입 문호로 배부에 위치하고, 풍병을 주치한다.
- 위치: 제2흉추 극돌기하, 정중선 방개 1.5촌
- 해부: 제2늑간동맥, 정맥 배측지의 내측지가 있고, 제2-3흉신경 후지 내측피지가 분포되었다. 심층에는 제3흉신경 후지 외측지가 분포한다.
- 기능: 소풍해표(疏風解表), 선폐강기(宣肺降氣); 방광은 주일신지표(主一身之 表), 배부 상부에 위치하여 풍사가 들어가면 먼저 받기에 풍사 침입의 문호이고, 소풍해표(疏風解表)하는 기능이 현저하여 풍사의 외풍을 치료하고, 본혈은 선폐강기(宣肺降氣)하는 기능이 강하여 외감 기침 치료에 상용혈위이다.
- 주치: 감기, 기침, 발열, 두통, 항강, 흉배통, 담마진
- 배오: 견정(肩井), 지구를 배합하면 서근통락진통(舒筋通絡鎭痛)하여 견배통, 늑간신경통을 치료하고; 합곡, 외관을 배합하면 청열해표(淸熱解表)하여 발열기침을 치료하며; 곡지, 혈해를 배합하면 청열양혈(淸熱凉血)하여 담마진을 치료한다.
- 조작: 사자 0.5-0.8촌, 뜸
- 첨부: 현대 연구에서 풍문, 대저를 배합하여 기관지천식 치료에서 좋은 효과를 본다.

(13) 폐수(肺兪): BL13 배수혈

- 혈명해석: 폐장지기의 수주, 전수하는 곳이고, 폐질병을 치료하는 중요한 혈위이다.
- 위치: 제3흉추 극돌기하, 정중선 방개 1.5촌
- 해부: 제3늑간 동맥, 정맥 배측지의 내측지가 있고, 제3,4흉신경 후지 내측피지가 분포되어 있으며, 심층에는 제3흉신경 후지 외측지가 있다.
- 기능: 보익폐기(補益肺氣), 선폐평천(宣肺平喘), 자음청열(滋陰淸熱); 폐수는 폐의 질병, 기화병 치료를 위주하고, 폐기를 조절하며, 선폐평천(宣肺 平喘), 소위해표(疏衛解表)

하여 폐위(肺衛)의 질병을 치료하기에 폐 관련 기타 장부의 질병도 치료한다. 폐주피모(肺主皮毛)하여 피부병에도 폐수를 상용한다.

- 주치: 기침, 기천, 각혈, 골증(骨蒸), 조열(潮熱), 도한(盜汗)
- 배오: 대저, 정천, 단중, 중부를 배합하면 청열활혈양혈(淸熱活血涼血)하여 피부소양증, 담마진, 폐염, 기관지염을 치료하고; 삼음교, 고황을 배합하면 보허청열(補虛淸熱)하여 골증조열(骨蒸潮熱), 도한(盜汗)을 치료하고; 곡지, 혈해를 배합하며 거풍사(祛風邪), 화영혈(和營血), 화어체(化瘀滯)하여 우피선, 만성습진, 신경성피염을 치료한다.
- 조작: 사자 0.5-0.8촌, 뜸
- 첨부: 현대 연구에서 침자 폐수하면 관상동맥 죽양 반괴 형성을 일정하게 억제하는 작용한다. 폐수의 침자는 호흡기능을 증가시켜 폐 통기량, 폐활량과 산소의 소모량을 증가시키고, 현저하게 기도의 통기량을 개선한다.

(14) 궐음수(厥陰俞): BL14 배수혈
- 혈명해석: 수궐음심포 락하고, 족태양이 통과하여 궐음수라 한다.
- 위치: 제4흉추 극돌기하, 정중선 방개 1.5촌
- 해부: 제4늑간 동맥, 정맥 배측지가 있고, 제4-5흉신경 후지 내측 피지가 분포 되었으며, 심층에는 제4흉신경 후지 외측지가 있다.
- 기능: 관흉이기(寬胸理氣) 소통심맥(疏通心脉); 본혈은 심포의 기가 수주하는 곳이고, 심포의 기가 내통하여 관흉이기(寬胸理氣), 영심안신(寧心安神), 활혈지통(活血止痛)하는 기능이 있으며, 폐장에 근접함으로 폐기와 통하기에 심, 흉, 폐의 질병을 치료한다.
- 주치: 심통, 심계, 흉민, 해수, 구토, 불면 등의 신지병
- 배오: 단중, 위수를 배합하면 관흉이기(寬胸理氣), 활혈지통(活血止痛)하여 심통, 심계, 흉만번민(胸滿煩悶)을 치료하고; 내관, 위수를 배합하면 이기화위(理氣和胃)하여 위통, 구토를 치료하며; 간사, 신문을 배합하면 양심안신(養心安神)하여 심번실면, 신경쇠약을 치료한다.
- 조작: 사자 0.5-0.8촌, 뜸

(15) 심수(心俞): BL15 배수혈

- 혈명해석: 심이 배부에 연결되고, 족태양이 통과하여 심수라 한다.
- 위치: 제5흉추 극돌기하, 정중선 방개 1.5촌
- 해부: 제5늑간 동맥, 정맥 배측지의 내측지가 있고, 제5-6흉신경 후지 내측지가 분포되었으며, 심층에는 제5흉신경 후지 외측지가 있다.
- 기능: 활혈이기(活血理氣), 양심안신(養心安神); 심수는 심기가 수주하는 곳으로 심에 통하고, 심주혈맥(心主血脈), 주신지(主神志)하여 심수에 침자하면 관흉이기(寬胸理氣), 활혈화어(活血化瘀), 안신정지(安神定志)하는 효과가 있기에 심장질병, 전광간(癲狂癎) 등 신지병, 심과 관련한 소장, 간, 위, 담, 폐, 신의 질병을 치료한다.
- 주치: 심통, 경계, 실면, 건망, 전간, 기침, 토혈, 도한, 유정
- 배오: 거궐을 배합하면 행기활혈(行氣活血)하여 심통으로 인한 배통, 관심병, 협심증을 치료하고; 신문, 삼음교를 배합하면 조심비(調心脾), 영심신(寧心神)하여 건망, 실면, 경계, 몽유를 치료하며; 태연, 공최를 배합하면 청폐열(淸肺熱) 이폐기(理肺氣)하여 기침, 각혈을 치료한다.
- 조작: 사자 0.5-0.8촌, 뜸
- 첨부: 현대 연구에서 관심병에 심수, 궐음수를 온구하면 임상에서 증상, 심전도, 고지혈증 개선치료에 좋은 효과가 있었다.

(16) 독수(督俞): BL16

- 혈명해석: 독맥에 통하고, 독맥의 배수혈로 독수라 부른다.
- 위치: 제6흉추 극돌기하, 정중선 방개 1.5촌
- 해부: 제6늑간동맥, 정맥 배측지의 내측지가 있고, 견갑배부신경 제6-7흉신경 후지 내측지가 분포되었으며, 심층에는 제6흉신경 후지 외측지가 있다.
- 기능: 관흉이기(寬胸理氣), 강역지구(降逆止嘔)
- 주치: 심통, 흉민, 한열, 기천, 복통, 복창, 장명, 애역
- 배오: 합곡, 족삼리를 배합하면 이기화위(理氣和胃)하여 위통, 애역, 복창을 치료하고;

견정(肩井), 단중을 배합하면 청열활혈(淸熱活血), 행기지통(行氣止痛)하여 유옹, 유선 증식을 치료한다.

- 조작: 사자 0.5-0.8촌, 뜸

(17) 격수(膈俞): BL17 팔회혈 혈회혈

- 혈명해석: 횡격이 배부에 연결되고, 족태양경이 통과하여 격수라 한다.
- 위치: 제7흉추 극돌기하, 정중선 방개 1.5촌
- 해부: 제7늑간동맥, 정맥의 내측지가 있고, 제7,8흉신경 후지 내측피지가 분포되었으며, 심층에는 제7흉신경 후지외측지가 있다.
- 기능: 활혈지혈(活血止血), 관중강역(寬中降逆); 격수혈은 횡격막과 근접하고, 심, 폐, 간, 비 등의 주요 장기와 밀접한 관계가 있고, 침자 보사법으로 모든 혈증을 치료한다. 각종 원인의 심혈어체(心血瘀滯), 심맥비조(心脉痹阻)의 심통, 심계는 본혈로 치료한다. 격수와 간비위와 밀접한 관계가 있기에 관중강역(寬中降逆)하는 작용이 있고, 흔히 위기불강(胃氣不降)의 병증을 치료하며, 혈위 인근에 폐장이 위치하여 폐기에 통하고, 선폐이기(宣肺理氣), 지해평천(止咳平喘)하는 효과로 폐계의 질병을 치료한다.
- 조작: 사자 0.5-0.8촌, 뜸
- 첨부: 현대 연구에서 음허양성형(陰虛陽盛型) 당뇨병 치료에서 격수, 비수를 사법하면 일정한 효과가 있고, 혈당은 점차 내려가고, 혈액점도 내려가며, 혈류는 가속화되어 미세순환이 개선된다. 혈청의 인슐린을 조절하는 좋은 기능이 있고, T_3, T_4는 하강하는 추세이다.

(18) 간수(肝俞): BL18 배수혈

- 혈명해석: 배부에 간과 연결되고, 태양경이 통과하여 간수라 한다.
- 위치: 제9흉추 극돌기하, 정중선 방개 1.5촌
- 해부: 제9늑간동맥, 정맥 배측지의 내측지가 있고, 제9, 10흉신경 내측지 피지가 분포되었으며, 심층에는 제9흉신경 후지 외측지가 있다.

- 기능: 소간이담(疏肝利膽), 안신명목(安神明目); 간수는 간장의 기가 수주(輸 注)하는 곳이고, 간에 통하며, 간주소설(肝主疏泄), 담과 표리하며, 간수의 침자는 소간이담이기(疏肝利膽理氣)하는 작용으로 간실소설(肝失 疏泄), 간기울결(肝氣鬱結)의 간 증상을 치료한다.
- 주치: 협통, 황달, 목적(目赤), 목시불명, 야맹, 영풍유루, 전광간, 척배통
- 배오: 기문(期門)과 배합하면 청리간담습열(淸利肝膽濕熱)하여 간염, 담낭염, 협통을 치료하고; 신수, 태계를 배합하면 자음양혈보신(滋陰養血補腎)하여 건망, 실면을 치료하며; 대추, 곡지를 배합하면 청열사화(淸熱瀉 火), 안신정지(安神定志)하여 전간, 정신분열증을 치료한다.
- 조작: 사자 0.5-0.8촌, 뜸
- 첨부: 현대 연구에서 안검하수에 간수, 격수를 침자하면 좋은 효과가 있고; 위완통에 간수, 담수, 비수를 치료하면 좋은 효과가 있다.

(19) 담수(膽俞): BL19 배수혈

- 혈명해석: 담은 간의 아래에 위치하고, 배부에 연결되어 족태양이 통과하여 담수라 한다.
- 위치: 제10흉추 극돌기하, 정중선 방개 1.5촌
- 해부: 제10늑간동맥, 정맥의 내측지가 있고, 제10흉신경 후지 내측피지가있으며, 심층에는 제10흉신경 후지 외측지가 있다.
- 기능: 이담지통(利膽止痛), 청열이습(淸熱利濕); 담수는 담부기가 수주하는 곳이고, 내부로 담에 통하기에 본혈의 침자는 이담(利膽)하는 기능이 있다. 담과 간은 표리관계이고, 위와 밀접한 관계이며, 담수와 간수, 위수를 배합하여 소화계통질병을 치료한다. 흉협은 간담경맥 순행하는 곳으로 혈위는 흉협에 근접하여 흉협통증에 본혈을 사용한다. 담수혈을 침자하면 청리습열(淸利濕熱)하는 작용으로 폐로(肺癆) 조열을 치료하고, 담은 결단을 주하여 신(神)과 관련되어 신지병도 치료한다.
- 주치: 황달, 구고(口苦), 협통, 폐로(肺癆), 조열
- 배오: 양릉천, 태충을 배합하면 서간이기화위(舒肝理氣和胃)하여 구토, 위염, 담도회충

증을 치료하고; 일월을 배합하면 소간이담(疏肝利膽), 청열제습(淸熱除濕)하여 황달, 담낭염을 치료하며; 고황, 삼음교를 배합하면 양음청열건비(養陰淸熱健脾)하여 인통, 폐로(肺癆), 조열을 치료한다.

- 조작: 사자 0.5-0.8촌, 뜸

- 첨부: 현대 연구에서 담수, 간수를 취하여 담도질병, 만성담낭염을 치료하면 좋은 효과가 있다. 담수를 위주하여 매선으로 담낭염, 담결석 128례를 치료하여 좋은 효과를 보았다. 담도회충증은 담수혈 안마하면 일정한 효과가 있다.

(20) 비수(脾兪): BL20 배수혈

- 혈명해석: 비의 배부에 연결되고, 태양경이 통과하여 비수라 한다.

- 위치: 제11흉추 극돌기하, 정중선 방개 1.5촌

- 해부: 제11늑간동맥, 정맥 배측지의 내측지가 있고, 제11흉신경 후지 내측 피지가 분포되어 있다.

- 기능: 건비이습(健脾利濕), 승청지사(升淸止瀉), 익기통혈(益氣統血); 비수는 비장의 기가 수주(輸注)하는 곳이고, 내부로 비(脾)와 통하며, 비와 관련되는 질병은 모두 비수를 취한다. 비실운화(脾失運化), 비불승청(脾 不升淸)의 수습내정(水濕內停), 장기하수, 운화실상(運化失常), 생혈부족(生血不足), 비실통혈(脾失統血), 혈불양신(血不養神), 비생담탁(脾生痰濁), 탁조신규(濁阻神竅)의 신지병 등은 비수혈로 치료하고, 비위허약, 각종 만성출혈성 질병 치료의 주혈이다.

- 주치: 복창, 납매, 구토, 설사, 이질, 변혈, 수종, 배통

- 배오: 장문을 배합하면 건비화위(健脾和胃)하여 위통, 복창을 치료하고; 격수, 대추를 배합하면 부비통혈(扶脾統血), 청열지혈(淸熱止血)하여 토혈, 변혈을 치료하며; 족삼리, 삼음교를 배합하면 청열이습(淸熱利濕), 건비양간(健脾養肝)하여 황달, 간염을 치료한다.

- 조작: 사자 0.5-0.8촌, 뜸

(21) 위수(胃俞): BL21배수혈

- 혈명해석: 위는 오곡지해, 위막은 위, 배부에 연결되고, 족태양이 통과하여 위수라 한다.

- 위치: 배부, 제12흉추 극돌기하, 정중선 방개 1.5촌

- 해부: 요배근막, 최장근, 장골늑근지간; 늑하동맥, 정맥 후지; 제12흉신경 후지의 피지, 심층에 제12흉신경 후지 외측지가 분포

- 기능: 화위건비(和胃建脾), 소체강기(消滯降氣); 위수는 위부(胃腑)의 기가 수주(輸注)하는 곳이고, 내부로 위에 통하여 위와 관련되는 병증을 치료한다. 위주소화(胃主消化), 위기주강(胃氣主降), 담다실증(痰多實症)에 위수를 침자하여 위기상역(胃氣上逆), 식체불화(食滯不化)의 각 증상을 치료한다.

- 주치: 흉늑통, 위완통, 구토, 복창, 장명

- 배오: 상거허, 삼음교를 배합하면 건비이습(健脾利濕)하여 설사, 이질을 치료하고; 중완을 배합하면 이기화위(理氣和胃)하여 위통, 구토를 치료하며; 내관, 양구를 배합하면 관중화위지통(寬中和胃止痛)하여 위경련, 췌장염을 치료한다.

- 조작: 사자 0.5-0.8촌, 뜸

(22) 삼초수(三焦俞): BL22 배수혈

- 혈명해석: 수소양삼초 경기가 전수하는 곳이고, 삼초의 사기를 주치하여 삼초수라 한다.

- 위치: 요부, 제1요추 극돌기하, 정중선 방개 1.5촌

- 해부: 요배근막, 최장근과 장골늑근지간; 제1요추 동맥, 정맥 후지; 제10흉신경 후지의 피지, 심층은 제1요신경 후지의 외측지 분포

- 기능: 통리삼초(通利三焦), 온양화습(溫陽化濕); 삼초경기가 수주하는 곳이고, 삼초를 통조(通調)하여 수도를 조절하는 기능으로 수액대사 실상질병을 치료한다. 건비화위(健脾和胃), 제습지사(除濕止瀉), 소식화적(消食化積)하는 기능으로 습조중초(濕阻中焦)의 비위질병을 치료한다. 기타 질병 두통, 실면 등도 변증 선택한다.

- 주치: 장명, 복창, 구토, 설사, 이질, 수종, 요배강통

- 배오: 신주를 배합하면 온보신양(溫補腎陽), 강장요슬(强壯腰膝)하여 요척강통, 척주염

을 치료하고; 석문을 배합하면 이뇨소종(利尿消腫)하여 수종, 소변불리를 치료한다.

- 조작: 직자 0.5-1촌, 뜸

- 첨부: 현대 연구에서 위병에 위수, 비수를 매선하여 만성위염과 위궤양병 388례를 치료하여 좋은 효과가 있었다.

(23) 신수(腎兪): BL23 배수혈

- 혈명해석: 신(腎)에 연결되고, 족태양경맥이 통과하여 신수라 한다.

- 위치: 제2요추 극돌기하, 정중선 방개 1.5촌

- 해부: 제2요동맥, 정맥 배측지의 내측지가 있고, 제1요신경 후지 외측지가 분포되었으며, 심층에는 제1요신경총이 있다.

- 기능: 익신고정(益腎固精), 이수소종(利水消腫), 명목총이(明目聰耳); 신장의 기가 수주하는 곳이고, 내부로 신장에 통하여 익신고정(益腎固精)하여 신허증을 치료하는 요혈이다. 자보신음(滋補腎陰), 온장신양(溫壯腎陽), 보허배원(補虛培元)하는 기능이 있다. 신장질병과 신장관련 질병을 치료한다. 예를 들면 폐, 비, 간, 심의 병증, 심과 관련되는 오관, 뇌, 수(髓) 병증, 각종의 요통, 신허요통을 치료한다. 주로 비뇨기, 생식기, 신허의 각 증상을 치료한다.

- 주치: 유뇨, 유정, 양위, 월경부조, 백대, 수종, 이명, 이롱, 요통

- 배오: 은문, 위중을 배합하면 행기통경락하여 요슬산통을 치료하고; 경문을 배합하면 온보신양(溫補腎陽)하여 유정, 양위, 월경부조를 치료하며; 청궁, 이문, 예풍을 배합하면 익신기총이(益腎氣聰耳)하여 이명, 이롱을 치료하고; 관원, 삼음교를 배합하면 장원양(壯元陽), 조운화(助運化), 이수습(利水濕)하여 신염, 소변불리, 수종을 치료하며; 태계, 삼음교를 배합하여 월경부조를 치료한다.

- 조작: 직자 0.5-1촌, 뜸

- 첨부: 실험에서 신수, 또는 경문혈은 신장의 뇨액 분비를 억제한다.

(24) 기해수(氣海俞): BL24

- 혈명해석: 임맥의 기해와 상응하고, 양기를 전수하며, 신의 납기기능을 도움으로 기해수라 한다.
- 위치: 제3요추 극돌기하, 정중선 방개 1.5촌
- 해부: 요배근막, 최장근과 장골늑근지간; 제2요동맥, 정맥 배측의 내측지가 있고, 제3요신경 후지 외측 피지가 분포되어 있으며, 심층에는 제1요신경총이 있다.
- 기능: 통조기혈(通調氣血), 강건요슬(强健腰膝)
- 주치: 장명복창, 치루, 생리통, 요통
- 배오: 은문, 곤륜을 배합하면 서근통락지통(舒筋通絡止痛)으로 요통, 하지마비를 치료하고; 승산, 삼음교를 배합하면 이기활혈(理氣活血), 화어소치(化瘀消痔)하여 생리통, 치질을 치료하며; 족삼리, 천추를 배합하여 복창, 장명을 치료한다.
- 조작: 직자 0.5-1촌, 뜸
- 첨부: 현대 연구에서 좌골신경통에 기해수를 침자 3-4촌하고, 양릉천, 절골을 배합하여 200례를 치료한 결과 좋은 효과가 있었다.

(25) 대장수(大腸俞): BL25 배수혈

- 혈명해석: 혈위는 대장에 근접하고, 대장경 경기를 전수(轉輸)하여 대장질병을 주치하여 대장수라 한다.
- 위치: 제4요추 극돌기하, 정중선 방개 1.5촌
- 해부: 요배근막, 최장근과 장골늑근지간; 제4요동맥, 정맥의 배측지의 내측 지가 있고, 제3요신경 후지가 분포되었으며, 심층에는 요신경총이 있다.
- 기능: 통조장위(通調腸胃), 강장요척(强壯腰脊); 본혈은 대장부기가 수주하는 곳이고, 내부로 대장에 통한다. 폐와 표리하고, 비위는 음식의 소화흡수, 전도와 밀접한 관계가 있기에 본혈은 통조장위(通調腸胃)하는 작용하여 위장질병 치료에 중요한 혈위이다. 요부에 위치하여 강장요척(强壯腰脊)하는 기능으로 요천부 하지질병 치료에 상용혈위이다.

- 주치: 복창, 설사, 변비, 요통
- 배오: 지양, 요양관을 배합하면 강근골(強筋骨), 이요슬(利腰膝)하여 요척천장골 통증을 치료하고; 천주를 배합하면 건비소적(健脾消積)하여 위장적체, 장명, 복사를 치료하며; 기해, 족삼리, 지구, 상거허, 승산을 배합하면 청열통변하여 변비를 치료하고; 환도, 위중, 양릉천을 배합하면 통락지통(通絡止痛)하여 급성요염좌를 치료한다.
- 조작: 직자 0.8-1.2촌, 뜸

(26) 관원수(關元俞): BL26

- 혈명해석: 임맥의 관원과 상응하여 원기를 조절하고, 원양 질병을 치료하여 관원수라 한다.
- 위치: 제5요추 극돌기하, 정중선 방개 1.5촌
- 해부: 천극근, 요천최하동맥, 정맥 후지의 내측지, 제5요신경 후지 분포
- 기능: 이하초(理下焦), 건요슬(健腰膝), 화습체(化濕滯)
- 주치: 복창, 설사, 소변빈삭 또는 불리, 유뇨, 요통
- 배오: 관원, 복류를 배합하면 고본배원(固本培元)하여 요통, 유뇨, 빈혈을 치료하고; 중극, 수도를 배합하면 청열제습(淸熱除濕)하여 소변불리를 치료하며; 기해를 배합하여 복창을 치료한다.
- 조작: 직자 0.8-1.2촌, 뜸

(27) 소장수(小腸俞): BL27 배수혈

- 혈명해석: 소장이 배부에 연결되고, 족태양맥이 통과하여 소장수라 한다.
- 위치: 제1천골공 수평높이 후정중선 방개 1.5촌
- 해부: 천장골근 기시부와 대둔근 기시부 지간; 제4요동맥, 정맥의 배측지의 내측지가 있고, 제5요신경 후지가 분포되어 있으며, 심층에는 요신경총이 있다.
- 기능: 통조장부(通調腸腑), 청열이습(淸熱利濕); 본혈은 소장부기(小腸腑氣)가 수주하는 곳이고, 내부로 소장부에 통하며, 침자하여 통조장부(通調腸腑), 청열이습(淸熱利

濕)하는 기능이 있다. 중, 하초에 습열로 청탁(清濁)을 가리지 못하는 이변(二變) 질병을 치료한다.

- 주치: 유정, 유뇨, 뇨혈, 백대, 하복창통, 설사, 이질, 산기, 요퇴통
- 배오: 대횡, 하거허를 배합하면 청열건비거습(清熱健脾祛濕)하여 장염, 설사, 이질을 치료하고; 관원을 배합하면 온양고탈(溫陽固脫)하여 하원부족, 유정, 유뇨를 치료하며; 천추, 족삼리, 상거허, 관원을 배합하여 복창, 이질, 변비를 치료하고; 신수, 삼음교, 삼초수, 관원, 곡천을 배합하여 비뇨기계 결석을 치료한다.
- 조작: 직자 또는 사자 0.8-1촌, 뜸

(28) 방광수(膀胱俞): BL28 배수혈

- 혈명해석: 방광의 계막이 배부에 연결되고, 방광경이 통과하여 방광수라 한다.
- 위치: 제2천골공 수평높이 후정중선 방개 1.5촌
- 해부: 천골극근 기시부와 대둔근 기시부 지간; 천골 외측동맥, 정맥 후지 외측지가 있고, 중둔상피신경 분지, 제1-2천골신경 후지 외측지가 분포되었다.
- 기능: 청열이뇨(清熱利尿), 배보하원(培補下元), 강건요척(强健腰脊); 본혈은 방광부기가 수주하는 곳이고, 내부로 방광에 통하며, 방광은 주수액대사하기에 본혈을 침자하여 청열이뇨(清熱利尿)하는 기능으로 습열하주(濕熱下注)를 치료한다.
- 주치: 소변불리, 유뇨, 설사, 변비, 요척강통
- 배오: 중극을 배합하면 청열이습(清熱利濕)하여 수도불리, 융폐, 소변적삽을 치료하고; 근축, 독비를 배합하면 통활락(通活絡), 건요슬(健腰膝)하여 요척강통, 하지무력을 치료하며; 음렴, 혈해를 배합하면 거풍청열(祛風清熱), 활혈지양(活血止痒)하여 음부소양, 임탁(淋濁)을 치료하고; 신수를 배합하여 소변불리를 치료한다.
- 조작: 직자 또는 사자 0.8-1.2촌, 뜸
- 첨부: 현대 연구에서 방광수를 침자하면 방광의 수축을 강화한다. 다른 혈위와 비교해 본바 기타 혈위에서는 방광기능에 영향을 미치지 않는다.

(29) 중려수(中膂兪): BL29

- 혈명해석: 려(膂)는 척주 양방에 솟은 근육, 전신 신장(身長)의 중부라 중려수라 한다.
- 위치: 제3천골공 수평높이 후정중선 방개 1.5촌
- 해부: 대둔근, 심층에는 천골결절인대 기시부; 둔하동맥, 정맥의 분지, 제5요신경 후지
  가 분포
- 기능: 이기지시(理氣止瀉), 강건요슬(强健腰膝)
- 주치: 설사, 산기, 요척강통
- 배오: 위중, 곤륜을 배합하면 서근골(舒筋骨), 통경락(通經絡), 거어혈(祛瘀血)하여 요척
  강통, 좌골신경통을 치료하고; 천추, 기해를 배합하면 이기혈(理氣血), 조장부(調臟腑)
  하여 복창, 장염을 치료하며; 대돈을 배합하여 산기를 치료한다.
- 조작: 직자 1–1.5촌, 뜸

(30) 백환수(白環兪): BL30

- 혈명해석: 제부와 상응하여 생명의 뿌리이고, 정실과 자궁에 통하여 백환수라 한다.
- 위치: 제4천골공 수평높이 후정중선 방개 1.5촌
- 해부: 대둔근, 천골결절인대 하내연; 둔하동맥, 정맥, 심층은 음부 내동맥, 정맥; 피신경
  이 분포하고, 심층은 음부신경이 분포
- 기능: 청열이습(淸熱利濕)
- 주치: 유뇨, 산기, 유정, 월경부조, 백대, 요부통증
- 배오: 삼음교, 신수를 배합하면 보신활혈조경(補腎活血調經)하여 백대, 유뇨, 월경부조를
  치료하고; 승산, 이백을 배합하면 청열소종지혈(淸熱消腫止血)하여 치질을 치료한다.
- 조작: 직자 1–1.5촌, 뜸

(31) 상료(上髎): BL31

- 위치: 제1천골공 중
- 해부: 요골극근 기시부와 대둔근의 기시부; 천골 외측동맥, 정맥 분지가 있고, 제1천골

신경 후지가 분포

- 기능: 조리하초(調理下焦), 강건요퇴(强健腰腿)

- 주치: 대소변불리, 월경부조, 대하, 음정, 유정, 양위, 요통

- 배오: 기해, 혈해를 배합하면 조경지대(調經止帶)하여 월경부조, 대하를 치료하고; 삼음교, 중극을 배합하여 소변불리 치료한다.

- 조작: 직자 1-1.5촌, 뜸

(32) 차료(次髎): BL32

- 위치: 제2천골공 중

- 해부: 대둔근 기시부; 천골 외측동맥, 정맥 후지; 제2천골신경후지 통과부위

- 주치: 산기, 월경부조, 생리통, 대하, 소변불리, 유정, 요통, 하지위비

- 배오: 관원, 삼음교를 배합하면 조리하초(調理下焦), 활혈조경(活血調經)하여 월경부조, 대하를 치료하고; 상구, 용천을 배합하면 건비신(健脾腎), 난포궁(暖胞宮)하여 생리통, 불임을 치료한다.

- 조작: 직자 1-1.5촌, 뜸

(33) 중료(中髎): BL33

- 위치: 제3천골공 중

- 해부: 대둔근 기시부, 천골외측동맥, 정맥 후지가 있고, 제3천골신경 후지가 분포하였다.

- 기능: 조리하초(調理下焦), 강건요슬(强健腰膝)

- 주치: 변비, 설사, 소변불리, 월경부조, 대하, 요통

- 배오: 은문, 승산을 배합하면 서근활락지통(舒筋活絡止痛)하여 요통, 하지마비를 치료하고; 관원수, 삼음교를 배합하면 조경청열이습(調經淸熱利濕)하여 월경부조, 적백대하를 치료하며; 합곡, 족삼리를 배합하면 이기화위조장(理氣和胃調腸)하여 복창, 변비를 치료한다.

- 조작: 직자 1-1.5촌, 뜸

(34) 하료(下髎): BL34

- 위치: 제4천골공 중
- 해부: 대둔근 기시부, 천골외측 동맥, 정맥 후지가 있고, 제4천골신경 후지가 분포하였다.
- 기능: 조리하초(調理下焦), 강건요퇴(强健腰腿)
- 주치: 복통, 변비, 소변불리, 대하, 요통
- 배오: 풍시, 곤륜을 배합하면 거풍제습(祛風除濕), 통락지통(通絡止痛)하여 요통, 하지 비위를 치료하고; 축빈, 태계를 배합하면 보신조경(補腎調經), 화혈지혈(和血止血)하여 생리통, 붕루를 치료한다.
- 조작: 직자 1-1.5촌, 뜸

(35) 회양(會陽): BL35

- 혈명해석: 태양과 독맥지회로 양기가 모이는 곳이다. 미골첨의 양측에 회음과 상대하여 회양이라 한다.
- 위치: 미골첨부 방개 0.5촌
- 해부: 대둔근, 둔하동맥, 정맥 분지가 있고, 천층에는 둔중피신경이 있으며, 심층에는 둔하신경이 있다.
- 기능: 개양상사(開陽上瀉)
- 주치: 설사, 변혈, 치질, 양위, 대하
- 배오: 곡지, 혈해를 배합하면 거풍제습(祛風除濕), 활혈지양(活血止痒)하여 음부피염, 소양증을 치료하고; 백회, 장강을 배합하면 승양고탈(升陽固脫)하여 탈항, 치질을 치료한다.
- 조작: 직자 1-1.5촌, 뜸

· 하지부(11혈)

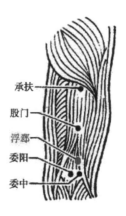

(36) 승부(承扶): BL36

- 혈명해석: 승은 받든다는 뜻, 부는 부축한다는 뜻이다. 둔부의 횡문에 위치하여 본혈은
  상반신을 받들고, 하반신을 부축한다고 승부라 한다.
- 위치: 둔하(臀下) 횡문 중점
- 해부: 대둔근 하연, 좌골신경을 수반하는 동맥, 정맥이 있고, 대퇴 후피신경이 분포되어
  있으며, 심층에는 좌골신경이 있다.
- 기능: 서근, 활혈, 지통
- 주치: 요천둔부 대퇴부통증, 치질
- 조작: 직자 1-2촌, 뜸

(37) 은문(殷門): BL37

- 혈명해석: 은(殷)은 성대하다는 뜻이다. 승부 아래 위치하고, 이곳은 근육이 넓고 풍부
  하며, 본경 경맥이 출입하는 중요한 곳으로 은문이라 한다.
- 위치: 승부혈과 위중혈 연선상 승부혈하 6촌
- 해부: 반건근과 대퇴이두근지간, 심층은 대수근, 외측에는 대퇴 심동맥, 정맥의 제3천지
  가 있고, 대퇴 후피신경과 좌골신경이 분포되었다.

- 기능: 장요척(壯腰脊), 강근골(强筋骨)
- 주치: 요퇴통, 하지위비.
- 배오: 신수, 위중을 배합하면 건요보신(健腰補腎), 서근활락(舒筋活絡)하여 요척통증을 치료하고; 풍시, 족삼리를 배합하면 이요퇴(利腰腿), 거풍습(祛風濕)하여 하지위비를 치료한다.
- 조작: 직자 1-2촌, 뜸

(38) 부극(浮隙): BL38

- 혈명해석: 부(浮)는 떠 있다는 뜻, 극은 틈새. 족태양 천표부위의 극혈로 부극이라 한다.
- 위치: 위양혈 상 1촌, 대퇴이두근건 내측
- 해부: 대퇴이두근건 내측, 슬상 외측정맥과 동맥이 있고, 천층에는 대퇴 후피신경이 분포되었으며, 심층에는 총비골신경이 있다.
- 기능: 서근청열(舒筋淸熱)
- 주치: 변비, 대퇴 슬와부통증, 마목
- 배오: 승산, 곤륜을 배합하면 서근통락(舒筋通絡)하여 대퇴둔부마목, 하지비위, 하퇴경련을 치료하고; 척택, 상거허를 배합하면 이기화위(理氣和胃)하여 급성위장염을 치료한다.
- 조작: 직자 1-1.5촌, 뜸

(39) 위양(委陽): BL39 삼초경 하합혈

- 혈명해석: 혈은 슬와횡 외측단, 위중과 수평하고, 혈위가 위중 외측에 위치하여 위양이라 한다.
- 위치: 슬와횡문 외측단 대퇴이두건근 내측
- 해부: 부극과 동일하다.
- 기능: 소리삼초(疏理三焦), 통경활락(通經活絡); 위양은 족태양방광경이고, 방광은 주도지관(州都之官)이며, 주수액대사(主水液代謝)하며, 본혈을 침자하면 통리삼초(通利

三焦), 거습이수(祛濕利水)하는 기능으로 소변불리를 치료한다. 본혈은 온신장양(溫腎壯陽), 거풍제습(祛風除濕), 통락지통(通絡止痛)하는 기능으로 본경 순행 소과 부위의 근육비통을 치료한다.

- 주치: 복만, 소변불리, 요척강통, 퇴족련통
- 배오: 은문, 태백을 배합하면 건비거습(健脾祛濕), 서근통락(舒筋通絡)하여 요통을 치료하고; 삼초수, 신수, 삼음교, 곤륜을 배합하면 건비신(健脾腎), 조삼초(調三焦), 이방광(利膀胱)하여 신염, 소변불리를 치료한다.
- 조작: 직자 1-1.5촌, 뜸

(40) 위중(委中): BL40 합토혈, 방광하합혈

- 혈명해석: 위(委)는 굽힌다는 뜻이며, 중(中)은 정중, 혈위는 슬와부, 횡문 중(中)앙에 위치하여 위중이라 한다.
- 위치: 슬와횡문 중앙
- 해부: 피하에는 대퇴슬와정맥이 있고, 심층 내측에는 슬와정맥, 최심층에는 슬와동맥이 있다. 대퇴 후피신경, 경골신경이 분포되어 있다.

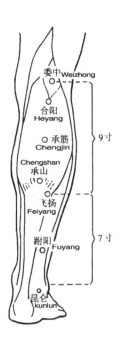

- 기능: 서근통락(舒筋通絡), 청열양혈(淸熱凉血)

- 주치: 요통, 하지비위, 복통, 토사, 소변불리, 유뇨, 단독

- 배오: 신수, 대장수, 요양관을 배합하면 강요서근(强腰舒筋), 활락지통(活絡止痛)하여 급성요부염좌, 요퇴통을 치료하고; 환도, 양릉천, 승산, 현종을 배합하면 보수강근(補髓强筋), 활혈통락(活血通絡)하여 좌골신경통, 하지위비를 치료하며; 족삼리, 삼음교를 배합하여 슬대퇴내측통을 치료하고; 곡지, 풍시를 배합하면 거풍청열(祛風淸熱), 양혈해독(凉血解毒)하여 습진, 정창(疔瘡)을 치료한다.

- 조작: 직자 1~1.5촌 또는 방혈

(41) 합양(合陽): BL55

- 혈명해석: 족태양경 두 갈래의 지맥이 합하는 곳으로 합양이라 한다.

- 위치: 위중혈 직하 2촌

- 해부: 대복재정맥, 심층에는 슬와동맥, 정맥이 있고, 비복근 내측 피신경이 분포되었으며, 심층에는 경골신경이 있다.

- 기능: 이요슬(利腰膝), 조하초(調下焦)

- 주치: 요척강통, 하지위비, 산기, 붕루

- 배오: 환도, 양릉천을 배합하면 서근통락(舒筋通絡), 활혈지통(活血止痛)하여 하지통증, 마비를 치료하고; 요양관을 배합하여 요통을 치료한다.

- 조작: 직자 1~2촌, 뜸

(42) 승근(承筋): BL56

- 혈명해석: 승(承)은 받아들인다는 뜻이며, 근(筋)은 근육으로 비복근을 말한다. 혈은 근복중에 위치하여 승근이라 한다.

- 위치: 위중혈 직하 5촌

- 해부: 대복재정맥이 있고, 심층에는 경골 후동맥이 있으며, 비복내측 피신경이 분포되어 있고, 심층에는 경골신경이 있다.

- 기능: 개양보기(開陽補氣), 통리요슬(通利腰膝)
- 주치: 치질, 요퇴 구급통증
- 배오: 양릉천, 족삼리를 배합하여 건비서근(健脾舒筋), 활혈통락(活血通絡)하여 하지위비를 치료하고; 위중을 배합하여 하지련통을 치료한다.
- 조작: 직자 1~1.5촌, 뜸
- 첨부: 현재 하지마비, 비복근경련, 좌골신경통 치료에 흔히 사용한다.

(43) 승산(承山): BL57

- 혈명해석: 비복근 양 근복의 교계처, 승근 아래 위치하고, 산의 골짜기 모양으로 하지에서 전신을 받치는 산과 유사하여 승산이라 한다.
- 위치: 위중혈과 곤륜의 중점, 위중혈 하8촌
- 해부: 대복재정맥, 심층에는 경골 후동맥, 정맥이 있고, 비복 내측 피신경이 분포되었으며, 심층에는 경골신경이 있다.
- 기능: 서근활락(舒筋活絡), 치질치료
- 주치: 치질, 각기, 변비, 요퇴구급통증
- 배오: 환도, 양릉천을 배합하면 서근활혈통락(舒筋活血通絡)하여 비복근경련, 하지비위를 치료하고; 대장수, 질변을 배합하면 이기청열(理氣淸熱), 통조장부(通調腸腑)하여 변비, 치질을 치료한다.
- 조작: 직자 1~2촌, 뜸

(44) 비양(飛揚): BL58 낙혈(絡穴)

- 혈명해석: 족태양지락은 마치 족소양경으로 날아오르고, 본혈을 날아오르는 것에 비유하여 비양이라 한다.
- 위치: 곤륜 직상 7촌, 승산혈 외하방
- 해부: 비복근과 가자미근; 비골동맥이 있고, 비복 외측 피신경이 분포되었다.
- 기능: 청열해독(淸熱解毒), 서근활락(舒筋活絡); 본혈은 족태양방광경이고, 태양은 주

표(主表)한다. 본혈은 청열거풍(清熱祛風) 작용으로 풍열의 두(頭), 목(目), 비(鼻) 등의 병증을 치료하고, 서근활락(舒筋活絡) 작용으로 요척, 하지위비를 치료한다.

- 주치: 두통, 목현, 요퇴통증, 치질
- 배오: 백회, 후계를 배합하면 성뇌개규(醒腦開竅)하여 전광간(癲狂癎)을 치료하고; 태계를 배합하면 청리두목(清理頭目), 자음양혈(滋陰養血)하여 두통, 목현, 비연을 치료하며; 위중을 배합하여 하지통증을 치료한다.
- 위치: 직자 1-1.5촌, 뜸

(45) 부양(跗陽): BL59 양교극혈

- 혈명해석: 족외과 상 3촌, 근골지간, 태양은 앞, 소양은 뒤, 두 개 양맥은 동행하여 부양이라 한다.
- 위치: 곤륜혈 직상 3촌
- 해부: 대복재정맥이 있고, 심층에 비골동맥 말지가 있으며, 비복신경이 분포되어 있다.
- 기능: 통경활락(通經活絡), 청열소풍(清熱疏風); 양교맥은 일신음양의 기를 교통하여 지체 운동기능을 조절한다. 부양은 태양방광경이고, 양교맥의 극혈이기에 통경활락(通經活絡), 청열소풍(清熱疏風)하는 효과로 족태양방광경 순행 부위의 외경병증을 치료한다.
- 주치: 두통, 요천부통증, 하지위비, 외과종통
- 배오: 환도, 위중을 배합하면 서근활혈통락(舒筋活血通絡)하여 하지위비를 치료한다.
- 조작: 직자 0.8-1.2촌, 뜸

(46) 곤륜(崑崙): BL60 경화혈(經火穴)

- 혈명해석: 곤륜은 산의 명칭, 외과뼈의 돌기는 마치 곤륜산과 유사하여 곤륜이라 부른다.
- 위치: 외과첨과 근건 지간의 함몰 부위
- 해부: 대복재정맥이 있고, 심층에는 외과 후동맥, 정맥이 있으며, 비복신경이 분포되었다.
- 기능: 서근활락(舒筋活絡), 강요보신(强腰補腎), 청두명목(清頭明目); 본혈은방광경의

경화혈(經火穴)이고, 소풍청열(疏風清熱), 청리두목(清利頭目)하는 기능이 있다. 두통, 목현, 목통(目痛)을 치료하고, 서근활락(舒筋活絡), 강요보신(强腰補腎)하는 작용으로 항강, 요천부통증, 견비구련, 족근종통증을 치료한다.

- 주치: 두통, 항강, 목현, 전간, 난산, 요천부통증, 족근종통

- 배오: 풍지, 후계를 배합하면 청두목(清頭目) 안신지(安神志)하여 두항강통을 치료하고; 풍시, 양릉천을 배합하면 서근활락(舒筋活絡) 통락하여 하지위비를 치료하며; 구허, 신맥, 태계, 혈해를 배합하면 족근통을 치료한다.

- 조작: 직자 0.3-0.8촌, 뜸; 임신부 금침, 생리기에 조심 사용

제2측선(14혈)

(47) 부분(附分): BL41

- 혈명해석: 항부에서 분포한 가지이고, 정경에 부합한다고 부분이라 한다.

- 위치: 제2흉추 극돌기하 정중선 방개 3촌

- 해부: 견갑극 내측단 변연, 승모근, 능형근, 심층은 장골늑근이 있고, 제2늑간동맥, 정맥의 후지, 경횡동맥 강지가 있고, 제2흉신경후지 외측피지가 분포되어 있으며, 심층에는 견갑배신경이 있고, 최심층에는 제2늑간 신경줄기가 있다.

- 주치: 경항강통, 견배구급, 주비(肘臂)마목

- 배오: 풍지, 후계를 배합하면 거풍활락(祛風活絡), 서근진통(舒筋鎮痛)하여 경항강통을 치료하고; 대추, 견우를 배합하면 산한제습(散寒除濕), 통경활락(通經活絡)하여 견배구급통증을 치료한다.

- 조작: 사자 0.5-0.8촌, 뜸

(48) 백호(魄戶): BL42

- 혈명해석: 본혈은 폐수의 곁에 위치하고, 폐로 통하며, 폐장백(肺藏魄)으로 폐병을 치료하여 백호라 한다.

- 위치: 제3흉추 극돌기하 정중선 방개 3촌

- 해부: 갑골 척주변연, 승모근, 능형근, 심층은 장골늑근; 제3늑간동맥 배측지, 경횡동맥
  강지가 있고, 제2-3흉신경 후지 외측피지가 분포되었으며, 심층에는 견갑배신경, 최심
  층에는 제3늑간 신경줄기가 있다.

- 기능: 이폐보허(理肺補虛)

- 주치: 기침, 기천, 폐로, 항강, 견배통

- 배오: 천돌, 단중, 폐수, 공최를 배합하면 강기평천하여 기침, 천식을 치료한다.

- 조작: 사자 0.5-0.8촌, 뜸

(49) 고황(膏肓): BL43

- 혈명해석: 궐음수와 수평하여 심포에 통한다. 고황은 심격(心膈)지간에 위치하여 오랜
  허손병을 치료하여 고황이라 한다.

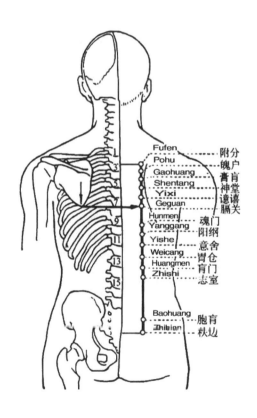

- 위치: 제4흉추 극돌기하 정중선 방개 3촌
- 해부: 견갑골 척주 변연, 승모근, 능형근, 심층은 장골늑근; 제4늑간동맥 배측지, 경횡동맥 강지가 있고, 제3-4흉신경 후지 외측지가 분포되어 있으며, 심층에는 견갑배신경이 있고, 최심층에는 제4늑간 신경줄기가 있다.
- 기능: 이폐기(理肺氣), 보허손(補虛損)
- 주치: 기침, 기천, 폐로, 건망, 유정, 소화불량
- 배오: 척택, 폐수, 천돌, 대추를 배합하면 이폐강기평천(理肺降氣平喘)하여 기침천식 치료하고; 족삼리, 격수를 배합하면 건비생혈보허(健脾生血補虛)하여 골증조열, 도한을 치료한다.
- 조작: 사자 0.5-0.8촌, 뜸

(50) 신당(神堂): BL44

- 혈명해석: 심수 곁에 위치하여 심에 통하고, 심장신(心藏神), 심병을 치료하여 신당이라 한다.
- 위치: 제5흉추 극돌기하 정중선 방개 3촌
- 해부: 견갑골 척주 변연, 승모근, 능형근, 심층은 장골늑근; 제5늑간동맥 배측지 강지가 있고, 제4-5흉신경 후지 외측지가 분포되어 있으며, 심층에는 견갑배신경, 최심층에는 제5늑간 신경줄기가 있다.
- 기능: 관흉영신(寬胸寧神)
- 주치: 기침, 기천, 흉민, 척배강통
- 배오: 내관, 신문을 배합하면 영심신(寧心神), 조심기(調心氣)하여 신경쇠약, 정신분열증을 치료한다.
- 조작: 사자 0.5-0.8촌, 뜸

(51) 의희(譩譆): BL45

- 위치: 제6흉추 극돌기하 정중선 방개 3촌

- 해부: 승모근 외측, 장골늑근; 제6늑간 동맥, 정맥 배측지가 있고, 제5,6흉신경 후지 외측지가 분포되어 있으며, 심층에는 제6늑간 신경줄기가 있다.
- 주치: 기침, 기천, 학질, 열병, 견배통
- 배오: 정천, 단중을 배합하면 이기관흉(理氣寬胸), 지해평천(止咳平喘)하여 기침, 기천을 치료하고; 대추, 외관을 배합하면 해표청열절학(解表淸熱截瘧)하여 열병, 학질을 치료하며; 대추, 견외수를 배합하여 견배통을 치료한다.
- 조작: 사자 0.5-0.8촌, 뜸
- 첨부: 현재 늑간신경통, 액와신경통, 요배근육경련 등을 치료한다.

(52) 격관(膈關): BL46

- 혈명해석: 격수의 수평에 위치하고, 횡격에 통하여 격관이라 한다.
- 위치: 제7흉추 극돌기하 정중선 방개 3촌
- 해부: 광배근, 장골늑근; 제7늑간동맥, 정맥 배측지; 제6-7흉신경 후지 외측지가 분포되어 있으며, 심층에 제7늑간 신경줄기가 있다.
- 기능: 이기강역(利氣降逆)
- 주치: 흉민, 애기, 구토, 척배강통
- 배오: 천돌, 내관을 배합하면 이기강역지토(理氣降逆止吐)하여 구토, 애기, 횡경막경련을 치료하고; 족삼리, 공손을 배합하면 건비소적(健脾消積), 화위이기(和胃理氣)하여 음식불하, 위통, 장염을 치료한다.
- 조작: 사자 0.5-0.8촌, 뜸

(53) 혼문(魂門): BL47

- 혈명해석: 간수와 수평 위치하여 간에 통하고, 간장혼(肝藏魂), 혼문이라 한다.
  위치: 제9흉추 극돌기하 정중선 방개 3촌
- 해부: 광배근, 장골늑근; 9늑간동맥, 정맥 배측지; 제8-9흉신경 후지 외측지가 분포되었으며, 심층에는 제9늑간 신경줄기가 있다.

- 기능: 소간이협(疏肝利脇), 화중건위(和中健胃)

- 주치: 흉늑통, 구토, 설사, 배통

- 배오: 중도, 지구, 양릉천을 배합하면 소간이담(疏肝利膽), 청열제습(淸熱除濕)하여 흉
  협창통을 치료한다.

- 조작: 사자 0.5-0.8촌, 뜸

(54) 양강(陽綱): BL48

-혈위해석: 담수와 수평하고 담에 통한다. 담은 중정지관(中正之官), 양도(陽道)의 기강
  (紀綱)으로 양강이라 한다.

- 위치: 제10흉추 극돌기하 정중선 방개 3촌

- 해부: 광배근, 장골늑근, 제10늑간동맥, 정맥 배측지가 있고, 제9-10흉신경 후지 외측지
  가 분포되었으며, 심층에는 제10늑간 신경줄기가 있다.

- 기능: 청담위(淸膽胃), 화습열(化濕熱)

- 주치: 장명, 복통, 설사, 황달, 소갈

- 배오: 천추, 기해를 배합하면 이중화위(理中和胃), 조장지사(調腸止瀉)하여 장명, 복통,
  설사를 치료한다.

- 조작: 사자 0.5-0.8촌, 뜸

(55) 의사(意舍): BL49

- 혈명해석: 비수와 수평선에 위치하여 비(脾)에 통하고, 비장의(脾藏意)라 의사라 한다.

- 위치: 제11흉추 극돌기하 정중선 방개 3촌

- 해부: 광배근, 장골늑근, 제11늑간동맥, 정맥 배측지가 있고, 제10-11흉신경후지 외측지
  가 분포되어 있으며, 심층에는 제11늑간 신경줄기가 있다.

- 기능: 건비소종(健脾消腫), 청열이습(淸熱利濕)

- 주치: 복창, 장명, 구토, 설사

- 배오: 기문, 양릉천을 배합하면 소간이담(疏肝利膽), 청열제습(淸熱除濕)하여 황달을

치료하고; 비수, 위수를 배합하여 복창을 치료한다.

- 조작: 사자 0.5-0.8촌, 뜸

(56) 위창(胃倉): BL50

- 혈명해석: 위수와 수평하여 위(胃)에 통하고, 곳간으로 위창이라 한다.

- 위치: 제12흉추 극돌기하 정중선 방개 3촌

- 해부: 광배근, 장골늑근, 늑하동맥, 정맥 배측지가 있고, 제12흉신경 및 제1 요신경 후지 외측지가 분포되어 있으며, 심층에는 제12늑간 신경줄기가 있다.

- 기능: 화위화습(和胃化濕), 이기창중(理氣暢中)

- 주치: 위완통, 복창, 소아식적, 수종, 배척통

- 배오: 비수, 사봉을 배합하면 건비소식화적(健脾消食化積)하여 복창, 소아감질을 치료 하고, 족삼리를 배합하여 위통을 치료한다.

- 조작: 사자 0.5-0.8촌, 뜸

- 첨부: 임상에서 흔히 위염, 위십이지장궤양, 장염 치료에 사용한다.

(57) 황문(肓門): BL51

- 혈명해석: 삼초수와 수평하여 삼초에 연결된다. 위에 고황, 앞에 황수가 위치하여 황혈 의 문호로 황문이라 한다.

- 위치: 제1요추 극돌기하 정중선 방개 3촌

- 해부: 광배근, 장골늑근, 제1요동맥, 정맥 배측지가 있고, 제12흉신경 후지외측지가 분포 되어 있으며, 심층에는 제1요신경 후지가 있다.

- 주치: 복통, 변비, 비괴. 유방질병

- 배오: 양문, 양구, 기해, 천추를 배합하면 이기활혈(理氣活血), 화위지통(和胃止痛)하여 위통, 변비를 치료한다.

- 조작: 사자 0.5-0.8촌, 뜸

(58) 지실(志室): BL52

- 혈명해석: 신수와 수평하여 신(腎)에 통한다. 신장지(腎藏志), 지실이라 한다. 신장정(腎藏精)하는 장소로 정궁(精宮)이라고도 한다.
- 위치: 제2요추 극돌기하 정중선 방개 3촌
- 해부: 광배근, 장골늑근, 제2요동맥, 정맥 배측지가 있고, 제12흉신경 후지외측지가 분포되어 있으며, 제1요신경 후지 외측지가 있다.
- 기능: 보신익정(補腎益精), 화습이수(化濕利水)
- 주치: 유정, 양위, 소변불리, 수종, 요척강통
- 배오: 신수, 관원, 명문을 배합하면 보신익정(補腎益精), 장양고삽(壯陽固澁)하여 양위, 유정을 치료하고; 명문, 위중을 배합하면 강장요슬(强壯腰膝), 활혈거어(活血祛瘀)하여 요슬통증을 치료한다.
- 조작: 사자 0.5-0.8촌, 뜸

(59) 포황(胞肓): BL53

- 혈명해석: 자궁, 방광을 포라 하고, 방광수와 수평하여 방광, 자궁에 통하며, 방광과 자궁의 질병을 치료하여 포황이라 한다.
- 위치: 차료와 수평으로 정중선 방개 3촌
- 해부: 대둔근, 중둔근과 소둔근, 둔상동맥이 있고, 둔상피신경, 심층에는 둔상신경이 있다.
- 주치: 장명, 복창, 변비, 융폐, 요척강통
- 배오: 위중, 명문, 은문을 배합하면 활혈통락지통(活血通絡止痛)하여 요척통증을 치료한다.
- 조작: 직자 1-1.5촌, 뜸

(60) 질변(秩邊): BL54

- 혈명해석: 방광경혈은 배부에서 질서 정연하게 배열하고, 본혈은 방광경의 배부의 최후 혈위로 질변이라 한다.

- 위치: 하료와 수평으로 정중선 방개 3촌
- 해부: 대둔근, 이상근 하연, 둔하동맥, 정맥지가 있고, 둔하신경, 대퇴후피신경이 분포되어 있으며, 외측에는 좌골신경이 있다.
- 기능: 건요슬(健腰膝), 이하초(利下焦)
- 주치: 소변불리, 변비, 치질, 요천부통, 하지위비
- 배오: 양릉천, 위중을 배합하면 행기활혈(行氣活血), 서근통락(舒筋通絡)하여 하지위비를 치료하고; 지구, 승산을 배합하면 소조삼초장부(疏調三焦 臟腑)하여 대소변불리를 치료하며; 곡천, 음렴을 배합하면 소간담(疏肝膽), 청습열(淸濕熱), 이하초(理下焦)하여 음통, 고환통을 치료하고; 위중, 대장수를 배합하면 요퇴통증을 치료한다.
- 조작: 직자 1.5-2촌, 뜸

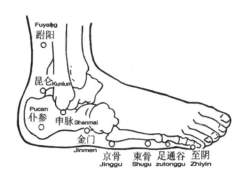

· 족부(7혈)

(61) 복삼(僕參): BL61

- 혈명해석: 종들이 참배 시에 족근부가 현저하게 노출한 부위를 복삼이라 한다.
- 위치: 곤륜혈 직하, 함몰 중, 적백육제처
- 해부: 비골동맥, 징맥 종골 외측지가 있고, 비복신경 종골 이측지가 있다
- 기능: 영신정지(寧神定志), 서근활락(舒筋活絡)
- 주치: 하지위비, 족근통, 전간

- 배오: 양릉천, 승산, 태계를 배합하면 서근활락지통(舒筋活絡止痛)하여 족근통을 치료
하고; 수구, 십선을 배합하면 성신개규(醒神開竅)하여 전간, 혼궐을 치료한다.
- 조작: 사자 0.3-0.5촌, 뜸

(62) 신맥(申脉): BL62 팔맥교회혈, 통양교맥

- 혈명해석: 본혈은 외과 아래, 족관절 굴신할 때 힘이 들어가는 곳이고, 양교맥의 기시부
이다. 전, 간, 요퇴통을 치료하며, 굴신에 유리하기에 신맥이라 부른다.
- 위치: 외과첨 직하방 함몰 중
- 해부: 외과동맥망, 대복재정맥이 있고, 비복신경의 족배 외측피지 신경분가 분포되었다.
- 기능: 안신녕지(安神寧志), 통락지통(通絡止痛); 본혈은 족태양방광경이고, 방광경은
락우뇌(絡于腦)하기에 본혈은 안신정지(安神定志)하는 기능으로 담탁내요(痰濁內撓)
의 신지질환을 치료한다. 태양주표(太陽主表), 소풍청열(疏風淸熱), 통락지통(通絡止
痛)하여 외감 풍열의 두면오관질병을 치료한다. 본혈은 양교, 양완음급(陽緩陰急)을 치
료하여 근육급완의 요척통, 반신불수를 치료한다.
- 주치: 두통, 현훈, 전광간, 요퇴산통, 목적종통, 실면
- 배오: 대추, 구미를 배합하여 전간을 치료; 금문을 배합하여 두통을 치료; 양릉천, 족삼
리를 배합하여 하지위비를 치료; 구허를 배합하여 족내번을 치료; 예풍, 안면, 태충을
배합하여 내이성 현훈을 치료; 후계, 전곡을 배합하여 간질을 치료, 신수, 간수, 백회를
배합하여 현훈을 치료한다.
- 조작: 직자 0.3-0.5촌, 뜸
- 첨부: 현대 연구에서 안와하신경통은 신맥, 후계를 취하여 좌병우취, 양측통증은 양측
을 취하여 좋은 효과가 있었다.

(63) 금문(金門): BL63 극혈(郄穴)

- 혈명해석: 본혈은 태양의 틈새, 양유의 별속(別屬), 태양과 족소음지기가 교접하는 곳이
고, 한수(寒水) 소생지문으로 금문이라 한다.

- 위치: 외과전연 직하 투골하연 함몰 부위
- 해부: 비골장근건과 소지 외전근지간, 족저 외측동맥, 정맥이 있고, 족배 외측피신경이 분포되었으며, 심층에는 족저 외측신경이 있다.
- 기능: 식풍정경(熄風定驚), 서근활락(舒筋活絡); 태양주표(太陽主表), 본혈은 족태양방광경으로 거풍산한(祛風散寒), 서근활락(舒筋活絡)하는 효과로 외감 풍한, 풍습, 본경 순행 부위 통증을 치료하고, 방광경은 락우뇌(絡于腦)하여 본혈은 식풍정경(熄風定驚)하는 효과로 신지병을 치료한다.
- 주치: 두통, 전간, 소아경풍, 요통, 하지비위, 외과통
- 배오: 태양, 합곡을 배합하여 두통을 치료하고; 인중, 중충을 배합하면 성신개규하여 전간, 경증을 치료한다.
- 조작: 직자 0.3-0.5촌

(64) 경골(京骨): BL64 원혈(原穴)

- 혈명해석: 경은 크다. 족외측 큰 뼈 아래, 족태양방광경맥의 원혈로 경골이라 한다.
- 위치: 제5중족골 조면의 하방, 적백육제처
- 해부: 소지 외전근 하방, 족저 외측동맥, 정맥이 있고, 족배 외측피신경이 분포되어 있으며, 심층에는 족저 외측신경이 있다.
- 기능: 청열식풍(淸熱熄風), 진경지통(鎭驚止痛), 서근활락(舒筋活絡); 본혈은 방광경에 속하고 뇌에 통하며, 청열식풍(淸熱熄風)하는 기능으로 두목 질환을 치료하고, 상병하취하면 좋은 효과가 있다. 경골은 서근활락(舒筋活絡) 작용으로 본경 순행 부위의 요퇴통 치료에 좋은 효과가 있다.
- 주치: 두통, 항강, 목예, 전간, 요통
- 배오: 풍지, 천주, 백회, 태충을 배합하면 거풍서근지통(祛風舒筋止痛)하여 두통, 항강을 치료한다
- 조작: 직자 0.3-0.5촌, 뜸

(65) 속골(束骨): BL65 수목혈(輸木穴)

- 혈명해석: 소지 본절 후를 속골이라 한다.

- 위치: 제5중족골 소두 후면, 외측 함몰 부위

- 해부: 소지 외전근 하방, 제4척측 총동맥, 정맥이 있고, 제4지 척측 총신경 및 족배 외측 피신경이 분포되었다.

- 기능: 거풍활락(祛風活絡), 영심안신(寧心安神); 본혈은 방광경의 수목혈(輸木穴)이고, 족통곡혈과 근접하여 작용도 유사하다. 두면부질병과 정신질환을 치료하고; '수주체중절통(輸主體重節痛)'으로 본혈은 통경활락(通經活絡), 거풍지통(祛風止痛)하는 작용으로 항강, 요배통, 하지후측통을 치료한다.

- 주치: 두통, 항강, 목현, 전광, 요퇴통

- 배오: 은문, 곤륜을 배합하면 서근활락지통(舒筋活絡止痛)하여 요배통, 좌골신경통을 치료하고; 백회, 간수, 신수, 태충을 배합하면 청두목(淸頭目), 조영혈(調營血), 평간풍(平肝風)하여 두통, 목현을 치료한다.

- 조작: 직자 0.3-0.5촌, 뜸

(66) 족통곡(通谷): BL66 형수혈(滎水穴)

- 혈명해석: 족소지 외측, 본절 전의 함몰 부위, 족태양맥기가 경과하고, 신(腎)에 통하며, 족소음경의 연곡에 통하여 통곡이라 한다.

- 위치: 족소지 본절, 제5척지관절의 전방, 적백육제처

- 해부: 지척측 동맥, 정맥이 있고, 지측측 고유신경과 족배 외측피신경이 분포되었다.

- 기능: 소통경기(疏通經氣), 청뇌안신(淸腦安神); 본혈은 방광경의 형수혈(滎水穴)이고, 형주신열(滎主身熱), 수극화(水克火), 본혈은 청두명목(淸頭明目), 통락지통(通絡止痛)하는 기능 원격 취혈하여 두통, 목현, 비뉵, 항강 등을 치료한다.

- 주치: 두통, 항강, 목현, 비뉵, 전광

- 배오: 상성, 내정을 배합하면 청열양혈통규(淸熱凉血通竅)하여 비뉵을 치료하고; 장문, 풍륭을 배합하면 건비위(健脾胃), 거담습(祛痰濕), 안신지(安神志)하여 전간, 정신분열

증을 치료하며; 대추를 배합하여 항강을 치료한다.

- 조작: 직자 0.2-0.3촌, 뜸

(67) 지음(至陰): BL67 정금혈(井金穴)

- 혈명해석: 족태양의 뿌리이고, 소음과 깊이 통한다. 양(陽)에서 음분(陰分)에 이르기에 지음이라 한다.

- 위치: 족소지 외측 지갑각 방개 0.1촌

- 해부: 지배동맥, 지척측 고유동맥을 형성하는 동맥망이 있고, 지척측 고유신경, 족배 외측피신경이 분포되었다.

- 기능: 청두명목(清頭明目), 소통경락(疏通經絡), 통리하초(通利下焦); 본혈은 족태양방광경의 정금혈(井金穴)이고, 부인과 상용혈로 조태기(調胎氣), 행기최산(行氣催産)하는 작용으로 체산, 난산, 포의불하, 태위부정에 효과가 있다. 특히 태위교정에 현저한 효과가 있다. 본혈은 소산풍열(疏散風熱), 청두명목(清頭明目)하는 기능으로 원격 취혈 치료하는 혈위이다.

- 주치: 두통, 목통, 비색, 비뉵, 태위부정, 난산

- 배오: 삼음교를 배합하여 조충임(調沖任), 이포궁(理胞宮)하여 포의불하, 난산을 치료하고; 풍지, 찬죽, 태충, 백회를 배합하면 거풍사(祛風邪), 청두목(清頭目)하여 두통, 목통(目痛)을 치료한다.

- 조작: 천자 0.1촌, 태위부정에 뜸

- 첨부: 현대 연구에서 애구, 레이저침으로 지음을 자극하면 태위부정 교정율이 매우 높다. 태반체류에 지음 침자하면 좋은 효과가 있다.

제8절 족소음신경

*경맥순행

① 새끼발가락 아래에서 시작하여

② 발바닥으로 사향하고(용천) 주골 조융 아래로 나가(연곡, 조해, 수천), 내과뒤를 따라 (태계), 분지되어 족근 중으로 진입하고(대종)

③ 하퇴 내측으로 상행하여(부류, 교신 회 삼음교), 슬와측으로 나가(축빈, 음곡), 대퇴내 측 후연으로 올라가서

④ 척주를 통과하여(회 장강), 신에 속하고 방광에 락하여(황수, 중주, 사만, 기혈, 대혁, 횡 골, 회 관원, 중극)

⑤ 상행 주요줄기는 신으로 상향하여(상곡, 석관, 음도, 통곡, 유문), 간과 횡격을 통과하 고 폐중으로 진입하며(보랑, 신봉, 영허, 신장, 욱중, 수부)

⑥ 후롱에 연착하여 설근 옆으로 간다(통 염천).

⑦ 폐부지맥은 폐로 들어가서 심에 연락하고, 흉중으로 유주하여 수궐음심포경과 접속 한다.

*연결장기

신(腎)에 속하고, 방광에 락하며, 간(肝), 폐(肺), 심(心), 후롱(喉嚨), 설(舌)과 연결된다.

*혈위와 주치

본경은 한 측에 27혈(양측 54혈) 그중 10혈은 하지 내측의 후연에 위치하며, 기타 17혈이다.

본경의 이상 변동표현으로 기아(饑餓)가 있으며 음식을 먹으려 하지 않고, 안면색은 검 고, 기침 혈담, 숨이 차고, 앉으면 일어서려 하고, 시력 흐림, 마음은 허공에 떠있어 불안하 며; 신기허(腎氣虛)는 쉽게 공포감이 들고 가슴이 뛴다, 배척동통, 요통, 대퇴 내측후연통, 하지위연(下肢萎軟), 찬 것을 두려워함, 족심열통, 설건, 인후건조 동통, 현훈, 안면부종, 시 력 흐림, 기수(嗜睡), 설사 등을 치료한다.

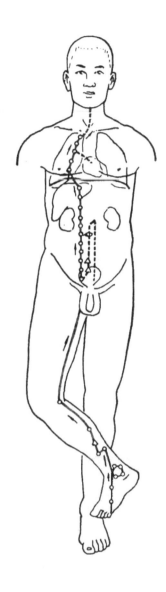

＊수혈

(1) 용천(湧泉): KI1 정혈(井穴)

- 혈명해석: 본혈은 족소음신경 맥기가 출(出)하는 정혈(井穴)이고, 족심 함몰 부위에 위
   치한다. 경기가 처음 출할 때는 샘물 솟는 듯하여 용천이라 한다.
- 위치: 발바닥, 발가락을 굽히면 발바닥 앞부분에 나타나는 함몰 부위, 제2-3지봉 횡문
   끝부분과 족근 연선의 전1/3과, 후 2/3교차점.

- 해부: 단지굴근건, 장지굴근건, 제2인상근, 심층은 골간근; 전경골동맥의 족저궁; 족저 내측 신경지가 분포
- 기능: 자음익신(滋陰益腎), 평간식풍(平肝熄風), 개규성신(開竅醒神)
- 주치: 두정통, 두훈, 안화(眼花), 인후통, 설건, 실음, 소변불리, 대변곤란, 소아경풍, 족심 열(足心熱), 간질, 분돈기(奔豚氣), 혼궐
- 배오: 백회, 인중, 십선, 중충을 배합하면 회양구역(回陽嘔逆)하여 중서, 혼미, 전간, 쇼 크, 소아고열추축, 뇌혈관의외를 치료하고; 사신총, 신문을 배합하면 청심안신(淸心安 神)하여 두훈, 실면, 협심증을 치료하며; 연곡을 배합하여 후비(喉痺)치료하고; 음릉천 을 배합하여 열병, 제복부급통, 흉협만을 치료하며; 수구, 조해를 배합하여 전간 치료하 고; 태충, 백회를 배합하여 두항통을 치료한다.
- 조작: 직자 0.5 - 0.8촌, 뜸
- 첨부: 현대 연구에서 횡격막경련, 히스테리, 고혈압, 협심증 치료에 사용한다.

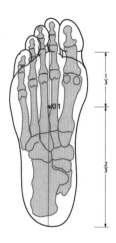

(2) 연곡(然谷): KI2 형혈(滎穴)

- 혈명해석: 연(然)은 연골(然骨)로 주상골 융기, 곡은 함몰 부위 본혈은 족부 주상골 융기 전하방 함몰 부위에 위치하여 연곡이라 한다.
- 위치: 주상골 조면융기 하방 함몰 부위, 적백육제

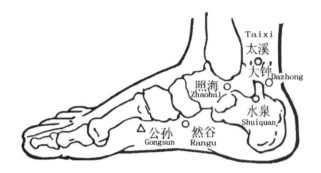

- 해부: 무지외전근, 중족골 내측동맥과 내족저동맥 분지; 하퇴 내측 피신경말 지와 내족
  저신경 분포
- 기능: 자음보신(滋陰補腎), 청심도적(淸心導赤); 본혈은 족소음신경의 형화혈 (滎火穴)
  이고, 청열이습(淸熱利濕)이 주치 특징으로 주요하게 하초습열과 중초습열의 각 증상
  을 치료한다.
- 주치: 월경부조, 음정(陰挺), 음양(陰痒), 백탁(白濁), 유정, 양위, 소변불리, 설사, 흉협창
  통, 각혈, 인후종통, 소갈, 소아제풍, 구금불개, 소갈, 황달, 하지위비, 족배통
- 배오: 혈해, 삼음교, 관원, 기해를 배합하면 조경지대(調經止帶)하여 월경부조, 음양(陰
  痒), 백탁을 치료하고; 관원, 신수, 태계, 족삼리를 배합하면 보신고정(補腎固精)하여 유
  정을 치료하며; 복토, 족삼리를 배합하면 통락서근(通絡舒筋)하여 하지위비, 족배족지
  통을 치료하고; 승산을 배합하여 전근(轉筋)을 치료하며; 기충, 사만을 배합하여 수종
  을 치료하고; 태계를 배합하여 열병, 심번, 족냉, 다한(多汗)을 치료한다.
- 조작: 직자 0.5-0.8촌, 뜸
- 첨부: 현대 연구에서 인후염, 신염, 방광염, 불임증, 당뇨병 치료에 사용한다.

(3) 태계(太溪): KI3 수혈(輸穴), 원혈(原穴)

혈명해석: 대(太)는 극(極)을 말하고, 게(溪)는 계곡에 흐르는 물이다 족소음의 원혈로
기혈 수주하는 곳이다. 족소음경맥은 용천에서 출하여 연곡을 거쳐 이곳에서 큰 계곡
을 이루어 태계라 한다.

- 위치: 족 내측, 내과후방, 내과첨과 근건 지간의 함몰 부위
- 해부: 후경골동맥, 정맥; 하퇴 내측피신경 분포 경골신경의 경과 부위
- 기능: 익신자음(益腎滋陰), 조리충임(調理冲任), 청폐지해(淸肺止咳)
- 주치: 두통목현, 인후종통, 치통, 이롱, 이명, 기침, 기천, 흉통각혈, 소갈, 월경부조, 실면, 건망, 유정, 양위, 소변빈삭, 요척통, 하지냉통, 내과종통
- 배오: 비양을 배합하면 자음보신(滋陰補腎)하여 두통, 목현을 치료하고; 조해, 어제를 배합하면 청리인후(淸理咽喉)하여 인후염을 치료하며; 행간, 하관, 협거를 배합하면 청열지통(淸熱止痛)하여 치통을 치료하고; 신수, 지실을 배합하면 온신장양(溫腎壯陽)하여 유정, 양위, 신허요통을 치료하며; 신문, 심수, 신수를 배합하면 안신정지(安神定志)하여 신경쇠약을 치료하고; 신맥 투자 곤륜하면 활혈지통(活血止痛)하여 족근통, 관절통을 치료하며; 연곡을 배합하여 열병번심(熱病煩心), 족냉, 다한(多汗) 치료하고; 지구, 연곡을 배합하여 심통을 치료한다.
- 조작: 직자 0.5-0.8촌, 뜸
- 첨부: 현대 연구에서 기관지천식, 신염, 방광염, 만성후염, 신경쇠약, 빈혈 등을 치료한다.

(4) 대종(大鐘): KI4 락혈(絡穴)

- 혈명해석: 종은 모인다는 뜻, 혈위는 족근부에 모이고, 족소음 별락하는 곳이며, 족소음 맥기는 태계에서 모여 깊고 커지고, 다시 족태음맥에 분출하여 대종이라 한다.
- 위치: 족내측, 내과하방, 근건 부착부위의 내측 전방 함몰 부위, 태계혈 아래 0.5촌
- 해부: 경골후동맥 근내측지; 하퇴내측 피신경과 경골신경 근골내측신경 분포
- 기능: 익신평천(益腎平喘), 건뇌익지(健腦益智); 본혈은 족소음신경의 락혈이고, 신과 방광을 소통하며, 양경(兩經)의 경기를 조절하고, 보신납기평천(補腎納氣平喘), 통리방광(通利膀胱)하여 천해, 이변불리를 치료한다. 자신음(滋腎陰), 강허화(降虛火)하는 기능으로 폐신음허(肺腎陰虛), 허화상염(虛火上炎), 작상후롱(灼傷喉嚨)하는 증상을 치료한다.
- 주치: 각혈, 기천, 요척강통, 치매, 기수(嗜睡), 족근통, 이변불리, 월경부조

- 배오: 중극, 삼음교를 배합하면 청열익신(淸熱益腎)하여 뇨폐를 치료하고; 신문, 태계를 배합하면 자음안신(滋陰安神)하여 심계, 실면을 치료하며; 행간을 배합하면 허화상염(虛火上炎)의 이경선노(易驚善怒) 치료하고; 어제를 배합 허화상염(虛火上炎)의 인통(咽痛) 치료한다.
- 조작: 직자 0.3 - 0.5촌, 뜸
- 첨부: 연구에서 뇨저류, 천식, 인통, 신경쇠약 등을 치료한다.

(5) 수천(水泉): KI5 극혈

- 혈명해석: 천(泉)은 수원(水源)이고, 혈위는 태계 1촌 아래, 족내과 후하방에 위치하며, 족소음의 극혈이고, 본경 기혈은 깊이 모이는 곳으로 수천이라 한다.
- 위치: 족부내측, 내과후하방, 태계혈 아래 1촌 근골결절의 내측 함몰 부위
- 해부: 경골후동맥 근내측지; 하퇴내측 피신경과 경골신경 근골내측신경 분포
- 기능: 활혈화어(活血化瘀), 소리삼초(疏理三焦); 수천은 혈증을 주치하고, 월경부조를 치료하며, 활혈화어(活血化瘀), 조리경혈(調理經血)하는 작용으로 혈체(血滯)한 부인병을 치료하는 유효혈이다. 또한 하초를 조절하여 습열하주(濕熱下注)의 소변불리를 치료한다.
- 주치: 월경부조, 생리통, 음정, 소변불리, 시력 흐림, 복통, 족근통
- 배오: 기해, 삼음교를 배합하면 조경혈(調經血), 이하초(利下焦)하여 월경부조, 생리통을 치료하고; 승산, 곤륜을 배합하면 서근활락장골(舒筋活絡壯骨)하여 족근통을 치료하며; 기해, 혈해, 신수, 삼음교를 배합하여 신교통(腎絞痛), 신장결석을 치료하고; 신수, 중극, 혈해를 배합하여 혈뇨를 치료한다.
- 조작: 직자 0.3 - 0.5촌, 뜸
- 첨부: 현대 연구에서 월경부조, 부인병, 방광염 치료에 흔히 사용한다.

(6) 조해(照海): KI6 팔맥교회혈, 통음교맥

- 혈명해석: 본혈은 내과 정하방에 위치하고, 음교맥이 생하는 곳이며, 빛이 해저를 비춘

다고 조해라 한다.

- 위치: 족내측, 내과첨 하방 함몰 부위
- 해부: 무지외전근 지점; 후방에 경골후동맥, 정맥; 하퇴 내측피신경, 심부는 경골신경줄기 분포
- 기능: 자음보신(滋陰補腎), 이인안신(利咽安神), 통조이변(通調二便); 조해는 신경의 수혈이고, 심장에 연락하며, 궐음심포경과 교접하고, 음교맥에 통하여 신지병을 치료한다. 조해는 족소음신경 신(腎)은 수(水)에 속하고, 성질은 한량(寒涼)하여 자신음(滋腎陰), 강허화(降虛火), 이인소종(利咽消腫)하는 기능으로 허화상염(虛火上炎)의 두면오관질병을 치료한다. 신경은 복부 제부 옆으로 행하여 흉복부의 질병도 치료한다. 본혈은 보신전정(補腎塡精)하는 기능이 현저하고, 비뇨생식기질병은 간신(肝腎)과 밀접한 관계가 있다.
- 주치: 인후건조, 간증, 실면, 기와(嗜臥), 경공불녕, 목적종통, 월경부조, 생리통, 적백대하, 음정(陰挺), 음양(陰癢), 산기, 소변빈삭, 불매, 각기.
- 배오: 합곡, 열결, 천돌, 태충, 염천을 배합하여 인후병증을 치료하고, 중극, 삼음교를 배합하면 조경활혈지대(調經活血止帶)하여 월경부조, 생리통, 적백대하를 치료한다. 수천, 곡지, 관원을 배합하면 자궁탈수를 치료하고, 신맥을 배합하여 과관절종통을 치료하며, 신문, 풍지, 삼음교를 배합하여 음허화왕(陰虛火旺)의 실면증을 치료한다.
- 조작: 직자 0.5 - 0.8촌, 뜸
- 첨부: 현대 연구에서 만성인염, 편도염, 불면, 전간에 흔히 사용한다.

(7) 부류(復溜): KI7 경혈(經穴)

- 혈명해석: 본혈은 족내과 상 2촌 함몰처에 위치하고, 본혈은 대종에서 흐르는 경기는 마치 물 흐름의 여울과 같이 올라온다고 부류라 부른다.
- 위치: 하퇴내측, 태계 직상 2촌, 근건의 전방
- 해부: 가자미근 하단 근건의 이행 내측; 전방은 경골후동맥, 정맥; 비복내측피신경, 하퇴 내측 피신경, 심층은 경골신경이 분포

- 기능: 자음보신(滋陰補腎), 이수소종(利水消腫); 본혈은 족소음신경의 경금혈이다. 신(腎)은 수(水)에 속하고, 혈위는 금(金)에 속하여 신경의 모(母)혈이다. 신의 경병, 장병, 기화병과 신 관련 장부기관 질병을 치료한다. 신장의 기능을 개선하고, 신장기능실상의 각종 병리증후를 해소하는 데 일정한 효과가 있다.

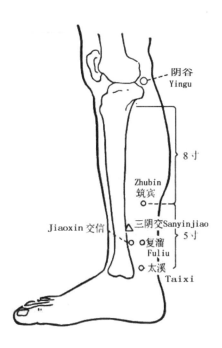

- 주치: 설사, 장명(腸鳴), 수종, 복창, 퇴종, 족위, 도한(盜汗), 맥미세, 때로는 없음, 신열무한, 요척강통
- 배오: 합곡을 배합하면 조화영위(調和營衛)하여 다한(多汗), 무한(无汗)을 치료하고; 간수, 비수를 배합하면 서간익신(舒肝益腎), 건비제습(健脾除濕)하여 설사, 수종을 치료하며; 후계, 음극을 배합 도한(盜汗) 치료하고; 중극, 음곡을 배합하여 융폐를 치료한다.
- 조작: 직자 0.8 – 1촌, 뜸
  침부: 현대 연구에서 신염, 기능성자궁출혈, 비뇨계감염 등 치료에 사용하다.

(8) 교신(交信): KI8 음교맥 극혈

- 혈명해석: 내과 상 2촌, 소음은 앞, 태음은 뒤, 근골지간에 위치한다. 신경(腎經)맥은 이 곳에서 비경의 삼음교와 교회하고, 비속토(脾屬土), 오덕(五德)에서 신(信)이 주하여 교신이라 한다.
- 위치: 하퇴내측, 태계 직상 2촌, 부류 전 0.5촌, 경골내측연의 후방,
- 해부: 지장굴근 중; 심층은 경골후동맥, 정맥; 하퇴 내측피신경, 후방은 경골 신경줄기 분포
- 기능: 익신조경(益腎調經), 청열이뇨(淸熱利尿); 교신은 신경(腎經)에 속하고, 간신동원(肝腎同源), 간신과 생식은 밀접하게 관련되며, 음경 극혈은 혈증을 치료하기에 익신조경(益腎調經), 활혈거어(活血祛瘀)하여 월경부조, 붕루를 치료한다. 신주수(腎主水), 본혈을 침자하면 청열이습(淸熱利濕)하는 기능으로 하초습열(下焦濕熱)의 모든 증상을 치료한다.
- 주치: 월경부조, 붕루, 음정, 설사, 대변곤란, 고환종통, 산기, 음양(陰痒), 변비, 이질, 슬(膝), 대퇴 내측통
- 배오: 백회, 관원, 삼음교를 배합하면 승양익기고탈(升陽益氣固脫)하여 붕루, 자궁탈수를 치료하고; 수도, 지기를 배합하면 건비위(健脾胃), 이포궁(理胞宮)하여 월경부조, 적백대하를 치료한다.
- 조작: 직자 0.5 – 1촌, 뜸
- 첨부: 현대 연구에서 자궁기능성출혈, 이질, 장염치료에 사용한다.

(9) 축빈(筑賓): KI9 음유맥 극혈

- 혈명해석: 빈은 정강이뼈, 축빈은 족내과 후상방 6촌, 살찐 곳으로 축빈이라 한다.
- 위치: 하퇴내측, 태계와 음곡의 연선상 태계 5촌, 비복근 근복의 내하방
- 해부: 비복근과 지장굴근지간; 심부에 경골후동맥, 정맥; 비복근 내측 피신경과 하퇴 내측 피신경, 심층은 경골신경줄기 분포
- 기능: 청열화담(淸熱化痰), 진경안신(鎭驚安神), 이기지통(理氣止痛); 본혈은 청열(淸

熱) 이습화담(利濕化痰)하는 기능이 있고, 신기(腎氣)는 뇌를 충족시키며, 뇌는 원신지부로 본혈은 담탁조우청규(痰濁阻于淸竅)의 전광병, 하초습열 하복부병을 치료한다. 음유맥과 비(脾), 위(胃), 복(腹)이 관련되고, 음유는 이증(里證)을 주하며, 축빈은 화위화담(和胃化痰), 이기지통(理氣止痛)하는 작용으로 산통, 하퇴 내측통을 치료한다.

- 주치: 전광, 간증, 구토, 산기통증, 소아제산, 하퇴내측통
- 배오: 백회, 수구, 풍부, 풍륭, 내관을 배합하여 전광, 간증, 정신분열증을 치료하고; 대돈, 태충을 배합하여 산통(疝痛)을 치료하며; 방광수, 삼음교를 배합하면 수종을 치료하고; 소해(少海)를 배합하면 구토연말을 치료하며; 양곡, 후정, 강간을 배합하면 성뇌개규(醒腦開竅), 안신정지(安神定志)하여 간질을 치료한다.
- 조작: 직자 0.5 - 0.8촌, 뜸

(10) 음곡(陰谷): KI10 합혈(合穴)

- 혈명해석: 음(陰)은 내측, 곡은 함몰 부위 본혈은 슬관절 내측, 반건근건과 반막근건 지간의 함몰처로 음곡이라 한다.
- 위치: 슬와부 내측, 굴슬 시에 반건근건과 반막근건 지간
- 해부: 반건근건과 반막근건 지간; 슬상내측동맥, 정맥; 대퇴내측피신경 분포
- 기능: 익신배원(益腎培元), 통리하초(通利下焦), 이기지통(理氣止痛); 신경의 합수혈이고, 소음경기는 신장으로 깊이 들어가 회합하며, 보신배원(補腎培元)하여 신기부족(腎氣不足), 정실고섭(精失固攝)하는 모든 증상을 치료한다. 이기지통(理氣止痛)하는 작용이 강하여 외음과 신경 순행 부위의 통증을 치료한다.
- 주치: 양위, 산기통, 월경부조, 붕루, 소변곤란, 음중통, 전광, 슬대퇴내측통
- 배오: 음릉천, 신수, 관원, 삼음교를 배합하면 보신장양(補腎壯陽)하여 양위, 소변불리를 치료하고; 곡천, 슬양관을 배합하여 슬대퇴내측통을 치료하며; 곡지, 혈해를 배합하면 거풍제습(祛風除濕), 이하초(利下焦)하여 음통, 음양(陰痒)을 치료하고; 태충, 대돈, 축빈을 배합하여 산통을 치료한다.
- 조작: 직자 0.8 - 1.2촌, 뜸

- 첨부: 현대 연구에서 신염, 방광염, 비복근경련 치료에 흔히 사용한다.

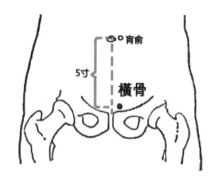

(11) 횡골(橫骨): KI11

- 혈명해석: 횡골의 상연에 위치하여 횡골이라 부른다.
- 위치: 하복부, 제중하 5촌, 정중선 방개 0.5촌
- 해부: 복내, 외사근건막, 횡복근건막과 복직근; 하복벽동맥, 정맥과 음부 외 동맥; 장골
  하복신경 분지가 분포
- 기능: 보신이수(補腎利水), 통리하초(通利下焦)
- 주치: 음부통, 하복통, 유정, 양위, 유뇨, 소변불통, 산기
- 배오: 음릉천, 삼음교를 배합하면 청하초(清下焦), 이습열(利濕熱)하여 소변불리, 요도
  염을 치료하고; 신수, 관원을 배합하면 온신장양(溫腎壯陽)하여 유뇨, 양위를 치료하며;
  중극, 삼음교를 배합 융폐를 치료한다.
- 조작: 직자 0.8 - 1.2촌, 뜸
- 첨부: 충맥, 족소음회혈

(12) 대혁(大赫): KI12

- 혈명해석: 융성하다는 뜻, 혈은 중극의 곁, 내부에 포궁, 정실이 있고, 본혈은 조양생열
  (助陽生熱)하는 기능으로 마치 수중지화(水中之火)로 대혁이라 한다.
- 위치: 하복부, 제중하 4촌, 전정중선 방개 0.5촌

- 해부: 복내, 외사근건막, 횡복근건막과 복직근 중; 하복벽동맥, 정맥의 근지; 12늑간신경과 장골하복신경 분포
- 기능: 보신이수(補腎利水), 통리하초(通利下焦)
- 주치: 음부통, 자궁탈수, 유정, 대하, 월경부조, 생리통, 불임, 설사, 이질
- 배오: 명문, 중봉, 음교, 신수, 대맥, 대돈, 중극을 배합하여 양위, 유정, 대하를 치료하며; 명문, 신수, 지실, 중극, 관원을 배합히어 남성병, 불인증을 치료하고; 관원, 삼음교를 배합하면 익원기(益元氣), 이하초(利下焦)하여 월경부조, 음경통증을 치료한다.
- 조작: 직자 0.8 - 1.2촌, 뜸
- 첨부: 충맥, 족소음회혈.

(13) 기혈(氣穴): KI13

- 혈명해석: 관원의 기능과 유사하고, 관원은 원기가 교관(交關)하는 곳으로 기혈이라 한다.
- 위치: 하복부, 제중하 3촌, 전정중선 방개 0.5촌
- 해부: 복내, 외사근건막, 횡복근건막과 복직근 중; 하복벽동맥, 정맥 근지; 12늑간신경과 장골하복신경 분포
- 기능: 조경지통(調經止痛), 이기지사(理氣止瀉)
- 주치: 월경부조, 백대, 소변불통, 설사, 이질, 요배통, 양위(陽萎)
- 배오: 관원, 삼음교를 배합하면 익신기(益腎氣), 난포궁(暖胞宮) 조충임(調沖任)하여 폐경을 치료하고; 천추, 상거허를 배합하면 조위장(調胃腸), 청리습열(淸利濕熱)하여 설사, 이질을 치료한다. 천추, 대장수를 배합하여 소화불량을 치료하고; 중극, 음릉천, 방광수를 배합하여 소변불리를 치료하며; 기해, 삼음교, 심수, 혈해를 배합하여 월경부조, 혈대, 궁냉불임, 선조유산, 양유, 불임증을 치료한다.
- 조작: 직자 또는 사자 0.8 - 1.2촌, 뜸
- 첨부: 충맥, 족소음회혈

(14) 사만(四滿): KI14

- 혈명해석: 본혈은 제하에 대장, 소장, 방광, 정실 지간 위치하고, 적취, 장, 수종 등의 창만병을 치료하여 사만이라 한다.
- 위치: 하복부, 제중하 2촌, 전정중선 방개 0.5촌
- 해부: 복내, 외사근건막, 횡복근건막과 복직근 중; 하복벽동맥, 정맥 근지; 11늑간신경 분포
- 기능: 이수조경(利水調經), 소간소창(疏肝消脹)
- 주치: 월경부조, 붕루, 대하, 불임, 산후 악로, 하복통, 유정, 유뇨, 산기, 변비, 수종
- 배오: 태충, 격수를 배합하면 소간조경활혈(疏肝調經活血)하여 월경부조를 치료하고; 기해, 삼음교, 대돈, 귀래를 배합하여 산기, 고환종통을 치료하며; 기해, 삼음교, 신수, 혈해를 배합하여 대하, 유정을 치료한다.
- 조작: 직자 0.8 - 1.2촌, 뜸
- 첨부: 충맥, 족소음 회혈

(15) 중주(中注): KI15

- 혈명해석: 본혈은 음교, 외릉을 끼고, 내부에 포궁, 정실이 있으며, 신수정기(腎水精氣)는 포중에 집중 주입하는 곳으로 중주라 부른다.
- 위치: 하복부, 제중하 1촌, 전정중선 방개 0.5촌
- 해부: 복내, 외사근건막, 횡복근건막과 복직근 중; 하복벽동맥, 정맥 근지; 제10늑간신경 분포
- 기능: 이장통변(理腸通便)
- 주치: 월경부조, 요복통증, 변비, 설사, 이질
- 배오: 지구, 족삼리를 배합하면 조삼초(調三焦), 이장부(理腸腑)하여 복통, 변비를 치료하고; 차료, 삼음교를 배합하면 건비활혈(健脾活血), 이포궁(理胞宮)하여 월경부조를 치료하며; 신수, 위중, 기해수를 배합하여 요배통을 치료하고; 혈해, 신수, 태충, 삼음교, 음교, 신맥을 배합하여 부인병, 난소염, 고환염을 치료한다.
- 조작: 직자 0.8 - 1.2촌, 뜸

- 첨부: 충맥, 족소음회혈

(16) 황수(肓兪): KI16

- 혈명해석: 황은 복막이고, 혈위 제방(臍旁) 황막을 내응하기에 황수라 한다.
- 위치: 복중부, 제중 방개 0.5촌
- 해부: 복내, 외사근건막, 횡복근 중; 하복벽동맥, 정맥 근지; 제10늑간신경 분포
- 기능: 익신건비(益腎健脾), 조리장위(調理腸胃); 복부에 위치하고, 족양명위경 이 인근에 있으며, 혈 아래는 장부(腸腑)가 위치하여 익신건비(益腎健脾), 조리장위(調理腸胃)의 작용하여 비위장병을 치료한다. 혈위는 포궁과 근접하여 보간신(補肝腎)하는 기능으로 월경병, 대하병, 산기를 치료한다.
- 주치: 제부 복통, 구토, 복창, 이질, 설사, 변비, 산기, 월경부조, 요척통
- 배오: 대돈, 귀래를 배합하면 소간조장(疏肝調腸), 이기활락(理氣活絡)하여 산기통, 복통을 치료하고; 합곡, 천추, 족삼리, 대장수를 배합하여 변비, 설사, 이질 치료하고, 관원, 삼음교, 신수를 배합하여 월경부조를 치료한다.
- 조작: 직자 0.8 - 1.2촌, 뜸
- 첨부: 충맥, 족소음회혈

(17) 상곡(商曲): KI17

- 혈명해석: 상(商)은 금(金), 양(陽)에 속하며, 내부는 위와 대장의 굴곡을 대응하고, 태을과 수평하여 상곡이라 부른다.
- 위치: 상복부, 제중상 2촌, 전정중선 방개 0.5촌
- 해부: 복직근 내연, 상복벽동맥, 정맥 분지; 제9늑간신경
- 기능: 소조장위(疏調腸胃)
- 주치: 복통, 설사, 변비, 복중 적취
- 배오: 중완, 족삼리, 대횡을 배합하여 복통, 복창을 치료하고; 풍륭, 지구를 배합하여 변비를 치료하며; 대장수, 천추를 배합하여 설사, 이질을 치료한다.

- 조작; 직자 0.5-0.8촌, 뜸

- 첨부: 충맥, 족소음회혈

(18) 석관(石關): KI18

- 혈명해석: 위완은 음식의 관문이고, 견고하고 가득 차는 것을 치료하기에 석관이라 한다.

- 위치: 상복부, 제중상 3촌, 전정중선 방개 0.5촌

- 해부: 복직근 내연, 상복벽동맥, 정맥 분지; 제9늑간신경 분포

- 기능: 소조장위(疏調腸胃), 이혈지통(理血止痛)

- 주치: 구토, 복통, 변비, 산후복통, 부인불임

- 배오: 족삼리, 중완, 내관을 배합하여 위통, 구토, 복창, 격근경련을 치료하고; 삼음교, 음
  교, 신수를 배합하여 선조유산과 불임증을 치료한다.

- 조작: 직자 0.5 - 0.8촌, 뜸

- 첨부: 충맥, 족소음회혈

(19) 음도(陰都): KI19

- 혈명해석: 본혈은 소음지기를 잡고, 도(都)는 모인다는 뜻, 중완혈과 수평선에 있다. 소
  음, 충맥 지회로 음기가 모이는 곳이라 음도라 한다.

- 위치: 상복부, 제중상 4촌, 전정중선 방개 0.5촌

- 해부: 복직근 내연, 상복벽동맥, 정맥 분지; 제8늑간신경 분포

- 기능: 이기지통(理氣止痛)

- 주치: 복창(腹脹), 장명(腸鳴), 복통, 변비, 부인불임, 흉협만, 학질

- 배오: 거궐을 배합하여 심중번만을 치료하고; 삼음교, 혈해를 배합하여 폐경을 치료하
  며; 중완, 천추, 족삼리, 사봉을 배합하여 소아감적을 치료하고, 건리, 족삼리를 배합하
  여 복창, 장명, 복통을 치료한다.

- 조작: 직자 0.5 - 0.8촌, 뜸

- 첨부: 충맥, 족소음회혈

(20) 복통곡(腹通谷): KI20

- 혈명해석: 본혈은 유문 아래 위치하고, 신기는 이곳에서 흉부로 통하며, 유(幽)와 곡(谷)은 음(陰)이고, 이곳에서 음(陰)은 양(陽)으로 전환하기에 복통곡이라 부른다.
- 위치: 상복부, 제중상 5촌, 전정중선 방개 0.5촌
- 해부: 복직근 내연, 상복벽동맥, 정맥 분지; 제8늑간신경 분포
- 기능: 건비이기(健脾理氣)
- 주치: 복통, 복창, 구토, 심통, 심계, 흉통, 폭음
- 배오: 위수, 족삼리를 배합하여 복통, 복창을 치료하고; 내관, 중완을 배합하여 위기역을 치료하며; 신맥, 조해를 배합하여 전간, 경계를 치료하고; 상완, 족삼리를 배합하여 식욕부진을 치료한다.
- 조작: 직자 또는 사자 0.5 – 0.8촌, 뜸
- 첨부: 충맥, 족소음회혈

(21) 유문(幽門): KI21

- 혈명해석: 유(幽)는 숨어 있는 음이다. 복통곡과 신경지기는 유곡(幽谷)의 문호를 거쳐 흉부에 도달한다. 이곳은 위의 유문 있기에 유문이라 부른다.
- 위치: 상복부, 제중상 6촌, 전정중선 방개 0.5촌
- 해부: 복직근 내연, 상복벽동맥, 정맥 분지; 제7늑간신경 분포
- 기능: 화위강역(和胃降逆)
- 주치: 복통, 구토, 소화불량, 설사, 이질
- 배오: 옥당을 배합하여 심번구토를 치료하고; 내관, 양구, 중완, 건리를 배합하여 위통, 일격, 구토를 치료하며; 천추를 배합하여 복창, 장명, 설사를 치료하고; 지구, 양릉천을 배합하여 협통, 늑간신경통을 치료한다.
- 조작: 직사 0.5 – 0.8촌, 심사 불가, 내상손상 방시; 뜸
- 첨부: 충맥, 족소음회혈

(22) 보랑(步廊): KI22

- 혈명해석: 중정혈과 평선 양측에 복도와 같다. 보(步)는 도량(度量), 본경 각혈의 배열은
  정연하게 배열되어 보랑이라 한다.
- 위치: 흉부, 제5늑간, 전정중선 방개 2촌
- 해부: 대흉근 기시부, 늑간 외측인대와 늑간내근; 제5늑간동맥, 정맥; 제5늑간신경 전지
  분포 심부에 제5늑간신경 분포
- 기능: 이기강역(理氣降逆)
- 주치: 흉통, 기침, 기천, 구토, 식욕부진, 유옹
- 배오: 폐수, 정천, 열결을 배합하여 외감과 내상기천을 치료; 심수, 내관을 배합하여 흉
  비, 심계정충을 치료
- 조작: 사자 또는 평자 0.5 – 0.8촌, 심자 불가, 내장손상방지, 뜸

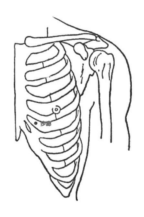

(23) 신봉(神封): KI23

- 혈명해석: 단중과 수평선에 있고, 단중을 중심으로 성곽 경계를 봉(封)이라 하고, 신기
  를 저장한 곳이라 신봉이라 한다.
- 위치: 흉부, 제4늑간, 전정중선 방개 2촌
- 해부: 대흉근중, 늑간 외측인대와 늑간내근; 제4늑간동맥, 정맥; 제4늑간신경 전피지, 심
  부에 제4늑간신경 분포

- 기능: 관흉이기(寬胸理氣), 통경하유(通經下乳)
- 주치: 기침, 기천, 흉협만, 구토, 식욕부진, 유옹
- 배오: 간수, 양릉천, 지구를 배합하여 흉협창통을 치료하고; 폐수, 태연을 배합하여 기침을 치료한다.
- 조작: 사자 또는 평자 0.5 - 0.8촌, 뜸

(24) 영허(靈墟): KI24

- 혈명해석: 영(靈)은 신(神)을 말하고, 허(墟)는 장소, 신령이 있는 곳, 심과 상응하여 영허라 한다.
- 위치: 흉부, 제3늑간극, 전정중선 방개 2촌
- 해부: 대흉근중, 늑간외측인대와 늑간내근; 제3늑간동맥, 정맥; 제3늑간신경전피지, 심층은 제3늑간신경 분포
- 기능: 관흉이기(寬胸理氣)
- 주치: 기침, 기천, 담다, 흉협창통, 구토, 유옹
- 배오: 족삼리, 중완, 내관를 배합하여 구토, 식욕부진을 치료하고; 신문, 신장을 배합하여 실면건망을 치료하며; 폐수, 태연을 배합하여 기침을 치료하고; 간수, 양릉천을 배합하여 흉협통을 치료한다.
- 조작: 사자 또는 평자 0.5 - 0.8촌, 뜸

(25) 신장(神藏): KI25

- 혈명해석: 본혈은 신령의 위에 위치하고, 신령을 지킨다고 신장이라 한다.
- 위치: 흉복, 제2늑간, 전정중선 방개 2촌
- 해부: 대흉근 중, 늑간 외측인대와 늑간내근; 제2늑간동맥, 정맥; 제2늑간신경 전피지, 심층은 제?늑간신경 분프
- 기능: 관흉이기(寬胸理氣)
- 주치: 기침, 기천, 흉통, 번만, 구토, 식욕부진

- 배오: 천돌, 내관, 태충을 배합하여 매핵기를 치료하고; 심수, 옥당을 배합하여 흉비, 일
격, 관심병, 심근경색을 치료하며; 폐수, 천돌을 배합하여 기침, 각담, 기천을 치료하고;
견정, 합곡을 배합하여 유선염, 유선증식을 치료한다.
- 조작: 사자 또는 평자 0.5 - 0.8촌, 뜸

(26) 욱중(彧中): KI26

- 혈명해석: 욱(彧)은 번화하고 무성하다는 뜻. 본혈은 화개혈과 수평하고, 신장(神藏)의
위에 위치하며, 신명(神明)이 내장하고 있다. 또한 욱(彧)은 울(鬱)과 같은 뜻으로 해울
(解鬱), 관흉이기(寬胸理氣)하는 뜻으로 욱중이라 한다.
- 위치: 흉부, 제1늑간극, 전정중선 방개 2촌
- 해부: 대흉근 중, 늑간 외측인대와 늑간내근; 제1늑간극동맥, 정맥; 제1늑간신경 전피지,
심층은 제1늑간신경, 피하에 상쇄골신경 전지 분포
- 기능: 관흉이기(寬胸理氣)
- 주치: 기침, 기천, 담옹, 흉협창만, 식욕부진
- 배오: 풍문, 폐수를 배합하여 외사 습폐를 치료하고; 천돌, 간사, 화개를 배합하여 인후
종통을 치료하며; 폐수, 척택, 정천을 배합하여 흉통, 기침, 기천을 치료한다.
- 조작: 사자 또는 평자 0.5 - 0.8촌, 뜸

(27) 수부(俞府): KI27

- 혈명해석: 본혈은 신경에서 최상부에 위치한 혈위이고, 본경 경기를 내부로 수입하는
것을 촉진하고, 동시에 내울(內鬱)한 기를 조절하기에 수부라 한다.
- 위치: 흉부, 쇄골하연, 전정중선 방개 2촌
- 해부: 대흉근 중, 흉내동맥, 정맥의 전지, 상쇄골신경 전지 분포
- 기능: 이기평천(理氣平喘)
- 주치: 기침, 기천, 흉통, 구토, 식욕부진
- 배오: 천돌, 폐수, 어제를 배합하여 기침, 인통을 치료하고; 족삼리, 합곡을 배합하여 위

기상역의 구토, 애역 치료하며; 지구, 양릉천을 배합하여 협통, 늑간신경통을 치료한다.
- 조작: 사자 또는 평자 0.5-0.8촌, 뜸

제9절 수궐음심포경

*경맥순행

① 흉중에서 시작하여, 천출(淺出) 심포에 속하며, 횡격막을 통과하고, 흉부, 상복부, 하복부를 경과하여 상중하 삼초에 연락한다.

② 흉중지맥은 흉내에서 협부로 나간다.

③ 액와 아래 3촌 되는 곳(천지)에서 상향 액하로 가며

④ 상완내측을 따라(천천), 수태음과 수소음의 사이로 순행하고

⑤ 주관절 중으로 진입하며(곡택), 전완으로 하향하여 요골측 완굴근건과 장장근건의 사이로 주행하고(극문, 간사, 내관, 대릉)

⑥ 손바닥의 (노궁)에 진입하고, 중지 요골측을 따라 말단으로 나간다(중충).

⑦ 손바닥의 지맥은 손바닥에서 분출하여 약지말단으로 나가 수소양삼초경과 접속한다.

*연결장기

심포에 속하고, 상, 중, 하 삼초에 연락한다.

*주치

본경은 천지에서 중충에 끝나고, 한 측에 9혈(양측 18혈) 그중 8혈은 상지 내측 정중선상에 분포, 1혈은 흉부에 분포한다.

심중열, 전완과 주부(肘部)의 강직구급, 액와종창, 심중만, 심계, 면적(面赤), 안화(眼花), 흉통, 심, 순환계병증, 신경정신질병, 본경 경과부위 병증을 치료한다.

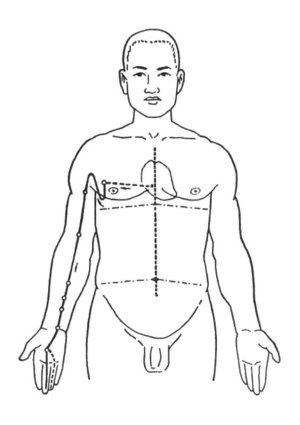

*수혈

(1) 천지(天池): PC1

- 혈명해석: 천(天)은 최고위이며, 지(池)는 물이 모이는 곳이다. 본혈은 흉부 수부 옆에 위치하고, 유즙 분비하는 곳으로 천지라 한다.

- 위치: 흉부, 제4늑간극, 유두 외측 1촌, 전정중선 방개 5촌

- 해부: 대흉근 외하부, 소흉근 하부 기시단, 심층은 제4늑간내근, 외근; 흉복벽정맥, 흉외측동맥, 정맥 분지; 전흉신경근지와 제4늑간신경 분포

- 기능: 이기관흉(理氣寬胸)

- 구지: 흉민(胸悶), 심번(心煩), 담다(痰多), 기천, 흉통, 액와부하종통, 나력, 하질, 유옹

- 배오: 유근을 배합하면 활혈산결(活血散結)하여 유옹을 치료하고; 내관을 배합하면 관흉이기(寬胸理氣)하여 협심증을 치료하며; 위양, 극천을 배합하면 산결소종(散結消腫)

하여 액와임파선염을 치료하고; 열결, 풍륭을 배합하면 기침을 치료하며; 지구를 배합하여 협늑통을 치료한다.

- 조작: 사자 또는 평자 0.5 ‒ 0.8촌, 뜸, 본혈은 흉강에 심, 폐가 있기에 심자 불가
- 첨부: 현대 연구에서 협심증, 액와임파결염, 늑간신경통을 치료한다.

(2) 천천(天泉): PC2

- 혈명해석: 천(天)은 최상부, 천(泉)은 물이 모인다. 본혈은 상완부에 위치하고, 상완이두근장단두 분지 지간의 함몰한 곳, 마치 천지의 물을 받아 함몰한 곳에서 샘물이 솟는다 하여 천천(天泉)이라 한다.
- 위치: 상완내측, 액와전 횡문두하 2촌, 상완이두근의 장, 단두지간
- 해부: 상완이두근의 장단두 지간; 상완동맥, 정맥근지; 상완내측 피신경과 근 피신경 분포
- 기능: 관흉영심(寬胸寧心)
- 주치: 심통, 흉협창만, 기침, 흉배부와 상완내측통
- 배오: 내관, 통리를 배합하여 심통, 심계를 치료하고; 폐수, 지구를 배합하여 기침, 흉협통을 치료하며; 협백, 곡지, 외관을 배합하여 상지 위, 비, 마비, 통증을 치료하고; 기문을 배합하여 흉협창만을 치료한다.
- 조작: 직자 0.5 ‒ 0.8촌, 뜸
- 첨부: 현대 연구에서 심동과속, 늑간신경통, 횡격막경련 등을 치료한다.

(3) 곡택(曲澤): PC3 합혈(合穴)

- 혈명해석: 곡(曲)은 굴곡, 택(澤)은 물이 모이는 곳, 본혈은 수궐음과 합하여 모이는 물은 늪과 같이 범위가 넓다. 본혈은 주횡문상, 상완이두근건 척골측연 함몰 중, 약간 굽히고 취혈하여 곡택이라 한다.
- 위치: 주횡문중, 상완이두근건의 척골측 내연.
- 해부: 상완이두근건의 측골측; 상완동맥, 정맥; 정중신경의 줄기 분포
- 기능: 청열제번(淸熱除煩), 조기이혈(調氣理血), 화위강역(和胃降逆); 본혈은 심포경의

합수혈이고, 합주역기이설(合主逆氣而泄)하기에 이기화위(理氣和胃), 강역지구(降逆止嘔)하는 기능으로 위통, 구토를 치료한다. 수능극화(水能克火), 본혈은 사열제번(瀉熱除煩), 청심영신(淸心寧神)하는 작용으로 심통, 경(驚), 심번(心煩) 등을 치료하며, 방혈요법으로 급성열증, 신지병을 치료한다.

- 주치: 심통, 심계, 쉽게 놀람, 위통, 구토, 전근, 열병, 번조, 주비통, 상지전동, 기침
- 배오: 대릉, 내관을 배합하면 청심안신(淸心安神)하여 심계, 심흉통을 치료하고; 내관, 중완을 배합하면 조리장위하여 구토, 위통을 치료하며; 위중, 곡지를 배합하면 청심사열(淸心瀉熱)하여 열증을 치료하고; 신수, 격수를 배합하여 심통을 치료한다.
- 조작: 직자 0.8 – 1촌, 또는 삼릉침 방혈, 뜸
- 첨부: 현대 연구에서 풍습성심장병, 급성위장염 등을 치료한다.

(4) 극문(郄門): PC4 극혈(郄穴)

- 혈명해석: 극(郄)은 극혈(郄穴), 문(門)은 문호(門戶)를 말한다. 본혈은 수궐음경 극혈이고, 상완 내측 완횡문 후의 5촌, 양근(兩筋)지간에 마치 문호와 같다 하여 극문이라 한다.
- 위치: 전완 장측, 곡택과 대릉의 연선상에서 완횡문상 5촌
- 해부: 요골측 완굴근건과 장장근건 지간, 지천굴근, 심층에 심지굴근; 전완정 중동맥, 정맥, 심층은 전완 장측골간동맥, 정맥; 전완내측 피신경이 분포하고, 아래는 정중신경이 있으며, 심층에 전완 장측골간신경이 분포
- 기능: 청열양혈(淸熱凉血), 영심지통(寧心止痛); 극문은 혈증을 치료하여 현저하게 양혈지혈(凉血止血)하는 효과가 있고, 상반신의 혈증 치료를 위주로 한다. 각혈, 구혈, 뉵혈, 심포경 응급, 열사요심(熱邪撓心), 심신 불녕(心神不寧)의 전광병 등 치료에 본혈을 취한다.
- 주치: 심통, 심계, 흉통, 심번, 각혈, 토혈, 정창(疔瘡), 전간
- 배오: 폐수, 척택, 곡지, 대릉을 배합하여 각혈을 치료하고; 신문, 심수, 곡택, 대릉을 배합하여 심통을 치료하며; 양구, 족삼리, 태충을 배합하여 신경성구토를 치료하고; 내관을 배합하여 급성 허혈성심근손상을 치료한다. 격수를 배합하여 횡격막경련을 치료하

고, 신문, 삼음교를 배합하면 활혈화어(活血化瘀)하여 불면증을 치료한다.

- 조작: 직자 0.5 - 1촌, 뜸

- 첨부: 현대 연구에서 심근염, 풍습성심장병, 횡격막경련증에 사용한다.

(5) 간사(間使): PC5 경혈(經穴)

- 혈명해석: 상완 내측 완횡문 후 3촌, 양근지간 함몰 부위, 심포락맥이 행하는 경혈이고, 심은 군주지관(君主之官)으로 포락은 심맥에 연결되며, 심(心)이 주재하고, 간(間)은 신하라는 뜻으로 간사라 한다.

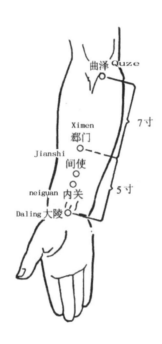

- 위치: 전완장측, 곡택과 대릉의 연선상, 완횡문상 3촌, 장장근건과 요골측 완굴근건 지간

- 해부: 요골측 굴근건과 장장측근건 지간, 천지굴근, 심부에 심지굴근; 전완정 중동맥, 정맥, 심층은 전완 장장측 골간동맥, 정맥; 전완 내측피신경, 전완 외측피신경이 분포하고, 정중신경 정측피지, 최심층은 전완장측골간신경이 있다.

- 기능: 영심안신(寧心·安神), 화위지구(和胃止嘔); 본혈은 심포경의 경혈이고, 혈성은 금

(金)에 속하며, 폐주호흡, 행기소체(行氣消滯)하는 작용이 강하다. 기기조체(氣機阻滯)의 많은 질병은 모두 본혈로 치료한다. 간사의 기능은 내관과 동일하여 '경주천해한열(經主喘咳寒熱)'하고, 학질에서 한열왕래 치료에 공인하는 혈위이다.

- 주치: 심통, 심계, 위통, 구토, 열병, 심번, 학질, 전광, 간증, 액와종, 주비통증 경련
- 배오: 대저, 대추, 지구를 배합하여 학질을 치료하고; 척택을 배합하여 반위, 구토, 애역 치료하며; 수구, 태충을 배합하여 히스테리증을 치료하고; 요기를 배합하여 전간을 치료하며; 삼음교를 배합하여 월경부조, 폐경을 치료하고; 내관, 심수를 배합하여 심계를 치료한다.
- 조작: 직자 0.5 – 1촌, 뜸
- 첨부: 현대 연구에서 흔히 풍습성심장병, 담마진, 히스테리, 위염을 치료한다.

(6) 내관(內關): PC6 락혈; 팔맥교회혈, 통음유맥

- 혈명해석: 내측은 음(陰)이고, 관(關)은 출입하는 문이다. 본혈은 수궐음 낙혈로 심에 연결되고, 심흉통을 주치한다. 혈위는 외관과 상응하여 내관이라 한다.
- 위치: 전완 장측, 곡택과 대릉의 연선상, 완횡문상 2촌 장장근건과 요골측완굴근건 지간
- 해부: 요골측 완굴근건과 장장근건 지간, 천지굴근, 심층은 심지굴근; 전완 정중동맥, 정맥, 심층은 전완 장측골간동맥, 정맥; 전완 내측피신경이 분포하고, 아래는 정중신경 장피지, 최심층은 전완 장측골간신경이 분포
- 기능: 영심안신(寧心安神), 화위지구(和胃止嘔), 관흉강역(寬胸降逆)
- 주치: 심통, 심계, 흉통, 위통, 구토, 애역, 실면, 전광, 간증, 울증, 현훈, 중풍, 편마비, 천식, 편두통, 열병, 산후혈훈, 주비련통
- 배오: 태연을 배합하면 익심안신(益心安神), 이기복맥(理氣復脉)하여 무맥증을 치료하고; 공손을 배합하여 복통, 애역을 치료하며; 삼음교, 합곡을 배합하면 익기행혈(益氣行血), 화어통락(化瘀通絡)하여 심기부족(心氣不足)의 협심증을 치료하고; 격수를 배합하여 흉만지종(胸滿肢腫)을 치료하며; 중완, 족삼리를 배합하면 화위강역(和胃降逆), 이기지통(理氣止痛)하여 위완통, 구토, 애역을 치료하고; 외관, 곡지를 배합하여 상지불

수, 손떨림을 치료하며; 환측 현리를 배합하여 편두통을 치료하고; 건리를 배합하여 흉민을 제거하며; 신문을 배합하여 불면증을 치료한다.

- 조작: 직자 0.5 - 1촌, 뜸
- 첨부: 현대 연구에서 심동과속, 부정맥, 위통, 횡격막경련, 담낭염, 히스테리, 구토를 치료한다.

(7) 대릉(大陵): PC7 수혈, 원혈

- 혈명해석: 릉(陵)은 언덕을 말하고, 상완 태측 완횡문 양근지간의 함몰 부위에 위치한다. 완골 융기처의 후방, 융기는 마치 언덕 모양이라 대릉이라 한다.
- 위치: 장완횡문의 중점, 장장근건과 요골측 완굴근건 지간
- 해부: 장장근건과 요골측 완굴근건 지간, 장무굴근과 심지굴근건; 완장측동맥, 정맥망; 전완 내측피신경, 정중신경 장피지, 심층은 정중신경줄기가 분포
- 기능: 청심안신(淸心·安神), 관흉화위(寬胸和胃); 오행에서 토에 속하고, 심포의 자혈이며, 청심안신(淸心·安神)하는 기능이 현저하다. 심화적성(心火積盛)의 신지병, 심폐질환과 오관질병에 좋은 효과가 있다. 심포는 삼초와 표리관계이고, 삼초주기(三焦主氣), 본혈은 이기화위(理氣和胃), 강기지구(降氣止嘔)하는 기능으로 기기조체(氣機阻滯), 기체혈어(氣滯血瘀)의 흉, 협, 위, 복부 질병을 치료한다.
- 주치: 심통, 심계, 위통, 구토, 경계, 전광, 간질, 흉협통, 완관절통, 희소비공(喜笑悲恐)
- 배오: 신문, 열결를 배합하여 완하수를 치료하고; 심수, 격수를 배합하면 통심락(通心絡), 거어혈(祛瘀血)하여 심혈어체의 심계를 치료하며; 풍륭, 태충을 배합하면 소간이기(疏肝理氣), 화담성뇌(化痰醒腦)하여 기울담결(氣鬱痰結)형의 전광을 치료하고; 노궁을 배합하여 협심증, 실면 치료하며; 외관, 지구를 배합 복통, 변비를 치료하고; 수구, 간사, 심수, 풍륭을 배합하여 전, 광, 간, 경계를 치료한다.
- 조작: 직자 0.3 - 0.5촌, 뜸
- 첨부: 현대 연구에서 심동과속, 위염, 신경증을 치료한다.

(8) 노궁(勞宮): PC8 형혈(滎穴)

- 혈명해석: 노(勞)는 일하다는 뜻, 궁(宮)은 중실(中室) 중지 굴곡 시에 중지 첨부가 도착하는 곳으로 노궁이라 한다.
- 위치: 손바닥 중심, 제2-3장골지간 제3장골 편향, 주먹 쥐면 중지 첨부.
- 해부: 제2-3장골간, 아래는 장건막, 제2인상근과 천지, 심굴근건, 심층은 무지내수근 횡누의 기시난, 골산근; 시장측 총동맥; 정중신경의 제2징측 총신경이 분포
- 기능: 청심안신(淸心安神), 사열지양(瀉熱止痒); 본혈은 심포경의 형화혈이고, '형주신열(滎主身熱)', 심개규우설(心開竅于舌), 제통양창(諸痛痒瘡)은 심에 속하며, 청심사열(淸心瀉熱) 작용으로 구창, 구비치은(口鼻齒齦) 괴사를 치료하고, 심은 신명을 주관하여 청열개규(淸熱開竅)하여 중풍 혼미, 전광간증을 치료한다.
- 주치: 중풍혼미, 중서, 심통, 전광, 간질, 구창, 구취, 아장풍
- 배오: 대릉, 내관을 배합하면 화위지통(和胃止痛)하여 급성위염을 치료하고; 수구, 용천을 배합하여 중서, 간질, 중풍혼미를 치료하며; 태충, 내정을 배합하여 청심소간화위(淸心疏肝和胃)하여 구창, 구취를 치료하고; 곡택, 대릉을 배합하면 청심사열(淸心瀉熱)하여 아장풍을 치료하며; 후계를 배합하여 삼소(三消), 황달을 치료한다.
- 조작: 직자 0.3 - 0.5촌, 뜸
- 첨부: 현대 연구에서 구강염, 수지마목, 고혈압을 치료한다.

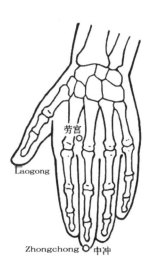

(9) 중충(中沖): PC9정혈(井穴)

- 혈명해석: 본혈은 손 중지첨부 심포맥이 출하는 곳으로 중충이라 한다.

- 위치: 중지 말절 첨부 중앙

- 해부: 장지측 고유동맥, 정맥으로 형성한 동맥, 정맥망; 정중신경의 지장측 고유신경 분포

- 기능: 회양구역(回陽救逆), 개규성뇌(開竅醒腦), 사열청심(瀉熱淸心); 본경의정(井)혈이고, 음양경의 교접처로 음양이결(陰陽離決)을 교정하며, 음양평형을 조절하여 응급혼미를 치료한다. 심주신지(心主神志), 개규우설(開竅于舌), 본혈로 설강종통, 심통, 심번, 소아야제를 치료한다.

- 주치: 중풍혼미, 설강불어, 중서, 혼궐, 소아경풍, 열병, 설하종통

- 배오: 노궁, 대릉을 배합하여 청심사열(淸心瀉熱)하여 아장풍을 치료하고; 금진, 옥액, 수구, 염천을 배합하여 설강종통을 치료하며; 수구, 소상, 합곡, 내관을 배합하여 개규소궐(開竅蘇厥), 청심사열(淸心瀉熱)하여 소아경풍, 중서, 중풍혼미를 치료하고; 상양을 배합하여 이롱을 치료한다.

- 조작: 천자 0.1촌 또는 삼릉침 점자 방혈

제10절 수소양삼초경

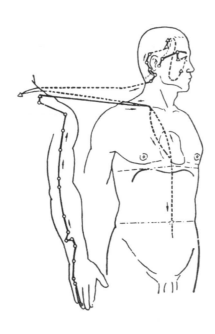

＊경맥순행

① 약지 말단에서 시작하여(관충) 소지와 약지지간에서 상행하고(액문)

② 손등을 따라(중저, 양지), 전완 신측(伸側) 두 뼈 사이로 나가며(외관, 지구, 회종, 삼양락, 사독)

③ 상향하여 주첨을 통과(천정), 상완 외측을 따라(청냉연, 소락), 상향하여 견부를 통과하고(노회, 견료)

④ 어깨에서 족소양경의 뒷면에서 교출되고(천료, 병풍 회, 견정, 대추)

⑤ 결분으로 진입하여(쇄골상와), 단중에 분포되며 심포에 산포되어 연락되고

⑥ 횡격막을 통과하여 상, 중, 하 삼초에 광범위하게 편속된다.

⑦ 흉중기맥은 견중에서 상행하여 쇄골상외로 나가고

⑧ 경방으로 상행하여 이후에 연계되며(천유, 예풍, 계맥, 노식) 직상하여

⑨ 이상방으로 나가고(각손, 회 함염, 현리, 상관), 면협으로 만곡 하향하여 안하에 도달한

다(회 권료).

⑩ 이후지맥은 이후에서 이중으로 진입하여 이전으로 나가고(화료, 이문 회 청회), 상관 앞을 경과하여 위의 한 갈래 경맥과 협부에서 교회하며, 외 안각에 도달하여 (사죽공 회 동자료), 족소양담경과 접속한다.

⑪ 이외에 삼초는 족태양방광경의 위양혈과 하합된다.

*연결장기

삼초에 속하고, 심포에 연락한다. 또한 귀와 눈에 연계된다.

*혈위와 주치

본경은 한 측에 23혈(좌우 양측에 모두 46혈), 그중 13혈은 상지배면의 정중선상, 10혈은 경, 두측부에 분포하고, 시작혈은 관충, 사죽공에서 마친다.

흉, 심, 폐, 인후병증, 일부의 열성병증과 본경에 통과하는 부위 병증을 치료한다.

*수혈

(1) 관충(關冲): SJ1 정혈(井穴)

- 혈명해석: 소양이 충격하여 출하는 관문이고, 심포와 연접하는 곳으로 관충이라 한다.

- 위치: 약지 말지절 척측, 지갑각 0.1촌 거리

- 해부: 지장고유동맥, 정맥이 형성한 동맥, 정맥망; 척골신경의 지장측 고유신경 분포

- 기능: 청열해독(淸熱解毒), 소달삼초(疏達三焦), 성신개규(醒神開竅); 본혈은 수소음삼 초경의 정혈로 사열개규(瀉熱開竅)를 위주하고, 열병, 두통, 구건, 목예(目翳), 후비(喉 痹) 등을 치료한다. 또한 인중, 십선을 배합하여 중풍혼미, 중서 등의 신지병을 치료한 다. 관충은 삼초경의 정혈(井穴)로 오행에서 금(金)에 속하고, 소양은 인체 측면에서 행 하여 편두통을 치료한다.

- 주치: 두통, 목적(目赤), 이롱, 이명, 후비(喉痹), 설강(舌强), 열병, 심번

- 배오: 풍지, 태양을 배합하여 편두통을 치료하고; 소상, 소택을 배합하면 청열이인(淸

熱利咽)하여 인후종통을 치료하며; 수구, 노궁, 내관, 합곡을 배합하여 사열개규(瀉熱開竅) 혼미, 중서를 치료하고; 풍지, 상양을 배합하면 퇴열해표(退熱解表)하여 열병무한(熱病无汗)을 치료하며; 아문, 풍부, 염천을 배합하여 설강불어(舌强不語)를 치료한다.

- 조작: 천자 0.1촌, 또는 삼릉침 점자 방혈, 뜸

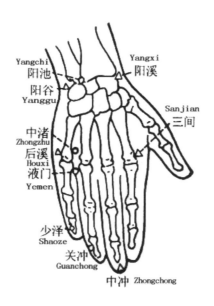

(2) 액문(液門): SJ2 형혈(滎穴)

- 혈명해석: 삼초의 형혈이고, 양형(陽滎)은 수(水)이다. 물이 흐르는 도랑이고, 액의 문이다.
- 위치: 손등, 제4-5지간, 지복연 후방 적백육제
- 해부: 척동맥의 지배동맥; 척골신경의 수배지 분포
- 기능: 소풍산사(疏風散邪), 청리두목(淸利頭目); 삼초경의 형수혈(滎水穴)이고, 소풍사(疏風邪), 사화독(瀉火毒), 청두목(淸頭目)하는 작용한다. 임상에서 두통, 목적(目赤), 이농, 치은농, 인후통 능의 누변오관의 열승을 지료한다.
- 주치: 두통, 목적(目赤), 이통, 이명, 이롱, 후비, 학질, 수비통(手臂痛)
- 배오: 중저, 양지를 배합하면 통경활락(通經活絡)하여 수비통, 수배통을 치료하고; 어제

를 배합하면 청리인후(淸理咽喉)하여 후통을 치료하며; 외관, 청궁을 배합하면 청두목(淸頭目), 이삼초(利三焦)하여 이명, 두통을 치료한다.

- 조작: 직자 0.3 - 0.5촌, 뜸

(3) 중저(中渚): SJ3 수혈(輸穴)

- 혈명해석: 중저는 삼초에 주입하는 수혈이고, 마치 물가의 중간에 차지한다고 한다.
- 위치: 수배부, 약지 본절(지장관절) 후방, 제4, 5장골간 함몰 부위 액문 후 1촌
- 해부: 제4골간근; 피하 수배정맥망과 제4장배동맥; 척골신경의 수배지 분포
- 기능: 청열산사(淸熱散邪), 통락지통(通絡止痛), 명목총이(明目聰耳); 본혈은 수소양삼초경의 수혈이고, '수주체중절통(輸主體重節痛)' 때문에 본경, 경별 순행상의 수(手), 주(肘), 비(臂), 견(肩) 등의 관절통 활동불리 통증을 치료한다. 본혈의 청사열사(淸瀉熱邪)하는 작용이 강하여 담열응결(痰熱凝結), 삼초경맥, 풍열 또는 삼초사열(三焦邪熱)이 경락 순행한 두통, 목적(目赤), 목통(目痛), 목예(目瞖), 이명(耳鳴), 후비(喉痹) 등을 치료하고, 이부 질병 치료하는 상용혈위이다.
- 주치: 두통, 목현(目眩), 목적(目赤), 목통(目痛), 이롱, 이명, 후비(喉痹), 견배주비산통, 수지굴신불능, 열병
- 배오: 청궁, 예풍, 각손 배합하면 개규총이(開竅聰耳)하여 이롱이명을 치료하고; 팔사, 외관을 배합하면 서근활락(舒筋活絡)하여 지관절염, 수지굴신불능을 치료하며; 외관, 기문을 배합하면 서간이기(舒肝理氣), 활락지통(活絡止痛)하여 늑간신경통을 치료하고; 태백을 배합하면 변비를 치료하며; 지구, 내정 배합하여 인통(咽痛)을 치료한다.
- 조작: 직자 0.3 - 0.5촌, 뜸

(4) 양지(陽池): SJ4 원혈(原穴)

- 혈명해석: 양근지간에 마치 못과 유사하고, 손목에서 표면은 양(陽)에 속하여 양지라 한다.
- 위치: 완배횡문 중, 총지신근건의 척골측연의 함몰 부위
- 해부: 피하에 수배정맥망, 제4장배동맥; 척골신경의 수배지와 전완배측피신경말지 분포

- 기능: 청열산풍(清熱散風), 익음증액(益陰增液), 서근활락(舒筋活絡); 수소양 삼초경에 소속하고, 소산소양풍열(疏散少陽風熱), 청리이인(清利利咽), 소종지통(消腫止痛)하는 효과로 두통, 이인종통(利咽腫痛)을 치료한다. 삼초주기화(三焦主氣化), 진액수포(進液輸布), 수액대사와 관련된다. 때문에 익음증액(益陰增液)하는 효과로 소갈(消渴)의 상초, 중초를 치료하고, 또한 양지는 완부 근육관절통증 치료에 사용 혈위이다.

- 주치: 완통(腕痛), 견비통, 이롱, 학질, 소갈, 구건, 후비

- 배오: 합곡, 척택, 중저, 외관, 곡지를 배합하면 행기활혈(行氣活血), 서근통락(舒筋通絡)하여 전완근육경련 또는 마비를 치료하고; 소상, 염천을 배합하면 청열통락이인(清熱通絡利咽)하여 인후종통을 치료하며; 비수, 태계를 배합하면 소조삼초(疏調三焦), 양음윤조(養陰潤燥)하여 소갈을 치료한다.

- 조작: 직자 0.3 – 0.5촌, 뜸

- 첨부: 현대 연구에서 흔히 완관절염, 풍습열, 당뇨병을 치료한다.

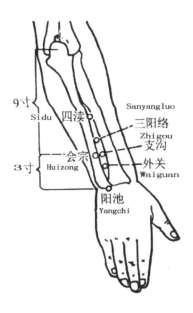

(5) 외관(外關): SJ5 락혈(絡穴), 팔맥교회혈, 통양유맥

- 혈명해석: 외는 외측, 양(陽)에 속하고, 관은 관구(關口)를 말한다. 본혈은 내관과 상대

하여 수소양지락이다. 수궐음과 표리 상통하여 외관이라 한다.

- 위치: 전완배측, 양지와 주첨의 연선상, 완배횡문 상 2촌, 척골과 요골지간

- 해부: 요골과 척골지간, 총지신근과 장무신근지간, 심층에 전완골간 배측동맥장측동맥, 정맥; 전완배측 피신경, 심층 전완골간 배측과 장측신경이 분포

- 기능: 청열해표(淸熱解表), 이기소종(理氣消腫)

- 주치: 열병, 두통, 협통, 이롱, 이명, 목적종통, 협통, 견배통, 주비굴신불리, 수지통증, 수전증

- 배오: 양지, 중저를 배합하면 통경활락(通經活絡)하여 수지통증, 완관절통증을 치료하고; 태양, 솔곡을 배합하면 거풍통락지통(祛風通絡止痛)하여 편두통을 치료하며; 후계를 배합하면 서근활락(舒筋活絡)하여 락침을 치료하고; 족임읍을 배합하면 이목(耳目), 경항견부의 질병을 치료하며; 곡지를 배합하면 손의 저림을 치료하고; 곡택을 배합하면 손떨림증을 치료한다.

- 조작: 직자 0.5 – 1촌, 뜸

- 첨부: 현대 연구에서 고혈압, 편두통, 편마비, 이롱을 치료한다.

(6) 지구(支溝): SJ6 경혈(經穴)

- 혈명해석: 지(支)는 지체와 통하고, 구(溝)는 도랑. 본혈은 상완 주관절 앞, 척골과 요골 사이에 위치하여 맥기는 마치 물 흐르는 도랑과 같다 하여 지구라 한다.

- 위치: 전완배측, 양지와 주첨 연선상에서 완배횡문 상 3촌, 척골과 요골지간

- 해부: 요골과 척골지간, 총지신근과 장무지신근지간, 심층은 전완골간 배측과 장측신경 분포

- 기능: 이기청열(理氣淸熱), 강역통변(降逆通便); 수소양삼초경의 경화혈(經火穴)이고, 소리삼초(疏理三焦), 청열통규(淸熱通竅)하는 작용으로 면적(面赤), 목통(目痛), 폭음(暴瘖), 이명, 이롱을 치료하며; 지구 혈은 조창기기(調暢氣機), 이기지통(理氣止痛)하는 기능으로 정지실조(情志失調), 간울기체(肝鬱氣滯)의 협늑통 치료의 특효혈이고; 변비 치료에 유효한 경험혈이며, 허실을 막론하고 모두 선택한다.

- 주치: 폭음(暴瘖), 이롱, 이명, 견배산통, 늑협통, 구토, 변비, 열병.
- 배오: 양지, 팔사를 배합하면 행기활혈(行氣活血), 서근통락(舒筋通絡)하여 수전증을
  치료하고; 족삼리, 천추, 상거허를 배합하면 통조부기(通調腑氣)하여 변비를 치료하며;
  장문을 배합하면 통락지통(通絡止痛)하여 급성요부염좌상, 협통을 치료하고; 양릉천을
  배합하여 담낭염을 치료한다.
- 조작: 직자 0.5 – 1촌, 뜸
- 첨부: 현대 연구에서 늑간신경통, 습관성변비를 치료한다.

(7) 회종(會宗): SJ7 극혈(郄穴)

- 혈명해석: 회종은 모인다는 뜻, 본혈은 지구, 삼양락 지간에서 사향 외상방으로, 삼초경
  기가 지구에서 본혈로 모이고, 삼양락으로 전달한다고 회종이라 한다.
- 위치: 전완배측, 완배횡문상 3촌, 지구 척골의 요골측연
- 해부: 척골 요골측연, 소지 고유신근과 척골측 완신근지간; 전완골간 배측동맥, 정맥; 전
  완 배측 피신경, 심층은 전완골간 배측동맥, 정맥; 전완 배측 피신경과 심층에 전완골간
  배측 신경과 골간 장측 신경 분포
- 기능: 청열총이(淸熱聰耳), 소통경기(疏通經氣); 수소양삼초경으로 삼초기기를 조절하
  고, 청사 소양상화(少陽相火)하는 기능으로 소양열사울결(少陽熱邪鬱結)의 두이(頭耳)
  질환을 치료한다. 서경활락(舒經活絡)하는 기능이 강하여 경락 순행 부위의 급성병증
  을 치료한다.
- 주치: 이롱, 간증, 상지근육피부통증
- 배오: 곡지, 소해를 배합하면 서근활락(舒筋活絡)하여 주관절 통증을 치료하고; 천돌,
  수돌을 배합하여 영기(癭氣)를 치료하며; 예풍, 청회, 이문을 배합하면 청삼초화(淸三
  焦火), 통경활락(通經活絡)하여 이롱을 치료한다.
- 조작: 직자 0.5 – 1촌, 뜸

(8) 삼양락(三陽絡): SJ8

- 혈명해석: 삼양경맥이 본혈과 상호 통한다고 삼양락이라 한다.
- 위치: 전완배측, 완배횡문상 4촌, 척골과 요골지간
- 해부: 총지신근과 장무전근 기시단 지간; 전완골간 배측동맥, 정맥; 전완배측 피신경, 심층은 전완골간 배측신경 분포
- 기능: 청열총이(淸熱聰耳), 소통경기(疏通經氣)
- 주치: 폭음(暴瘖), 이롱, 수비통, 치통
- 배오: 곡지, 합곡, 견정(肩井)을 배합하여 중풍후유증 상지불수를 치료하고; 청궁, 중저를 배합하면 개규통락(開竅通絡)하여 이롱을 치료하며; 대추, 백회를 배합하면 진분양기(振奮陽氣)하여 기와(嗜臥)를 치료한다.
- 조작: 직자 0.5 - 1촌, 뜸

(9) 사독(四瀆): SJ9

- 위치: 전완배측, 양지와 주첨의 연선상, 주첨하 5촌, 척골과 요골지간
- 해부: 총지신근과 척골측 완신근지간; 심층은 전완골간 배측동맥, 정맥; 전완배측 피신경, 심층은 전완골간 배측신경 분포
- 주치: 폭음(爆音), 폭롱(暴聾), 치통, 기단, 인부 막히는 감, 전완통
- 배오: 외관, 곡지를 배합하면 통경활락(通經活絡)하여 전완통을 치료하고; 삼양락, 소락, 견료, 천료, 견외수를 배합하여 견비통을 치료하며; 청궁, 천유를 배합하면 통규총이(通竅聰耳)하여 이폭롱(耳暴聾)을 치료하고; 액문, 단중을 배합하면 관흉이기(寬胸理氣)하여 호흡기단을 치료하며; 삼양락, 양계를 배합하여 수지굴신불리, 상지불수를 치료한다.
- 조작: 직자 0.5 - 1촌, 뜸
- 첨부: 현대 연구에서 편두통, 상지마비, 인염, 위염을 치료한다.

(10) 천정(天井): SJ10합혈(合穴)

- 혈명해석: 천정은 토지(土地)를 말하고, 땅에서 물이 나면 정(井)이라 하고, 삼초는 물의 길이라 정(井)의 뜻을 함유한다. 본혈은 주관절 외측 큰 뼈 뒤, 양근지간 함몰 부위에 하늘의 별 명사로 천정이라 한다.

- 위치: 상완 외측, 굴주 시, 주첨 직상1촌 함몰 부위

- 해부: 상완골 하단 후면 주두와 중, 상완삼두근건; 주관절동맥, 정맥망; 상완배측피신경과 요골신경근지가 분포

- 기능: 이기사화(理氣瀉火), 거습화담(祛濕化痰); 본혈은 수소양삼초경의 합혈이고, 청열식풍지통(清熱熄風止痛)하는 기능으로 두통, 목통(目痛), 이롱, 협종, 인통(咽痛), 후비(喉痺)를 치료한다. 천정혈은 해울통락(解鬱通絡), 이기지통(理氣止痛)하는 기능으로 영기(瘻氣), 나력, 흉협통을 치료한다.

- 주치: 편두통, 협늑통, 경항통, 견비통, 나력, 영기(瘻氣), 전간

- 배오: 곡지, 소해를 배합하면 통경활락(通經活絡)하여 주관절통을 치료하고; 천돌, 수돌을 배합하면 산결통락(散結通絡)하여 영기(瘻氣)를 치료하며; 예풍, 이문을 배합하면 청사삼초열사(清瀉三焦熱邪)하여 이롱을 치료하고; 솔곡을 배합하여 편두통을 치료하며; 거궐, 심수를 배합하여 정신황홀을 치료한다.

- 조작: 직자 0.5 – 1촌, 뜸

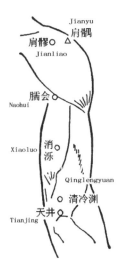

(11) 청냉연(清冷淵): SJ11

- 혈명해석: 본혈은 삼초의 대열을 내리기에 청냉하는 효과가 있다. 삼초경혈의 연못이라 청냉연이라 부른다.
- 위치: 완외측, 굴주 시, 주첨 직상 2촌, 즉 천정 상1촌
- 해부: 상완삼두근하부; 중측 부동맥, 정맥말지; 상완배측 피신경과 요골신경근지 분포
- 기능: 청열이습(清熱利濕)
- 주치: 두통, 목황(目黃), 견비통불거
- 배오: 견우, 견료, 천료, 노수, 양로, 합곡을 배합 상지위비, 마비, 통증을 치료하고; 태양, 솔곡을 배합하면 소풍통락(疏風通絡)하여 두통을 치료하며; 내관, 기문을 배합하면 서간지통(舒肝止痛)하여 협통을 치료한다.
- 조작: 직자 0.5 - 1촌, 뜸

(12) 소락(消濼): SJ12

- 혈명해석: 락은 옅은 물, 소락은 물이 퇴출한 다음 함몰한 곳. 청열 작용으로 소락이라 한다.
- 위치: 상완외측, 청냉연과 노회 연선 중점처, 청냉연 상 3촌
- 해부: 상완삼두근 근복의 중간; 중측 부동맥, 정맥; 상완배측 피신경, 요골신경 분포
- 주치: 두통, 경항강통, 비통(臂痛), 치통, 전간
- 배오: 견료, 견우, 노회, 청냉연을 배합하여 견비통, 상지불수, 견주염을 치료하고; 천주, 풍지를 배합하면 거풍활락지통(祛風活絡止痛)하여 경항강통을 치료하며; 사신총, 대추를 배합하면 안신성뇌활락(安神醒腦活絡)하여 전간을 치료한다.
- 조작: 직자 0.8 - 1촌, 뜸

(13) 노회(臑會): SJ13

- 혈명해석: 노수 아래, 팔뚝에 위치하여 상완부의 질병을 치료하고, 수소양, 양유지회이라 노회라 부른다.

- 위치: 상완외측, 주첨과 견료의 연선상, 견료하 3촌, 삼각근의 후하연
- 해부: 상완삼두근장두와 외측두지간; 중측 부동맥, 정맥; 상완 배측 피신경, 요골신경근지, 심층은 요골신경 분포
- 기능: 이기산결(理氣散結)
- 주치: 견비통, 영기(瘿氣), 나력, 목질(目疾), 견갑종통
- 배오: 견우, 비노, 견외수, 견정(肩貞)을 배합하여 견주염을 치료하고; 천종을 배합하면 통락지통(通絡止痛)하여 견갑통을 치료하며; 천돌, 수돌을 배합하면 산결통락(散結通絡)하여 갑상선종을 치료하고; 주료, 외관을 배합하여 주비련통을 치료한다.
- 조작: 직자 0.5 - 1촌, 뜸

(14) 견료(肩髎): SJ14

- 혈명해석: 료는 뼈 사이, 견부질병을 치료하여 견료라 한다.
- 위치: 견부, 견우 후방, 상완 외전 시, 견봉 후하방 함몰 부위
- 해부: 삼각근 중; 상완 선후동맥; 액와신경의 근지 분지
- 기능: 통경활락(通經活絡)
- 주치: 견통, 견중불거
- 배오: 천종, 견정(肩井)을 배합하면 통경활락하여 견중불거를 치료하고; 천종, 곡원을 배합하여 견배통증을 치료하며; 풍지, 곡지를 배합하면 소풍사열(疏風瀉熱), 조화영위(調和營衛)하여 풍진을 치료하고; 외관, 장문을 배합하면 통경지통(通經止痛)하여 늑간신경통을 치료하며; 견정, 천지, 양로를 배합하여 상지불수, 견주염을 치료한다.
- 조작: 직자 0.5 - 1촌, 뜸

(15) 천료(天髎): SJ15

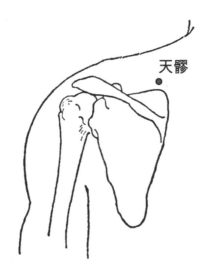

- 혈명해석: 흉부는 하늘이라 본혈은 흉부에서 제일 높다고 천료라 한다.
- 위치: 견갑부, 견정과 곡원 중간, 견갑골상각 함몰 부위
- 해부: 승모근, 극상근; 횡경동맥 강지, 심층은 견갑상동맥 근지; 제1흉신경후지 외측피지, 부신경, 심층은 견갑상신경 근지 분포
- 기능: 거풍청열(祛風淸熱), 활락지통(活絡止痛)
- 주치: 견비통, 경항강통, 흉중번만
- 배오: 견료, 곡지를 배합하면 활락지통(活絡止痛)하여 견비통을 치료하고; 풍지, 경백로를 배합하면 거풍통락(祛風通絡)하여 경항강통을 치료하며; 내관, 단중을 배합하면 관흉이기(寬胸理氣)하여 흉중번만을 치료한다.
- 조작: 직자 0.5 - 0.8촌, 뜸

(16) 천유(天牖): SJ16

- 혈명해석: 본혈은 경부에 위치하고, 두(頭), 면(面), 이(耳), 목(目), 경(頸), 항(項)부의 질병을 치료하여 마치 두부의 문호와 같다고 천유라 한다.

- 위치: 경측부, 유양돌기 후하방, 하합각 수평, 흉쇄유돌근의 후연
- 해부: 흉쇄유돌근후연; 후두동맥의 근지, 이후동맥, 정맥과 경후천정맥; 후두소신경의 본간, 심층은 부신경, 경신경 분포
- 기능: 거풍청열(祛風淸熱), 활락지통(活絡止痛)
- 주치: 두훈, 두통, 면종, 목혼(目混), 폭롱(暴聾), 항강(項强)
- 배오: 경백로, 후계를 배합하면 활락지통(活絡止痛)하여 경근경련을 치료하고; 정명, 대충을 배합하면 청열명목(淸熱明目)하여 목통(目痛)을 치료하며; 청회, 사독을 배합하면 통락개규(通絡開竅)하여 폭롱(暴聾)을 치료한다.
- 조작: 직자 0.8 - 1촌, 뜸

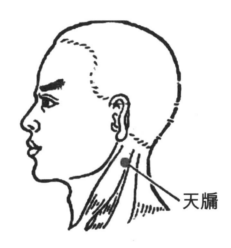

天牖

(17) 예풍(翳風): SJ17
- 혈명해석: 본혈은 이후 함몰 부위에 위치하고, 예(翳)는 막는다는 뜻으로 바람을 막는다 하여 거풍사한다고 예풍이라 한다.
- 위치: 이수후방, 유양돌기와 하합각지간의 함몰 부위
- 해부: 이후동맥, 정맥, 겸외천정맥; 이대신경, 심부는 안면신경줄기 두개골에서 천출하는 곳
- 기능: 통규총이(通竅聰耳), 거풍사열(祛風瀉熱); 수소양삼초경혈로 이후(耳后)에 위치

하고, 임상에서 이부 질병 치료의 요혈이다. 또한 치, 시하선, 편도체, 하악질환 치료의 상용혈이고, 거풍사열(祛風瀉熱) 통규총이(通竅聰耳)하는 기능이 있다.

- 주치: 이명, 이롱, 구안와사, 아관긴폐(牙關緊閉), 협종, 나력
- 배오: 협거, 지창, 승장, 수구, 합곡을 배합하여 구금불개(口禁不開)를 치료하고; 청회, 청궁, 중저를 배합하면 통규복총(通竅復聰)하여 이명, 이롱을 치료하며; 지창, 협거, 양백, 승읍을 배합하면 활혈거풍통락(活血祛風通絡)하여 안면신경마비를 치료하고; 통리를 배합하여 폭음(暴瘖)을 치료한다.
- 조작: 직자 0.8 - 1촌, 뜸, 직구를 금지한다.
- 첨부: 현대 연구에서 갑자기 이롱, 하악관절염, 안면신경마비를 치료한다.

(18) 계맥(瘈脉): SJ18

- 혈명해석: 본혈은 계종(瘈瘲)을 치료하고, 이후 청맥이 있는 곳이라 계맥이라 한다.
- 위치: 두부, 이후 유양돌기 중앙. 각손과 예풍 지간, 이륜을 따라 중, 하 1/3의 교차점
- 해부: 이후근상; 이후동맥, 정맥; 이대신경 이후지 분포
- 기능: 총이명목(聰耳明目), 진경정간(鎭驚定癎)
- 주치: 두통, 이롱, 이명, 소아경간, 구토, 설사이질
- 배오: 예풍, 이문, 청궁, 청회, 백회를 배합하여 이명, 이롱을 치료하고, 청력을 제고한다. 두유, 인당을 배합하면 통락지통(通絡止痛)하여 두통을 치료하고; 장강, 대추, 태충을 배합하면 식풍해경(熄風解痙)하여 소아경풍을 치료한다.
- 조작: 평자 0.3 - 0.5촌, 또는 점자출혈, 뜸

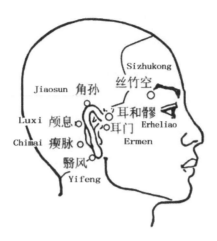

(19) 노식(顱息): SJ19

- 혈명해석: 식(息)은 천식(喘息), 본혈은 신열(身熱), 천식을 치료하여 노식이라 하고, 성뇌안신(醒腦安神), 뇌의 기능을 강화하여 노식이라 한다.
- 위치: 두부, 각손과 예풍 지간, 이륜 연선의 상, 중 1/3교차점
- 해부: 이후동맥, 정맥; 이대신경과 후두신경의 문합지
- 기능: 사열진경(瀉熱鎮驚), 개규총이(開竅聰耳)
- 주치: 두통, 이명, 이통, 소아경간, 구토연말(嘔吐涎沫)
- 배오: 수구, 중충, 합곡, 태충을 배합하여 소아경간, 구토연말, 소아경풍을 치료하고; 각손, 두유, 태양을 배합하여 편두통을 치료하며; 청궁, 청회, 중저를 배합하여 이명, 이롱을 치료한다.
- 조작: 평자 0.2 - 0.5촌, 뜸

(20) 각손(角孫): SJ20

- 혈명해석: 혈은 이상각에 위치하고, 옛날 사람들은 코를 조(祖)(조상)라 하고, 이(耳)는 손(孫)(손사)으로 각손이라 한다.
- 위치: 두부, 이곽을 앞으로 접고, 이첨 직상 입발제처
- 해부: 이상근; 섭천동맥, 정맥 이전지; 이섭신경 분지 분포

- 기능: 청리두목(淸利頭目), 통리이규(通利耳竅)
- 주치: 이부종통, 목적종통, 목예(目瞖), 치통, 순조(脣燥), 항강, 두통
- 배오: 솔곡 투자 각손, 족임읍을 배합하여 현훈을 치료하고; 청궁, 예풍을 배합하면 청열소종(淸熱消腫)하여 이부종통을 치료하며; 협거, 하관, 합곡을 배합하면 청사양명사열(淸瀉陽明邪熱)하여 치통을 치료하고; 태양, 두유, 태충을 배합하면 소경통락지통(疏經通絡止痛)하여 편두통을 치료한다.
- 조작: 평자 0.3 - 0.5촌, 뜸

(21) 이문(耳門): SJ21

- 혈명해석: 본혈은 이병(耳屛) 상절적(上切迹)의 전방에 위치하고, 귀병을 치료하여 귀의 문호라 이문이라 부른다.
- 위치: 면부, 이병상절적의 전방, 하합골과상돌 후연, 입을 벌리고 함몰 부위
- 해부: 섭천동맥, 정맥 이전지; 이섭신경, 안면신경 분지를 분포
- 기능: 개규총이(開竅聰耳), 통기소사(通氣疏邪); 이문, 청궁, 청회혈은 매우 근접하다. 이문은 수소양, 청궁은 수태양, 청회는 족소양으로 모두 이롱, 이명을 치료한다. 임상에서 교체 사용 또는 일침삼투한다.
- 주치: 이롱, 이명, 정이, 치통, 경합통, 입술 굳음
- 배오: 청궁, 청회, 예풍을 배합하면 청열총이(淸熱聰耳)하여 이명, 이롱을 치료하고; 협거, 하관, 합곡을 배합하면 활락지통하여 치통을 치료하며; 권료, 협거, 하관을 배합하면 통경활락(通經活絡)하여 하악관절염을 치료한다.
- 조작: 입을 벌리고 0.5 - 1촌, 뜸

(22) 이화료(耳和髎): SJ22 족소양, 수태양의 교회혈

- 혈명해석: 본혈은 이(耳), 구(口)병을 치료하여 화료라 한다.
- 위치: 측두부, 빈발후연, 이곽근 앞 수평, 섭천동맥의 후연
- 해부: 섭근과 섭천동맥, 정맥; 이섭신경 분지, 안면신경 섭지 분포

- 기능: 총이통규(聰耳通竅)
- 주치: 두중통, 이명, 아관구급, 함종, 비종통(鼻腫痛), 구갈
- 배오: 청궁, 청회, 예풍, 양로, 완골을 배합하여 이명, 정이(聤耳), 이롱을 치료하고; 협거, 하관, 합곡을 배합하면 거풍통락(祛風通絡)하여 치통, 안면신경염을 치료하며; 권료, 협거, 예풍을 배합하면 하악관절염을 치료한다.
- 조작: 동맥을 회피하고 사자 또는 평자 0.3 - 0.5촌, 뜸

(23) 사죽공(絲竹空): SJ23

- 혈명해석: 본혈은 눈썹 후 함몰 부위에 위치하고, 본혈은 마치 악기의 구멍과 유사하다. 공(孔)과 공(空)은 통하고, 본혈은 이부에 근접하여 대나무로 만든 악기 소리를 듣는다고 비유하여 사죽공이라 한다.
- 위치: 안면부, 미초 함몰 부위
- 해부: 안륜근; 섭천동맥, 정맥 전두지; 안면신경 관골안와지, 이섭신경 분지
- 기능: 산풍지통(散風止痛), 청화명목(淸火明目); 수소양삼초경으로 소산소양풍열(疏散少陽風熱), 청간명목(淸肝明目)하는 작용한다. 흔히 풍열의 각종 목질(目疾)을 치료한다. 거풍통락(祛風通絡)하는 효과로 두통, 치통에 사용한다.
- 주치: 두통, 목현, 목적통, 안검순동, 치통, 전간
- 배오: 동자료, 정명, 태양, 찬죽을 배합하면 활혈소종지통(活血疏腫止痛)하여 목적종통(目赤腫痛)을 치료하고; 태양, 외관을 배합하여 청두산풍(淸頭散風)하여 편두통을 치료하며; 태충, 족통곡을 배합하면 소간이기(疏肝理氣), 청화영신(淸火寧神)하여 전간을 치료한다.
- 조작: 평자 0.5 - 1촌, 뜸 불가

제11절 족소양담경

*경맥순행

① 외안각(동자료)에서 시작하며 상행하여 액각에 도달하고(함염, 현로, 현리, 곡빈 회(會), 두유, 화료, 각손), 구부러져 하향 이후(耳后)를 돌며(솔곡, 천충, 부백, 두규음, 완골, 본신, 양백, 두임읍, 목창, 정영, 승령, 뇌공, 풍지), 경부 옆을 따라, 수소양삼초경 앞으로 순행하고(천용을 경과)한다.

② 견부 위에서 후퇴하여 삼초경의 뒤로 교출되며, 회(會) 대추, 경 견정, 회(會) 병풍한다.

③ 결분으로 진입한다(쇄골상와).

④ 이부(耳部) 지맥은 귀 뒤에서 이중(耳中)으로 진입하여(회(會) 예풍), 이전으로 주행하며(청회, 상관 회(會) 청궁, 하관), 외안각 뒤에 도착한다.

⑤ 지맥은 외안각에서 분출, 하행하여, 대영에 도달하고, 수소양삼초경과 안하에서 회합한다.

⑥ 다시 하행, 협거를 경과하고, 하악각, 경부로 하행하며

⑦ 결분에 회합한다(쇄골상와).

⑧ 여기서 흉중으로 하입하여 횡격 통과하고, 간에 락, 담에 속하며, 협부를 따라 기가로 나가서(서혜구 동맥 처), 음부 모제를 돌고

⑨ 횡향하여 관관절부에 진입한다.

⑩ 구간부 주요 줄기는 결분(쇄골상와)에서 하행하여, 액하에 이르고(연액, 첩근 회 천지),

⑪ 흉측의 늑협을 지나고(일월, 경문 회 장문), 하향하여 관관절부에서 회합한다(대맥, 오추, 유도, 거료, 환도).

⑫ 여기서 다시 하향하여, 대퇴 외측을 따라(풍시, 중독), 슬외측으로 나가며(슬양관), 아래로 비골하단을 경과하여(양교, 외구, 광명, 양보, 현종), 외과의 앞으로 내려가(구허)

⑬ 발등을 따라 제4지 외측 진입한다(족임읍, 지오회, 협계, 족규음).

⑭ 족배부 지맥은 발등에서 대지봉간으로 진입하여 제1-2중족골간을 따라 지단으로 나가며, 다시 돌아 조갑을 통하여 지배의 호모부로 나가서, 족궐음간경과 접속한다.

＊연결장기

담에 속하고, 간에 락하며, 안(眼), 이(耳)와 연결한다.

＊혈위와 주치

본경은 목외자(동자료) 시작하여 족사지단(족규음)에서 종지하고, 한 측에 44혈(양측 88혈), 그중 15혈은 하지측면, 29혈은 두부, 측흉, 측두부에 분포한다.

본경 혈위는 편두통, 턱 부분의 통증, 목통(目痛), 액하종, 나력, 흉통, 협늑통, 고관절통, 슬관절 외측통, 하퇴 외측 경락 경과하는 부위통증, 한출(汗出), 구고(口苦), 애기(噯氣), 구토 등을 치료한다.

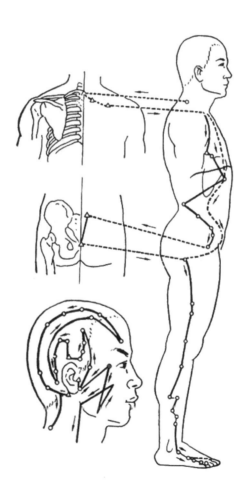

*수혈

· 두경부(20)

(1) 동자료(瞳子髎): GB1

- 혈명해석: 본혈은 눈동자 외방에 위치하고, 관골이 이마에서 돌출 외연의 함몰 부위에 있어 동자료라 한다.
- 위치: 목외자(目外眦) 방개 0.5촌, 눈두덩 뼈 외연함몰 부위, 평자 0.3-0.5촌
- 해부: 안륜근, 심층은 섭근이 있고; 관안와동맥, 정맥이 분포하며; 관안면신경과 관측두신경, 안면신경의 액섭지가 분포한다.
- 기능: 청열산풍(淸熱散風), 명목퇴예(明目退翳); 족소양담경 혈위이고, 안면부 목외자 옆, 청열산풍(淸熱散風)하는 기능으로 두면질환, 특히는 풍열실증(風熱實症)의 목질(目疾)을 치료한다.
- 주치: 두통, 목적종통, 목예, 녹내장, 백내장
- 배오: 정명, 광명, 사죽공, 찬죽을 배합하면 청열지통(淸熱止痛)하여 목적(目赤), 목통(目痛), 목예(目翳)를 치료한다; 두유, 인당, 태충, 풍지, 외관을 배합하면 소산풍열(疏散風熱), 활락지통(活絡止痛)하여 두통을 치료하고; 합곡, 태양, 권료를 배합하면 거풍활혈(祛風活血), 통락지통(通絡止痛)하여 삼차신경통을 치료하며; 지창, 협거, 하관, 찬죽을 배합하면 서근통락(舒筋通絡)하여 구안와사를 치료하고; 간수, 풍지, 각손, 태양을 배합하면 거풍통락(祛風通絡)하여 시신경위축을 치료한다.
- 조작: 평자 0.3-0.5촌, 또는 삼릉침으로 점자 출혈

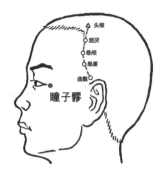

(2) 청회(聽會): GB2

- 혈명해석: 본혈은 이전(耳前)에 위치하고, 이병(耳病)을 치료하며, 듣는 것이 모이고, 청각을 주한다고 청회라 한다.
- 위치: 이병간절적(耳屛間切迹) 전, 하악골과상돌기후연, 개구 시 함몰 부위
- 해부: 천측두동맥 이전(耳前)지, 심층은 외경동맥과 안면후정맥이 있고; 이대신경(耳大神經), 피하는 안면신경이 분포한다.
- 기능: 소간이담(疏肝利膽), 행기선규(行氣宣竅); 담경에 한 갈래의 지맥은 이후(耳後)에서 이중(耳中)으로 진입하고, 이전(耳前)에서 출한다; 본혈은 이부에 근접하기에 이부(耳部) 질병을 치료하는 중요한 혈위다.
- 주치: 이명, 이롱, 면통(面痛), 중이염, 치통, 구와(口喎)
- 배오: 청궁, 예풍, 중저를 배합하면 청열사화(淸熱瀉火), 총이(聰耳)하여 이명, 이롱을 치료한다. 양백, 예풍, 하관, 지창, 협거를 배합하면 통조경락(通調經絡)하여 안면신경 마비를 치료하고; 태양, 솔곡, 두유를 배합하면 소풍지통(疏風止痛)하여 편두통을 치료한다.
- 조작: 입을 벌리고, 직자 0.5-1촌, 뜸

(3) 상관(上關): GB3

- 혈명해석: 본혈은 관궁의 상부에 위치하고, 하관과 상대하여 상관이라 한다.
- 위치: 하관혈 직상, 관궁 상연 함몰 부위

- 해부: 섭근중; 관안와동맥, 정맥이 있고; 안면신경의 관안와지와 삼차신경은 소분지가 분포한다.

- 기능: 거풍진경(祛風鎭驚), 총이이치(聰耳理齒)

- 주치: 편두통, 구안와사, 치통, 구금(口噤), 이명, 이롱, 중이염

- 배오: 청궁, 청회를 배합하면 소풍청열(疏風淸熱)하여 이명을 치료하고; 거료, 합곡을 배합하면 거풍지통(祛風止痛), 이아관(利牙關)하여 치통을 치료하며; 태양, 사죽공, 외관을 배합하면 사열지통(瀉熱止痛)하여 편두통을 치료한다.

- 조작: 입을 벌리고, 직자 0.5-1촌, 뜸

- 첨부: 현대 연구에서 중이염, 안면신경염, 안면근육경련을 치료한다.

(4) 함염(頷厭): GB4

- 혈명해석: 염은 싫어한다는 뜻, 음식을 씹을 때 턱과 같이 움직인다고 함염이라한다.

- 위치: 두유혈과 곡빈의 활모양 곡선 연선 상방 1/4부위

- 해부: 섭근중; 천측두동맥, 정맥의 액지(額支)가 있고; 이측두신경 섭지가 분포한다.

- 기능: 거풍진경(祛風鎭驚)

- 주치: 편두통, 목현, 이명, 치통, 경간(驚癎)

- 배오: 태양, 열결, 풍지를 배합하면 청열산풍지통(淸熱散風止痛)하여 편두통을 치료하고; 사죽공, 지구, 광명을 배합하면 청두목(淸頭目) 사화(瀉火)하여 목현(目眩)을 치료하며; 백회, 대추, 요기를 배합하면 진정안신항간(鎭靜安神抗癎)하여 전간을 치료한다.

- 조작: 평자 0.5-0.8촌, 뜸

- 첨부: 현대 연구에서 비염, 신경성두통, 소아경풍 등을 치료한다.

(5) 현로(懸顱): GB5

- 혈명해석: 현(懸)은 매달아 놓는다는 말이며, 노(顱)는 머리를 말한다. 본혈은 두훈, 계종(瘈瘲) 등을 치료하기에 현로라 한다.

- 위치: 두유혈과 곡빈의 활모양 곡선 연선 중점처

- 해부: 섭근중; 천측두동맥, 정맥의 액지; 이측두신경 섭지가 분포한다.
- 기능: 소풍통락(疏風通絡), 청리두목(淸利頭目); 족소양담경 측두부에 위치하며, 소산소양(消散少陽), 소풍통락(疏風通絡)하여 풍열 편두통 치료하는 상용혈이고, 면종치통(面腫齒痛)과 목외자(目外眥)통을 치료한다.
- 주치: 편두통, 목적종통, 치통
- 배오: 풍지, 외관을 배합하며 거풍지통(祛風止痛)하여 편두통을 치료하고; 사죽공, 태양, 풍지를 배합하면 소풍명목(疏風明目)하여 목외자통을 치료하며; 인중을 배합하면 통경소종(通經消腫)하여 면종을 치료한다.
- 조작: 평자 0.5-0.8촌, 뜸
- 첨부: 현대 연구에서 삼차신경통, 결막염, 비염, 정신병을 치료한다.

(6) 현리(懸厘): GB6

- 혈명해석: 리는 바르다는 뜻. 본혈은 편두통 등을 바로 잡는다는 뜻으로 현리라 한다.
- 위치: 두유혈과 곡빈혈 곡선 연선의 상하 1/4과 3/4의 교계처
- 해부: 섭근중; 천측두동맥, 정맥 액지가 있고; 이측두신경 섭지가 분포한다.
- 기능: 거풍지통(祛風止痛)
- 주치: 편두통, 목적종통, 이명
- 배오: 외관, 풍지, 태양을 배합하면 소풍지통(疏風止痛)하여 편두통을 치료하고; 청궁, 예풍을 배합하면 청열사화(淸熱瀉火)하여 이명을 치료하며; 협거, 지창, 권료, 인중을 배합하면 거풍통락(祛風通絡)하여 안면마비, 면종(面腫)을 치료한다.
- 조작: 평자 0.5-0.8촌, 뜸

(7) 곡빈(曲鬢): GB7

- 혈명해석: 본혈은 귀밑머리 굴곡 부위에 위치한다고 곡빈이라 한다.
- 위치: 각손혈의 수평선과 이문혈 수직선 교차하는 곳
- 해부: 섭근중; 천측두동맥, 정맥 액지가 있고; 이측두신경 섭지가 분포한다.

- 기능: 거풍지통(祛風止痛)

- 주치: 치아로 연결한 두통, 협함종, 구금(口噤)

- 배오: 태양, 두유를 배합하면 통락지통(通絡止痛)하여 편두통을 치료하고; 충양, 협거를 배합하면 활락지통(活絡止痛)하여 치통을 치료하며; 염천, 합곡을 배합하면 청열개규(淸熱開竅)하여 폭음(暴瘖)을 치료한다.

- 조작: 평자 0.5-0.8촌, 뜸

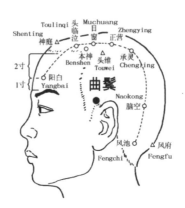

(8) 솔곡(率谷): GB8

- 혈명해석: 본혈은 각손 위에 입발제 1.5촌에 위치하고, 각손을 돌아 상향 골봉(骨縫)의 함몰 부위를 솔곡이라 한다.

- 위치: 이첨 직상 입발제 1.5촌

- 해부: 섭근중; 측두동맥, 정맥의 정지(頂支)가 있고; 이측두신경과 후두신경회합지가 분포한다.

- 기능: 거풍청열(祛風淸熱), 진경제번(鎭驚除煩)

- 주치: 두통, 현훈, 소아경풍

- 배오: 풍지, 태양을 배합하면 거풍지통(祛風止痛)하여 편두통을 치료하고; 수구, 곡지, 태충을 배합하면 거풍청열진경(祛風淸熱鎭驚)하여 소아경풍을 치료하며; 족삼리, 중완을 배합하면 화위지구(和胃止嘔)하여 구토를 치료한다.

- 조작: 평자 0.5-0.8촌, 뜸

(9) 천충(天沖): GB9

- 혈명해석: 충(沖)은 통(通)하고, 통달한다는 뜻이다. 본혈은 두통, 전간 등 질병을 치료하여 천충이라 한다.
- 위치: 이곽근 후연직상 입발제 2촌, 솔곡혈 후방 0.5촌
- 해부: 이후동맥, 정맥이 있고; 대이신경지가 분포한다.
- 기능: 거풍정경(祛風定驚)
- 주치: 두통, 치은종통, 전간
- 배오: 백회, 두유을 배합하면 통락지통(通絡止痛)하여 두통을 치료하고; 천돌, 수돌을 배합하면 연견산결(軟堅散結)하여 영기(癭氣)를 치료하며; 백회, 내관, 태충을 배합하면 소간이기(疏肝理氣), 영심안신(寧心安神)하여 히스테리증을 치료한다.
- 조작: 평자 0.5-0.8촌, 뜸

(10) 부백(浮白): GB10

- 혈명해석: 백(白)은 폐(肺)에 속하고, 해역천식(咳逆喘息)을 치료하며, 치료에서 마치 구름과 같이 떠 있고 술에 취한 모양으로 부백이라 한다.
- 위치: 천충혈과 완골혈의 활모양 곡선 연선상, 상측으로 1/3 되는 곳
- 해부: 이후동맥, 정맥분지가 있고; 이대신경의 분지가 분포한다.
- 기능: 거풍활락(祛風活絡)
- 주치: 두통, 이명, 이롱, 목통(目痛), 영기(癭氣)
- 배오: 풍지, 태양, 백회를 배합하면 소풍지통(疏風止痛)하여 두통을 치료하고; 협거, 하관, 합곡을 배합하면 활락지통(活絡止痛)하여 치통을 치료하며; 천유, 천용, 천돌을 배합하면 이기(理氣), 연견산결(軟堅散結)하여 나력을 치료한다.
- 조작: 평자 0.5-0.8촌, 뜸

(11) 두규음(頭竅陰): GB11

- 혈명해석: 두부는 구양지회(九陽之會)로 음규를 만들 수 없고, 뇌후의 혈은 음(陰)에 속하며, 본혈과 통하여 규음이라 한다.
- 위치: 부백과 완골혈 활모양 곡선의 중간, 천충과 완골혈의 중 1/3과 하 1/3의 교차점
- 해부: 이후동맥, 정맥지가 있고; 후두신경과 소후두신경 회합지가 있다.
- 기능: 청열거풍(清熱祛風), 통관개규(通關開竅); 족소양담경혈로 두부에 위치하여 청사소양풍화(清瀉少陽風火)하고, 이부에 근접하여 이규(耳竅)에 통하며, 두통, 이부질병을 치료한다.
- 배오: 청궁, 청회, 예풍을 배합하면 개규총이(開竅聰耳)하여 이명, 이롱을 치료하고; 내관, 양릉천을 배합하면 소간이기(疏肝理氣)하여 흉협통을 치료하며; 풍지, 협계, 태충을 배합하면 평간잠양(平肝潛陽), 청화식풍(清火熄風)하여 현훈을 치료한다.
- 조작: 평자 0.5-0.8촌, 뜸

(12) 완골(完骨): GB12

- 혈명해석: 고대에 유돌을 완골이라 부르고, 본혈은 완골 후하방에 위치한다.
- 위치: 유양돌기 후하방 함몰 부위
- 해부: 흉쇄유돌근 부착처의 상방, 이후동맥, 정맥지가 있고; 소후두신경본간이 분포한다.
- 기능: 거풍지통(祛風止痛), 활락안신(活絡安神)
- 주치: 전간, 두통, 경항강통, 치통, 구와, 후비(喉痺)
- 배오: 풍지, 솔곡을 배합하면 거풍활락지통(祛風活絡止痛)하여 편두통을 치료하고; 천용, 기사, 천돌을 배합하면 활락지통(活絡止痛)하여 후비(喉痺)를 치료하며; 풍지, 대추, 내관을 배합하면 영심안신(寧心安神)하여 간질을 치료한다.
- 조작: 사자 0.5-0.8촌, 뜸

(13) 본신(本神): GB13

- 혈명해석: 본혈은 곡차 양방 각가 1.5촌에 위치하고, 발제, 족소양 양유지회이고, 내부는

뇌와 대응한다. 뇌는 인체에서 본이고, 신지를 주하기에 본신이라 부른다.

- 위치: 신정(독맥) 방개 3촌, 입발제 0.5촌

- 해부: 액근중; 천측두동맥, 정맥 액지와 전두동맥, 정맥의 외측지가 있고; 전두신경 외측지가 분포한다.

- 기능: 청열지통(淸熱止痛), 안신정지(安神定志); 족소양담경에 속하고 두부에 위치하여 기는 뇌로 통하며, 청열산풍지통(淸熱散風止痛)하는 작용 외에 안신정지(安神定志)하는 효과가 있다. 두통, 현훈, 신지병을 치료하는 상용혈위이다.

- 주치: 두통, 목현, 중풍, 전간, 소아경풍

- 배오: 신정, 인당을 배합하면 소풍지통(疏風止痛)하여 전두통을 치료하고; 노식, 내관을 배합하면 관흉이기지통(寬胸理氣止痛)하여 흉협통을 치료하며; 전정, 신회, 천주를 배합하면 정경해경(定驚解痙)하여 소아경풍을 치료한다.

- 조작: 평자 0.5-0.8촌, 뜸

- 첨부: 현대 연구에서 신경성두통, 마비, 대뇌발육부전 등을 치료한다.

(14) 양백(陽白): GB14

- 혈명해석: 본혈은 눈썹 직상에서 목질을 치료하여 양백이라 하고, 사백과 대응한다.

- 위치: 눈을 바로 직시 동공직상, 눈썹 위 1촌

- 해부: 액근중; 전두동맥, 정맥의 외측지; 전두신경 외측지가 분포한다.

- 주치: 전두통, 목통(目痛), 시력 흐림, 안검순동

- 배오: 태양, 풍지, 외관을 배합하면 거풍지통(祛風止痛)하여 편두통을 치료하고; 합곡, 상성을 배합하면 거풍활혈통락(祛風活血通絡)하여 전두통을 치료하며; 어요를 투자하여 안신경마비, 안검폐합부전을 치료하고; 정명, 태양을 배합하면 청열지통(淸熱止痛)하여 목적종통을 치료한다.

- 조작: 평자 0.3-0.8촌, 뜸

(15) 두임읍(頭臨泣): GB15

- 혈명해석: 본혈은 두부 양백혈 직상 입발제 0.5촌에 위치하고, 눈물에 임하여 두임읍이라 한다.

- 위치: 양백혈 직상 입전발제 0.5촌

- 해부: 액근중; 전두동맥, 정맥이 있고; 전두신경 내, 외지 회합지가 분포한다.

- 기능: 청두명목(淸頭明目), 안신정지(安神定志); 족소양담경이고, 족태양, 소양, 양유맥 지회하며, 태양주표(太陽主表), 소양주추(少陽主樞), 양유는 모든 양경을 연계하고, 표를 주하기에 소산(疏散) 태양풍열, 청사소양풍화(淸瀉少陽風火)하는 작용한다. 두부에 위치하여 청리두면(淸利頭面) 오관부위의 화열을 위주하고, 두통현훈 치료의 상용혈이다. 특히는 화열지사 침습한 오관질병을 치료한다.

- 주치: 두통, 목통, 현훈, 유루(流淚), 목예(目瞖), 비색(鼻塞), 비연, 소아경간

- 배오: 백회, 인당, 두유를 배합하여 두통을 치료하고; 찬죽, 사죽공, 합곡을 배합하면 청열명목지통(淸熱明目止痛)하여 목적종통을 치료하며; 백회, 수구, 내관을 배합하면 통규성신(通竅醒神)하여 소아경간을 치료한다.

- 조작: 평자 0.3-0.8촌, 뜸

(16) 목창(目窓): GB16

- 혈명해석: 창(窓)은 구멍이라는 뜻, 혈위는 두임읍 뒤로 1촌에 위치하고, 목기(目氣)에 통하는 구멍이라 목창이라 한다.

- 위치: 두임읍혈 후 1촌; 두정중선 방개 2.25촌

- 해부: 모상건막중; 천측두동맥, 정맥 액지(額支); 전두신경 내, 외측지 회합지에 분포한다.

- 기능: 거풍소종(祛風消腫), 청두명목(淸頭明目); 족소양경 두부혈이고, 내부로 목기(目氣)에 통하고, 목질치료에 상용혈이다. 허실 모두 본혈을 사용하고, 소산풍열(疏散風熱), 통락지통(通絡止痛)하는 효과로 두통현훈을 치료한다.

- 주치: 두통, 목통(目痛), 목현(目眩), 원시, 근시, 소아경간.

- 배오: 천충, 풍지, 인당을 배합하면 소풍청열지통(疏風淸熱止痛)하여 두통을 치료하고;

정명, 동자료, 대릉을 배합하면 활락지통(活絡止痛)하여 목적종통을 치료하며; 백회, 중충을 배합하면 개규성신(開竅醒神)하여 소아경간을 치료한다.

- 조작: 평자 0.3-0.8촌, 뜸

(17) 정영(正營): GB17

- 혈명해석: 영(營)은 뇌의 영실(營室)이다. 영(營)은 혈을 주하고, 목(目)은 혈에 의해 볼 수 있으며, 뇌병과 목질을 치료하여 정영이라 한다.
- 위치: 목창혈 후 1촌, 두부 정중선 방개 2.25촌
- 해부: 모상건막중; 천측두동맥, 정맥, 정지(頂支)와 후두동맥, 정맥 문합망이 있고, 전두신경과 후두신경의 회합지가 분포한다.
- 기능: 거풍활락(祛風活絡)
- 주치: 두통, 두훈, 목현(目眩)
- 배오: 풍지, 두유, 외관을 배합하면 산풍활락지통(散風活絡止痛)하여 편두통을 치료하고; 협거, 하관, 합곡을 배합하면 활락지통(活絡止痛)하여 아관불리, 치통을 치료하며; 풍지, 내관, 인당을 배합하면 정현지구(定眩 止嘔)하여 목현, 구토를 치료한다.
- 조작: 평자 0.3-0.8촌, 뜸
- 첨부: 현대 연구에서 시신경위축, 삼차신경통을 치료한다.

(18) 승령(承靈): GB18

- 혈명해석: 본혈은 두부에 위치하고, 원신(元神)이 있는 곳으로 익신(益神), 영혼을 받든다고 승령이라 한다.
- 위치: 정영혈 후 1.5촌, 두부 정중선 방개 2.25촌
- 해부: 모상건막중; 후두동맥, 정맥 분지가 있고; 후두신경지가 분포한다.
- 기능: 거풍통규(祛風通竅)
- 주치: 두통, 현훈, 목통(目痛), 비연(鼻淵), 비색(鼻塞), 비뉵(鼻衄)
- 배오: 백회, 태충을 배합하면 소간통락(疏肝通絡), 활혈지통(活血止痛)하여 두정통을

치료하고; 영향, 인당을 배합하면 통규활락(通竅活絡)하여 비연을 치료하며; 대추, 풍지
를 배합하면 거풍청열(祛風淸熱)하여 발열, 오풍한을 치료한다.

- 조작: 평자 0.3-0.8촌, 뜸

(19) 뇌공(腦空): GB19

- 혈명해석: 본혈은 뇌호, 옥침과 수평선에 위치하고, 뇌로 통하는 공간이다. 내부는 대뇌
  와 소뇌지간에 있기에 뇌공이라 한다.
- 위치: 풍지혈 직상 1.5촌, 뇌호혈 수평선
- 해부: 후두근중; 후두동맥, 정맥 분지가 있고; 대후두신경지가 있다.
- 기능: 거풍통규(祛風通竅), 영심안신(寧心安神)
- 주치: 열병, 두통, 경항강통, 목현, 목적종통, 경계(驚悸), 전간, 광증(狂症)
- 배오: 뇌호, 풍지, 곤륜을 배합하면 거풍활락지통(祛風活絡止痛)하여 후두통을 치료하
  고; 풍지, 지구를 배합하면 통락거한습(通絡祛寒濕)하여 경항강통을 치료하며; 신문, 내
  관을 배합하면 안신영심(安神寧心)하여 경계를 치료한다.
- 조작: 평자 0.3-0.5촌, 뜸

(20) 풍지(風池): GB20

- 혈명해석: 본혈은 뇌후발제 함몰 부위에 위치하고, 마치 못과 같고, 풍을 치료하는 요혈
  로 풍지라 한다.
- 위치: 풍부혈과 수평, 후경부 승모근 외측 함몰 부위
- 해부: 흉쇄유돌근과 승모근 상단 부착 지간의 함몰 중, 심층은 두협근; 후두동맥, 정맥
  분지가 있고; 소후두신경지가 분포한다.
- 기능: 소풍청열(疏風淸熱), 명목개규
- 주치: 중풍, 전간, 두통, 현훈, 이명, 이롱, 감기, 비연, 비뉵, 목적종통(目赤腫痛), 경항강
  통(頸項强痛)
- 배오: 대추, 후계를 배합하면 거풍활락지통(祛風活絡止痛)하여 경항강통을 치료하고;

정명, 태양, 태충을 배합하면 명목지통(明目止痛)하여 목적종통을 치료하며; 양백, 권료, 협거를 배합하면 행기활혈(行氣活血)하여 구안와사를 치료한다.

- 조작: 비첨 방향 사자 0.8-1.2촌, 평자 투자 풍부, 뜸
- 첨부: 현대 연구에서 고혈압, 뇌동맥경화, 견주염, 반신불수를 치료한다.

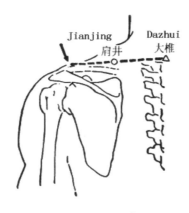

· 구간부(9혈)

(21) 견정(肩井): GB21

- 혈명해석: 정(井)은 깊다는 뜻이다. 혈위는 견상부에 함몰하여 깊다는 뜻으로 견정이라 한다.
- 위치: 대추혈과 견봉단 연선 중점
- 해부: 승모근, 심층은 견갑제근과 극상근, 횡경동맥, 정맥분지가 있고; 액와신경의 분지, 심층 상방은 요골신경이 분포한다.
- 기능: 통경활락(通經活絡), 척담산결(滌痰散結); 견정혈은 견부의 족소양담경혈이고, 견부 경근 결취(結聚)하는 곳이며, 서근활락(舒筋活絡)하는 힘이 현저하기에 견부의 위비(痿痹), 팔을 들이 솔티지 못힐 징우글 지됴안다. 또한 선성은 유옹, 난산 치료 경염혈이다. 유방은 간(肝)이 주(主)하고, 간담표리 관계이며, 유옹(乳癰)은 간담지기(肝膽之氣) 울결, 기혈옹체로 발병하기에 담경의 견정(肩井)혈로 이기활혈(理氣活血), 통락소

종산결(通絡消腫散結)하여 유방질병을 치료한다.

- 주치: 두항강통, 견배통증, 상지불수, 난산(難産), 유옹, 유즙부족, 나력

- 배오: 견료, 천종을 배합하면 활혈통락지통(活血通絡止痛)하여 견배통을 치료하고; 유근, 소택을 배합하면 소염통유지통(消炎通乳止痛)하여 유즙부족, 유옹을 치료하며; 곡지를 배합하면 평간잠양(平肝潛陽)하여 고혈압을 치료하고; 삼음교를 배합하면 익기안신(益氣安神)하여 신경쇠약을 치료한다.

- 조작: 직자 0.5-0.8촌, 심자 불가, 임신부 금침, 뜸

(22) 연액(淵腋): GB22

- 혈명해석: 본혈은 액하에 깊은 곳에 숨어 있고, 협부에 깊이 숨어 있는 질병을 치료하여 연액이라 한다.

- 위치: 액와중선 제4늑간극, 액와 하 3촌

- 해부: 전거근과 늑간 내, 외근; 흉복벽정맥, 흉외측동맥, 정맥과 제4늑간 동맥, 정맥이 있고; 제4늑간신경 외측 피지, 흉장신경지가 분포한다.

- 기능: 활락지통(活絡止痛)

- 주치: 흉만, 기천, 상지비통, 액하종

- 배오: 천종, 견우, 견노를 배합하면 통경활락지통(通經活絡止痛)하여 비통(臂痛) 불거를 치료하고; 장문, 단중, 폐수를 배합하면 개흉행기(開胸行氣)지통하여 흉만, 협통을 치료한다.

- 조작: 사자 또는 평자 0.5-0.8촌, 뜸 심자 불가

(23) 첩근(輒筋): GB23

- 혈명해석: 본혈은 사지불수, 흉만천식을 치료하고, 늑간에 위치하여 늑골의 배열을 첩근이라 한다.

- 위치: 연액혈 전 1촌, 제4늑간극

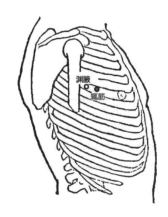

- 해부: 대흉근 외연, 전거근, 늑간 내, 외근; 흉외측동맥, 정맥이 있고; 제4늑간신경 외측
  피지가 분포한다.

- 기능: 관흉행기(寬胸行氣)

- 주치: 흉만, 기천(氣喘), 구토, 탄산(吞酸), 협통, 액종(腋腫), 견통

- 배오: 양릉천, 지구를 배합하면 관흉행기(寬胸行氣) 지통(止痛)하여 협늑통을 치료하
  고; 폐수, 정천, 공최를 배합하면 강역평천(降逆平喘)하여 천식을 치료한다.

- 조작: 사자 또는 평자 0.5-0.8촌, 뜸 심자 불가

(24) 일월(日月): GB24 담모혈(膽募穴)

- 혈명해석: 담의 모혈이고, 기문은 간의 모혈이다. 가깝고 마주 보면 마치 태양과 달의
  일음일양을 비유하여 일월이라 한다.

- 위치: 유두 직하, 제7늑간극

- 해부: 늑간 내, 외근, 늑하연에 외복사근건막, 내복사근, 횡복근; 늑간동맥, 정맥이 있고;
  제7 혹은 제8늑간신경이 분포한다.

- 기능: 이기강역(理氣降逆), 소간이담(疏肝利膽)

- 주치: 황달, 협늑통, 구토, 탄산(吞酸), 애역(呃逆)

- 배오: 구허, 양릉천, 지구를 배합하면 소간이기(疏肝理氣) 지통(止痛)하여 협늑통을 치
  료하고; 내관, 중완을 배합하면 강역지구(降逆止嘔)하여 구토를 치료하며; 대추, 지양,

간수, 양릉천을 배합하면 청리습열(淸利濕熱)하여 황달을 치료한다.

- 조작: 평자 또는 사자 0.5-0.8촌, 뜸

(25) 경문(京門): GB25 신모혈(腎募穴)

- 혈명해석: 경(京)은 수도(首都)를 말하고, 신(腎)의 모혈(募穴)이다. 신주수(腎主水), 수(水)의 문호라 경문이라 한다.
- 위치: 제12늑간골단의 하연
- 해부: 내복, 외복사근과 횡복근; 제11늑간동맥, 정맥이 있고; 제11늑간신경이 분포한다.
- 기능: 서근활락(舒筋活絡), 통조수도(通調水道); 경문은 족소양담경으로 통경활락(通經活絡), 행기지통(行氣止痛)하는 기능하고; 신(腎)의 모(募)혈이며, 신경 맥기가 모이는 곳이고, 신주수(腎主水)하기에 본혈은 익신이수(益腎利水)하는 작용한다.
- 주치: 소변불리, 수종 등의 수액대사 실조의 병증, 복창, 장명, 설사, 요통, 협통
- 배오: 신수, 삼음교를 배합하면 청리습열(淸利濕熱)하여 신허 요통을 치료하고; 천추, 중완, 지구를 배합하면 관중이기(寬中理氣)하여 복창을 치료한다.
- 조작: 평자 또는 사자 0.5-0.8촌, 뜸

(26) 대맥(帶脈): GB26

- 혈명해석: 족소양과 대맥지회이고, 대맥은 허리를 한 바퀴 돌아 각 경을 제약하며, 대맥병, 부인의 경대(經帶)질병을 주하여 대맥이라 한다.
- 위치: 제11늑골단의 수직선과 제중 평선상의 교차점
- 해부: 내복, 외복사근, 횡복근; 제12늑간동맥, 정맥이 있고; 제12늑간신경이 분포한다.
- 기능: 청열이습(淸熱利濕), 조경지대(調經止帶); 본혈은 요부를 돌아 각 경맥을 묶어 놓고, 신기(腎氣)조절과 수호하여 부인병, 남성의 생식기능에 중요한 조절작용 한다. 월경병, 대하병을 치료하는 요혈이다. 족소양담경으로 담과 간은 표리관계이고, 간주소설(肝主疏泄), 담은 소설하는 작용을 하며, 협늑에 위치하며, 기기를 조절하기에 이기활혈(理氣活血)하는 기능이 있다.

- 주치: 폐경, 월경부조, 대하(帶下), 산기(疝氣), 요통, 협통
- 배오: 백환수, 음릉천, 삼음교를 배합하면 건비삼습지대(健脾滲濕止帶)하여 대하병을 치료하고; 중극, 지기, 삼음교를 배합하면 행기활혈(行氣活血), 거어지통(祛瘀止痛)하여 통경, 경폐를 치료하며; 혈해, 격수를 배합하면 통경활혈(通經活血)하여 월경부조를 치료한다.
- 조작: 직자 1-1.5촌, 뜸

(27) 오추(五樞): GB27

- 혈명해석: 허리를 돌리고, 굽힐 때 축에 작용한다. 오(五)는 절반을 말하고, 인체 기장의 중부에 위치하여 오추라 한다.
- 위치: 전장골상극의 전방 0.5촌, 관원혈 수평
- 해부: 내복, 외복사근과 횡복근; 선장골천, 심동맥, 정맥이 있고; 장골하복신경이 분포한다.
- 기능: 소간이기(疏肝理氣), 산한지통(散寒止痛)
- 주치: 음정(陰挺), 대하(帶下), 월경부조, 산기, 복통, 사타구니 통증
- 배오: 기해, 삼음교를 배합하면 조기온양(調氣溫陽), 산한지통(散寒止痛)하여 소복통을 치료하고; 태충, 곡천을 배합하면 소간이기(疏肝理氣)하여 산기(疝氣)를 치료한다.
- 조작: 직자 1-1.5촌, 뜸

(28) 유도(維道): GB28

- 혈명해석: 족소양, 대맥지회이며, 유(維)는 밧줄로 매고, 대맥은 각 경을 속박하는 기능으로 유도라 한다.
- 위치: 오추혈의 약간 전하방 0.5촌
- 해부: 장골전상극 전방, 내복, 외복사근과 횡복근이 있고; 선상골천, 심정맥, 통맥 있고, 장골 서혜구신경이 분포한다.
- 기능: 조경지대(調經止帶), 활혈지통(活血止痛)

- 주치: 음정(陰挺), 대하(帶下), 월경부조, 산기, 하복통

- 배오: 거료를 배합하면 활혈지통(活血止痛)하여 허리와 사타구니 통증을 치료하고; 비수, 음릉천, 관원을 배합하면 조경지대(調經止帶)하여 월경부조, 대하를 치료한다.

- 조작: 직자 또는 전하방으로 사자 1-1.5촌, 뜸

(29) 거료(居髎): GB29

- 혈명해석: 거(居)는 앉아 있다는 뜻, 함몰한 곳으로 거료라 한다.

- 위치: 전장골상극과 대퇴골 대전자 고점 연선상 중점

- 해부: 중둔근, 소둔근; 둔상동맥, 정맥의 하지가 있고; 둔상피신경과 둔상신경이 분포한다.

- 기능: 활락지통(活絡止痛), 소간이기(疏肝理氣)

- 주치: 요통, 하지위비(下肢痿痹), 마비, 산기(疝氣), 하복통

- 배오: 환도, 신수, 위중, 곤륜을 배합하면 서근활락(舒筋活絡), 선비지통(宣痹止痛)하여 요퇴통증, 좌골신경통을 치료하고; 대돈, 중극을 배합하면 소간이기지통(疏肝理氣止痛)하여 산기를 치료한다.

- 조작: 직자 1-1.5촌, 뜸

· 하지부(15혈)

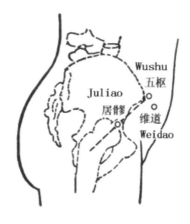

(30) 환도(環跳): GB30

- 혈명해석: 대퇴의 축으로 측와위 하지를 신직하고 취혈한다. 돌리고 뛰는 것을 비유하여 환도라 한다.
- 위치: 측와위 하료혈에서 대퇴골 대전자 연선상 외측 1/3 되는 곳.
- 해부: 대둔근, 이상근 하연; 내측은 하둔동맥, 정맥이 있고; 하둔피신경, 하둔신경, 심층은 좌골신경이 분포한다.
- 기능: 통경활락(通經活絡), 거풍산한(祛風散寒); 본혈은 족소양담경이고, 족태양방광경과 이곳에서 교회하여 통경활락(通經活絡), 거풍산한(祛風散寒), 조화영위(調和營衛)하는 작용으로 임상에서 하지마비, 편마비 통증을 치료한다. 족소양담경은 기가에서 출하고, 모제를 순행하며, 족궐음경과 합한다. 본혈 침자 시에 침감은 전음부 또는 하복부로 전도하면 부인질병을 치료한다.

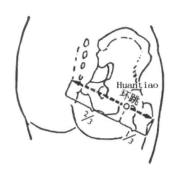

- 주치: 허리와 사타구니통증, 반신불수, 하지위비, 풍진(風疹)을 치료한다.
- 배오: 대장수, 풍시, 족삼리, 절골을 배합하면 소통경락(疏通經絡), 활혈지통(活血止痛)하여 하지마비를 치료하고; 은문, 위중, 곤륜, 양릉천을 배합하면 소통경락(疏通經絡)하여 좌골신경통을 치료하며; 거료, 위중, 현종을 배합하면 거풍제습산한(祛風除濕散寒)히여 풍한습비증을 치료하고; 풍지, 곡지, 혈해를 배합하면 거풍활혈지양(祛風活血止痒)하여 풍진을 치료한다.
- 조작: 직자 2-3촌, 뜸

- 첨부: 현대 연구에서 좌골신경통, 관관절과 주위의 연조직질병을 치료한다.

(31) 풍시(風市): GB31

- 혈명해석: 풍을 치료하는 중요한 혈위이고, 풍이 시장과 같이 모이는 곳이라 풍시라 한다.
- 위치: 대퇴외측 중선상, 슬와횡문 상 7촌
- 해부: 광근막 아래, 대퇴 외측근중; 선대퇴 외측동맥, 정맥 근지가 있고; 대퇴 외측 피신경, 대퇴신경근지가 분포한다.
- 기능: 거풍한(祛風寒), 강근골(强筋骨); 본혈은 풍증 치료의 상용혈이고, 중풍 편마비, 외풍의 풍한습비 또는 피부병의 풍진을 치료한다.
- 주치: 반신불수, 하지위비, 전신 소양증
- 배오: 신수, 관원수, 환도, 족삼리, 삼음교를 배합하면 서근활락지통(舒筋活絡止痛)하여 요퇴통, 하지마비를 치료하고; 현종, 양릉천을 배합하면 서근활락지통(舒筋活絡止痛)하여 하지위비를 치료하며; 풍지, 곡지, 혈해를 배합하면 활혈거풍지양(活血祛風止痒)하여 담마진을 치료한다.
- 조작: 직자1-2촌, 뜸

(32) 중독(中瀆): GB32

- 혈명해석: 본혈은 풍시와 양관지간에 위치하고, 경기는 마치 도랑에 흐르는 물과 같다 하여 중독이라 한다.
- 위치: 풍시혈 하 2촌
- 해부: 광근막하, 대퇴외측근중; 선대퇴외측동맥, 정맥 근지가 있고; 대퇴외측피신경, 대퇴신경근지가 분포한다.
- 기능: 통경활락(通經活絡), 산한지통(散寒止痛)
- 주치: 하지위비마목, 반신불수
- 배오: 환도, 양릉천, 족삼리를 배합하면 통경활락(通經活絡)하여 하지위비를 치료하고; 음시를 배합하면 통경거한지통(通經祛寒止痛)하여 하지 외측 차고, 저림, 통증을 치료

한다.

- 조작: 직자 1-2촌, 뜸

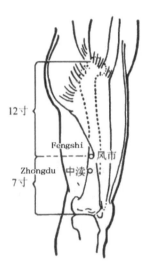

(33) 슬양관(膝陽關): GB33

- 혈명해석: 혈위는 슬관절 외측, 양릉천 상부, 양측(陽側)위에 위치하여 슬관이라 한다.

- 위치: 양릉천혈 상 3촌

- 해부: 장골경속 후방, 대퇴이두근건 전방; 슬외측동맥, 정맥이 있고; 대퇴외측피신경 말

  지가 분포한다.

- 기능: 서근활락(舒筋活絡), 통리관절(通利關節)

- 주치: 슬부, 오금종통, 경련, 하퇴마목

- 배오: 슬안, 양릉천을 배합하면 이관절(利關節), 통근맥(通筋脉)하여 슬관절염을 치료

  하고; 위중, 승산을 배합하면 서근활락(舒筋活絡)하여 오금 경련을 치료한다.

- 조작: 직자 0.8-1.0촌, 뜸

- 첨부: 현대 연구에서 슬관절염, 좌골신경통을 치료한다

(34) 양릉천(陽陵泉): GB34 합토혈, 팔맥교회혈, 하합혈

- 혈명해석: 하지의 외측은 양에 속하고, 비골소두와 비골장근지간의 융기는 마치 언덕 과 같은 모양으로 양릉천이라 한다.
- 위치: 비골소두 전하방 함몰 부위
- 해부: 비골장, 단근중; 슬하 외측동맥, 정맥이 있고; 총비골신경은 천비골신경과 심비골 신경으로 나눈다.
- 기능: 소리간담(疏利肝膽), 서근활락(舒筋活絡); '합치내부(合治內腑)' 양릉천은 담부질 병을 치료하고, 담과 간은 표리관계, 간주소설(肝主疏泄), 소리(疏利)하는 기능으로 소 간이기(疏肝理氣), 청열이담(淸熱利膽), 이담화위(利膽和胃)하는 기능이 있다. 본혈은 근회(筋會)로 서근활락(舒筋活絡), 거풍제습(祛風除濕), 통비지통(通痺止痛)하는 기능 이 있고, 근맥마비 치료에서 요혈이다. 임상에서 경(痙), 위(痿), 비(痺)증을 광범위하게 치료하며, 족삼양경근이 모이기에 하지근병을 치료한다. 경맥이 통과하는 곳의 질병을 치료하기에 양릉천은 담경 순행하는 협늑, 두면오관질병을 치료한다.
- 주치: 황달, 협통, 구고(口苦), 구토, 반신불수, 하지위비(下肢痿痺), 소아경풍
- 배오: 환도, 풍시, 위중, 현종을 배합하면 활혈통락(活血通絡), 소조경맥(疏調經脉)하여 반신불수, 하지위비를 치료하고; 음릉천, 중완을 배합하면 화위이기지통(和胃理氣止 痛)하여 협늑통을 치료하며; 수구, 중충, 태충을 배합하면 거풍진정해경(祛風鎭靜解痙) 하여 소아경풍을 치료하고; 슬안, 슬양관, 양구를 배합하면 슬관절염을 치료한다.
- 조작: 직자 1-1.5촌, 뜸
- 첨부: 현대 연구에서 좌골신경통, 담낭염, 슬관절염을 치료한다.

(35) 양교(陽交): GB35 양유맥 극혈(郄穴)

- 혈명해석: 양릉에서 내사향하여 양명과 교접하고, 양유, 태양 등 삼양을 교접하여 양교 라 한다.
- 위치: 외과첨상 7촌, 비골후연
- 해부: 비골장근 부착부; 비복 외측 피신경이 분포한다.

- 기능: 이담소간(利膽疏肝), 서근활락(舒筋活絡), 안신정지(安神定志); 양교혈과 외구혈
  은 모두 족소양담경으로 같은 기능으로 담경 순행 부위의 병증과 신지병을 치료한다.
- 주치: 경광, 전간, 흉협창만, 하지위비
- 배오: 족삼리, 양릉천, 현종을 배합하면 거풍습(祛風濕), 이관절(利關節)하여 슬종통을
  치료하고; 태충을 배합하면 소간이기(疏肝理氣)하여 흉협통하며; 사신총, 대릉, 내관을
  배합하면 영신정지(寧神定志)하여 전간을 치료한다.
- 조작: 직자 1-1.5촌, 뜸

(36) 외구(外丘): GB36 극혈(郄穴)

- 혈명해석: 양릉에서 사향으로 내려와 외측 근육의 모양이 언덕과 같다 하여 외구라 한다.
- 위치: 외과첨상 7촌, 비골전연
- 해부: 비골장근과 지총신근지간, 심층은 비골단근이 있고; 경골전동맥, 정맥근지; 천비
  골신경이 분포한다.
- 기능: 이담소간(利膽疏肝), 통경활락(通經活絡)하여 담경 순행 부위의 통증을 치료하
  고, 담주결단(膽主決斷)하여 신지병, 간질을 치료한다.

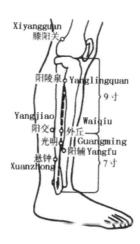

- 배오: 풍지, 후계를 배합하면 거풍활락지통(祛風活絡止痛)하여 경항강통을 치료하고;

태충, 간수, 지구를 배합하면 소간이기지통(疏肝理氣止痛)하여 흉협통을 치료한다.

- 조작: 직자 1-1.5촌, 뜸

(37) 광명(光明): GB37 낙혈(絡穴)

- 혈명해석: 안병을 치료하여 눈을 밝게 한다고 광명이라 한다.
- 위치: 외과첨상 5촌, 비골전연
- 해부: 지장신근과 비골단근지간; 전경골동맥, 정맥 분지가 있고; 천비골신경이 분포한다.
- 기능: 소간명목(疏肝明目), 통경활락(通經活絡), 족소양담경은 족궐음간경으로 별주하여 간담경기를 소통하여 청간사화명목(淸肝瀉火明目)하는 기능으로 목질(目疾)을 치료하는 요혈이고, 이기활혈(理氣活血), 소종지통(消腫止痛)하는 작용으로 협종, 유방종통, 하지위비를 치료한다.
- 주치: 목통(目痛), 야맹, 근시, 하지위비, 유방창통
- 배오: 정명, 승읍, 동자료를 배합하면 소풍청열사화(疏風淸熱瀉火)하여 목통을 치료하고; 양릉천, 곤륜을 배합하면 서근활락지통(舒筋活絡止痛)하여 하지위비를 치료한다.
- 조작: 직자 1-1.5촌, 뜸

(38) 양보(陽輔): GB38 경화혈(經火穴)

- 혈명해석: 하퇴 외측 뼈는 슬부에 통하고, 보골(輔骨)이라 부르며, 하퇴의 외측은 양(陽)에 속하여 양보라 한다.
- 위치: 외과첨상 4촌, 비골전연
- 해부: 지장신근과 비골단근지간; 전경골동맥, 정맥 분지가 있고; 천비골신경이 분포한다.
- 기능: 청열산풍(淸熱散風), 서근활락(舒筋活絡); 본혈은 족소양담경의 경화혈이고, 소설간담(疏泄肝膽), 조창기기(調暢氣機), 활혈지통(活血止痛)하여 담경 순행 노선상에 흉협, 액하, 하지 외측 등 부위의 질병을 치료하고; 청사담화(淸瀉膽火)하는 기능으로 편두통, 목외자통을 치료한다.
- 주치: 편두통, 목외자통, 인후종통, 흉협창통, 나력, 하지위비, 반신불수

- 배오: 환도, 양릉천을 배합하면 서근활락(舒筋活絡)하여 하지외측통을 치료하고; 풍지, 태양을 배합하면 거풍지통(祛風止痛)하여 편두통을 치료하며; 구허, 족임읍을 배합하면 활락소종(活絡消腫)하여 액와 하부종을 치료한다.
- 조작: 직자 1-1.5촌, 뜸

(39) 현종(懸鐘): GB39 팔회혈(八會穴), 수회혈(髓會穴)

- 혈명해석: 뾰족한 뼈 아래 외과의 모양이 매달려 있는 종과 같다 하여 현종이라 한다.
- 위치: 외과첨상 3촌, 비골전연
- 해부: 비골단근과 지장신근 분기처; 전경골동맥, 정맥분지가 있고; 천비골신경이 분포하였다.
- 기능: 강근장골(强筋壯骨), 통경활락(通經活絡), 보수건뇌(補髓健腦); 현종은 수회혈이고, 골(骨)은 수(髓)가 영양하기에 본혈은 수(髓), 골(骨)병을 치료하여 항배견, 요슬족의 질병을 치료한다. 간주근(肝主筋), 담은목(木)의 성질로 소설함으로 본혈을 침자하면 이기활혈(理氣活血), 소종지통(消腫止痛)하여 흉늑창만통증을 치료한다. 수해(髓海), 수회(髓會)는 같은 뜻이고, 침자하면 수해(髓海)를 충양하여 뇌수공허증을 치료한다.
- 주치: 치매, 중풍 등의 수해(髓海)부족, 항강, 흉협창통, 하지위비
- 배오: 신수, 슬양관, 양릉천을 배합하면 거풍습(祛風濕), 건요슬(健腰膝)하여 요퇴통을 치료하고; 풍지, 천주, 후계를 배합하며 거풍활락(祛風活絡)하여 경항강통, 낙침을 치료하며; 환도, 풍시, 양릉천을 배합하면 통경활락, 서근지통(舒筋止痛)하여 좌골신경통을 치료한다.
- 조작: 직자 1-1.5촌, 뜸

(40) 구허(丘墟): GB40 원혈(原穴)

- 혈명해석: 이끼는 언더과 같고, 혈은 외과히언에 위치하여 구허라 한다.
- 위치: 외과 전하방 함몰 중, 지장신근건 외측
- 해부: 지단신근 기점; 외과 전 동맥, 정맥의 분지가 있고; 족배 중간 피신경분지와 천비

골신경분지가 분포되었다.

- 기능: 소간이담(疏肝利膽), 소종지통(消腫止痛); 간담은 표리관계이고, 간담은 동병으로 담경 원혈 구허를 취하면 모든 간담질병을 치료한다. 담경은 협부를 통과하여 두부로 올라가고, 열사열독이 두항부, 늑협부를 따라 순경 상요(上擾)한 두항부, 늑협부 질병은 모두 구허로 청열해독(淸熱解毒), 소종지통(消腫止痛)하여 치료한다. 본혈은 족과부 경근질병 치료의 요혈이고, 조해를 투자하여 족내번을 치료하면 좋은 효과가 있다.
- 주치: 목적종통, 목예, 경항통, 흉협창통, 외과종통, 족내번, 족하수
- 배오: 풍지, 태충을 배합하면 청간명목(淸肝明目)하여 목적종통(目赤腫痛)을 치료하고; 양릉천, 담수, 기문, 일월을 배합하면 소간이담(疏肝利膽)하여 담낭염을 치료하며; 곤륜, 신맥, 혜계를 배합하면 통경활락(通經活絡), 소종지통(消腫止痛)하여 외과종통을 치료하고; 곤륜, 현종을 배합하면 족내번을 치료한다.
- 조작: 직자 1-1.5촌

(41) 족임읍(足臨泣): GB41 수목혈(輸木穴), 팔맥교회혈, 통대맥(通帶脈)

- 혈명해석: 족부 아래 습액이 하행하고, 수습은 높은 곳에서 아래로 흐른다고 족임읍이라 한다.
- 위치: 제4-5지간, 지복연 후방
- 해부: 족배정맥망, 제4지 배측동맥, 정맥; 족배중간피신경이 분포한다.
- 기능: 소간이담(疏肝利膽), 청두명목(淸頭明目), 통경활락(通經活絡); 본혈은 족소양담경의 수목혈(輸木穴)이고, '형수치외경(滎水治外經)'으로 담경의 외경병 실증, 열증을 치료한다. 상병하치, 두면, 오관질병 치료에 좋은 효과가 있고, 하지종통을 치료한다.
- 주치: 편두통, 목적종통, 협늑통, 족부통증, 월경부조, 유옹, 나력
- 배오: 구허, 혜계, 곤륜을 배합하면 통경활락(通經活絡), 소종지통(消腫止痛) 거풍활락지통(祛風活絡止痛)하여 편두통을 치료하며; 유근, 견정(肩井)을 배합하면 청열해독(淸熱解毒), 소종지통(消腫止痛)하여 유옹을 치료한다.
- 조작: 직자 0.3-0.5촌, 뜸

(42) 지오회(地五會): GB42

– 혈명해석: 본혈은 소양경기가 기타 5경과 모이고, 족부는 땅과 같다고 족오회라 한다.

– 위치: 제4-5척골지간, 소지 신근건 내측연

– 해부: 족배정맥망, 제4척골배측동맥, 정맥; 족배중간피신경이 분포한다.

– 기능: 거풍청열(祛風淸熱), 이기소종(理氣消腫)

– 주치: 두통, 목적종통, 협통, 족배종통, 이명, 이롱, 유옹

– 배오: 정명, 동자료, 풍지를 배합하면 거풍명목지통(祛風明目止痛)하여 목적통을 치료하
고; 유근, 단중, 족삼리를 배합하면 청열사화해독(淸熱瀉火解毒)하여 유옹을 치료한다.

– 조작: 직자 0.3-0.5촌, 뜸

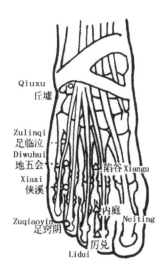

(43) 협계(俠溪): GB43 형수혈(滎水穴)

– 혈명해석: 족소지와 차지에서 협소한 곳에서 경락을 만나, 계곡이 흐르는 모양으로 협
계라 한다.

위치: 제4-5지간, 지복연 후방 적백육제

– 해부: 지배측동맥, 정맥; 족배중간피신경의 지배측신경이 분포한다.

– 기능: 사열식풍(瀉熱熄風), 소종지통(消腫止痛); 본혈은 담경의 형수혈(滎水穴)이고, 청

사간담(淸瀉肝膽), 소산풍열(疏散風熱), 청리관규(淸利官竅)하는 작용으로 간담 실화(實火) 순경상요, 외감 풍열지사 두면부 침습 증을 치료한다. 예를 들면 두통, 이롱, 목통, 협종 등 본혈은 통경활락(通經活絡), 이기지통(理氣止痛)하는 작용으로 본경 순행상의 통증을 치료한다. 예를 들면 흉협통, 유종통, 슬 고관절통 등

- 주치: 두통, 목현, 이명, 이롱, 목적종통, 경계, 열병, 협늑통증, 유옹
- 배오: 태양, 솔곡, 풍지를 배합하면 거풍활락지통(祛風活絡止痛)하여 소양두통을 치료하고; 지구, 양릉천을 배합하면 서근활락(舒筋活絡)하여 흉협통을 치료하며; 청궁, 예풍을 배합하면 청열통경(淸熱通經), 활락총이(活絡聰耳)하여 이명, 이롱을 치료한다.
- 조작: 직자 0.3-0.5촌, 뜸

(44) 족규음(足竅陰): GB44 정금혈(井金穴)

- 혈명해석: 양교부터 음이고, 족소양과 족궐음이 교통하는 구멍이다. 내장 간담은 상호 연결되고, 외부 경락과 관통하며, 기맥은 표리를 교접하여 음에 주입한다고 족규음이라 한다.
- 위치: 제4지 외측 지갑방개 0.1촌
- 해부: 지배측동맥, 정맥과 지척동맥이 형성한 동맥망이 있고; 지배측신경이 분포한다.
- 기능: 사간식풍(瀉肝熄風), 청열해울(淸熱解鬱); 본혈은 족소양담경의 정금혈(井金穴)이고, 사담화(瀉膽火), 청두목(淸頭目)하는 작용한다. 편두통, 목적종통, 이명, 이롱, 후비, 열증, 두면오관질병을 치료하고, 해울통락(解鬱通絡), 이기지통(理氣止痛)하는 기능으로 흉협통을 치료한다.
- 주치: 두통, 목적종통, 이롱, 인후종통, 협통, 족부통증
- 배오: 두유, 태양을 배합하면 거풍지통(祛風止痛) 편두통을 치료하고; 예풍, 청회, 외관을 배합하면 청열사화(淸熱瀉火), 통경활락총이(通經活絡聰耳)하여 이명, 이롱을 치료하며; 소상, 상양을 배합하면 청열이인(淸熱利咽)하여 후비(喉痹)를 치료한다.
- 조작: 천자 또는 점자 방혈

제12절 족궐음간경

*경맥순행

① 대지 배측 호모부(대돈)에서 시작, 상향하여 족배 내측으로 연착하며(행간, 태충), 내
과 전 1촌을 경과(중봉)하고, 하퇴 내측으로 연착하며(회 삼음교, 경 여구, 중도, 슬관),
내과 8촌 처에서 족태음비경의 뒤로 나간다.

② 슬와 내측으로 상행하며(곡천), 대퇴 내측을 따라(음포, 족오리, 음렴)

③ 음모 중에 진입하여 음부주위를 돌고

④ 하복에 이르고(급맥 회 충문, 부사, 곡골, 중극, 관원), 위의 양측으로 협행하여 간에 속
하고, 담을 경과하고(장문, 기문)

⑤ 상향 횡격을 통과하고, 협늑부에 분포되며

⑥ 기관의 뒤로 따라 상향하여, 비인부에 진입하고, 눈과 뇌에 연결되며

⑦ 이마로 상행하여 두정부에서 독맥과 교회한다.

⑧ 목부(目部) 지맥은 '목계'에서 협리(頰里)로 하행하여 순내(脣內)를 돌고

⑨ 간부(肝部) 지맥은 간에서 분출하여 횡격막을 통과하고, 상향하여 폐계로 유주하여
수태음폐경에 접속한다.

*연결장기

간에 속하고, 담에 락한다. 폐, 위, 인후, 안(眼), 외음 등과 연결된다.

*혈위와 주치

본경은 대돈에서 시작하여 기문에 종지하고, 한 측에 14혈(양측 28혈), 그중 12혈은 하지
내측에 분포하고, 2혈은 복부와 흉부에 분포한다.

신기(疝氣), 하복동, 요통, 임롱, 빈선, 연훈, 목현(目眩), 안면 회암색, 흉민(胸悶), 협창통
비괴(痞塊), 목질(目疾), 복창(腹脹), 구토, 설사, 유뇨(遺尿), 융폐(癃閉)를 치료한다.

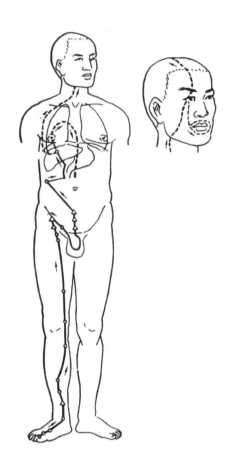

＊수혈

(1) 대돈(大敦): LR 정목혈(井木穴)

– 혈명해석: 족엄지 말단 돈독한 곳, 둔기 모양이라 대돈이라 한다.

– 위치: 족대지 외측 지갑각 방개 0.1촌

– 해부: 족지배동맥, 정맥이 있고; 비골신경의 족배신경이 분포한다.

– 주치: 산기(疝氣), 음축(陰縮), 음통(陰痛), 월경부조, 혈붕(血崩), 혈뇨, 융폐, 유뇨, 임질, 전광(癲狂), 간증(癎症), 소복통

– 배오: 내관, 수구를 배합하여 전(癲), 광(狂), 간(癎), 중풍혼도를 치료하고; 단중, 천돌, 간사를 배합하여 매핵기(梅核氣)를 치료한다.

– 조작: 사자 0.1-0.2촌, 또는 삼릉침으로 점자 방혈; 뜸

(2) 행간(行間): LR2 형화혈(榮火穴)

- 혈명해석: 족대지간 동맥 함몰처, 경맥이 양지간에 흘러 행간이라 한다.

- 위치: 제1-2지간, 지복연 후방, 적백육제처

- 해부: 족배정맥망이 있고; 제1지배측동맥, 정맥; 비골신경의 척배측신경과 지배신경의
  분기처

- 주치: 월경과다, 폐경, 생리통, 백대, 음중통, 유뇨, 임질, 산기, 흉협만통, 애역, 해수, 설
  사, 두통, 현훈, 목적통, 녹내장, 중풍, 전간, 계종(瘈瘲),실면, 구와(口喎), 슬종, 하지내측
  통, 족배부종통

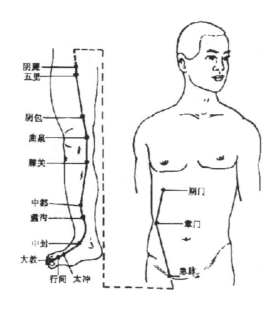

- 배오: 정명을 배합하여 녹내장을 치료하여 안압을 낮추고; 태충, 합곡, 풍지, 백회를 배
  합하여 간화상염(肝火上炎), 두통, 현훈, 뉵혈(衄血)을 치료하며; 중완, 간수, 위수를 배
  합하여 간기범위(肝氣犯胃)의 위통을 치료하고; 중부, 공최를 배합하여 간화범폐(肝火
  犯肺)의 거해 또는 객혈을 치료한다.

- 조작: 직자 0.5-0.8촌; 뜸

(3) 태충(太冲): LR3 원혈, 수토혈(水土穴)

- 혈명해석: 신맥과 충맥이 합해 성대하여 태충이라 한다.

- 위치: 제1-2척골(중족골) 결합부의 전함몰처, 지봉 상 2촌

- 해부: 무장신근건 외연; 족배정맥망, 제1척배측동맥이 있고; 비골심신경의 척배측신경
  이 분포하고, 심층은 경골신경 족저 내측신경이 있다.

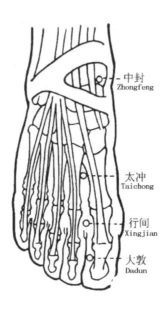

- 주치: 두통, 현훈, 산기(疝氣), 월경부조, 융폐, 유뇨, 소아경풍, 전광, 간증, 협통, 복창, 황
  달, 구역(嘔逆), 인통구간(咽痛口干), 목적종통(目赤腫痛), 슬부와 대퇴내측통, 족배 부
  종, 하지위비(下肢痿痹)

- 배오: 대돈을 배합하여 산기를 치료하고; 태충 사법, 태계, 부류 보법으로 배합하여 간양
  상항(肝陽上亢)의 현훈을 치료하고; 합곡을 배합하면 사관을 통하여 사지추축을 치료
  하며; 간수, 격수, 태계, 혈해를 배합하여 빈혈, 마른 몸을 치료하고; 간사, 구미, 심수, 간
  수를 배합하면 전광간(癲狂癇)을 치료한다.

- 조작: 직자 0.5-0.8촌, 뜸

(4) 중봉(中封): LR4 경금혈(經金穴)

- 혈명해석: 과전 함몰 중, 양 대근에 막혀 중봉이라 한다.
- 위치: 족배측 내과전, 상구혈과 해계혈 연선 중간, 경골 전 근건내측 함몰처
- 해부: 경골전근건의 내측; 족배정맥망이 있고; 족배측 피신경의 분지와 복재 신경이 분포한다.
- 주치: 산기, 음경통, 유정, 소변불리, 황달, 흉 복창만, 요통, 족냉, 내과종통
- 배오: 담수, 양릉천, 태충, 내정을 배합하면 설열서간(泄熱舒肝)하여 황달, 학질을 치료하고; 족삼리, 음렴을 배합하여 음경통, 음축, 유정, 임증(淋症), 소변불리를 치료한다.
- 조작: 직자 0.5-0.8촌, 뜸

(5) 여구(蠡溝): LR5 낙혈

- 혈명해석: 여(蠡)는 바가지, 구(溝)는 도랑. 뼈의 내, 상하에 바가지 또는 물도랑과 같다하여 여구라 한다.

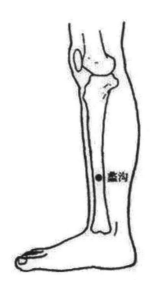

- 위치: 하퇴 내측, 내과첨 상 5촌, 경골 내측 중앙

- 해부: 경골내측면 아래 1/3, 내후측에 대복재정맥, 복재신경의 전지가 분포하였다.

- 주치: 월경부조, 적백대하, 음정(陰挺), 음양(陰痒), 산기(疝氣), 소변불리, 고환종통, 하복통, 요배구급(拘急)으로 앞으로 굽히고 뒤로 제치지 못할 때, 경골부에 산통(酸痛)

- 배오: 백충와, 음릉천, 삼음교를 배합하여 적충성음도염을 치료하고; 중도, 지기, 중극, 삼음교를 배합하여 월경부조, 대하, 고환염을 치료하며; 대돈, 기충을 배합하여 고환종, 산기(疝氣), 적백대하를 치료한다.

- 조작: 평자 0.5-0.8촌, 뜸

(6) 중도(中都): LR6 극혈

- 혈명해석: 슬골(膝骨)과 과골(髁骨)지간, 음양이 모이는 곳으로 중도라 한다.

- 위치: 하퇴내측, 내과첨상 7촌, 경골 내측면 중앙

- 해부: 경골 내측면 중앙, 내후측에 대복재정맥, 복재신경의 중지(中支)가 분포한다.

- 주치: 협통, 복창, 설사, 산기(疝氣), 하복통, 붕루, 악로

- 배오: 혈해, 삼음교를 배합하여 월경과다, 붕루, 산후 악로(惡露)를 치료하고; 합곡, 차료, 삼음교를 배합하여 생리통을 치료하며; 비수, 음릉천을 배합하여 백대를 치료하고; 족삼리, 양구를 배합하여 간목승토(肝木乘土)의 복창, 설사를 치료하며; 태충을 배합하여 산기(疝氣)를 치료하고; 삼음교, 슬양관, 슬관, 복토, 기문(箕門)을 배합하여 하지위비 마비통증을 치료한다.

- 조작: 내측 평자 0.5-0.8촌, 뜸

(7) 슬관(膝關): LR7

- 혈명해석: 본혈은 슬관절 부위에 위치하고, 슬관절은 제일 큰 관절이며, 슬관절질병을 치료한다고 슬관이라 한다.

- 위치: 하퇴내측 경골내과의 후하방, 음릉천 후방 1촌, 비복근 내측두의 상부

- 해부: 경골내측 후하방, 비복근 내측두의 상부; 심층에 경골 후동맥이 있고, 비복근 내측

피신경, 심층은 경골신경이 분포하였다.

- 주치: 슬개골종통, 한습주입, 역절풍통(歷節風痛), 하지위비
- 배오: 족삼리, 혈해, 음시, 양릉천, 비관, 복토, 풍륭을 배합하여 하지불수, 소아마비를 치료하고; 위중, 족삼리를 배합하여 양측 슬흉종통을 치료한다.
- 조작: 직자 1-1.5촌, 뜸

(8) 곡천(曲泉): LR8 합수혈(合水穴)

- 혈명해석: 슬부는 굴곡한 모양이고, 슬내측은 음(陰)에 속하며, 음중생천(陰中生泉)으로 곡천이라 한다.
- 위치: 슬내측, 굴슬, 슬관절 내측단, 대퇴골 내측과의 후연, 반건근, 반막근 지단(止端)(횡문두)의 전연 함몰처
- 해부: 경골 내과후연, 반막근, 반건근 지점 전상방; 대복재정맥, 슬 최상동맥이 있고; 복재신경, 폐쇄신경과 심층 슬와에 경골신경이 분포하였다.
- 주치: 월경부조, 생리통, 백대, 음정(陰挺), 음양(陰痒), 산후복통, 유정(遺精), 양위(陽萎), 산기(疝氣), 소변불리, 두통, 목현(目眩), 전광(癲狂), 슬개골종통, 하지위비(下肢痿痹)
- 배오: 구허, 양릉천을 배합하여 담도질병을 치료하고; 간수, 신수, 장문, 상구, 태충을 배합하여 간염을 치료하며; 부류, 신수, 간수를 배합하여 간신음허(肝腎陰虛)의 현훈, 안병을 치료하고; 지구, 양릉천을 배합하여 심복통증(心腹痛症), 유방창통, 산통(疝痛)을 치료하며; 귀래, 삼음교를 배합하여 간울기체(肝鬱氣滯)의 생리통, 월경부조를 치료한다.
- 조작: 직자 1-1.5촌, 뜸

(9) 음포(陰包): LR9

- 혈명해석: 포(包)는 포(胞)와 통하고, 혈위는 음측(陰側)에 위치하며, 자궁, 정궁, 방광병을 치료하여 음포라 한다.
- 위치: 대퇴내측, 대퇴골내상과 4촌, 대퇴내근과 봉장근지간
- 해부: 대퇴내근과 봉장근지간, 내수장근 중점, 심층은 내수단근; 대퇴동맥, 정맥, 대퇴

선내측동맥 천지가 있고; 대퇴전피신경, 폐쇄공신경의 천, 심지가 분포하였다.

- 주치: 월경부조, 유뇨, 소변불리, 요천부통이 하복부로 당김

- 배오: 교신을 배합하여 월경부조를 치료하고; 관원, 신수를 배합하여 기허불고(氣虛不固)의 유뇨를 치료하며; 기문(箕門), 족오리, 혈해를 배합하여 대퇴 슬내측통, 소아마비의 근육위축을 치료한다.

- 조작: 직자 0.8-1촌, 뜸

(10) 족오리(足五里): LR10

- 혈명해석: 오(五)는 수치이고, 리(里)는 리(理)와 동일하며, 이중치내(理中治內)한다고 족오리라 한다.

- 위치: 대퇴 내측, 기충혈 직하 3촌, 대퇴근부, 치골결절의 하방, 장수근의 외연

- 해부: 내수장근, 내수단근이 있고; 대퇴내측동맥의 천지; 폐쇄공신경의 천지와 심지가 분포하였다.

- 주치: 하복창통, 소변불통, 음정(陰挺), 고환종통, 기와(嗜臥), 사지권태, 나력

- 배오: 삼양락, 천정(天井), 여태, 삼간을 배합하여 기와를 치료한다.

- 조작: 직자 0.8-1촌, 뜸

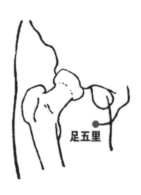

足五里

(11) 음렴(陰廉): LR 11

- 혈명해석: 렴(廉)은 편(偏), 모퉁이라는 뜻, 본혈은 음측(陰側)의 모퉁이에 위치한다고

음렴이라 한다.

- 위치: 대퇴내측, 기충혈 직하 2촌, 대퇴근부, 치골결절의 하방, 장수근의 외연
- 해부: 내수장근과 내수단근이 있고; 선대퇴내측동맥, 정맥의 분지; 대퇴신경의 내측피지, 심층에는 폐쇄공신경의 천지와 심지가 분포하였다.
- 주치: 월경부조, 적백대하, 하복통증, 대퇴내측통, 하지련급
- 배오: 곡골, 차료, 삼음교를 배합하여 습열하주(濕熱下注)의 월경부조, 백대, 외음부 소양증(搔癢症), 대퇴선(大腿癬)을 치료하고; 신수, 대혁, 명문, 태계를 배합하여 부인 불임, 남자 불육증을 치료하며; 위중, 차료, 방광수를 배합하여 방광염, 방광결석을 치료한다.
- 조작: 직자 0.8-1촌, 뜸

(12) 급맥(急脉): LR 12

- 혈명해석: 충동은 급하고, 대퇴내측 음모 중, 동맥박동에 있고, 산기 급통을 치료하여 급맥이라 한다.
- 위치: 치골결절의 외측, 기충혈 외하방, 서혜구 대퇴동맥 박동처, 전정중선 방개 2.5촌
- 해부: 음부 외동맥, 정맥 분지와 하복벽동맥, 정맥의 치골지, 외방에 대퇴정맥이 있다; 장골 서혜구 신경, 심층에는 폐쇄공신경의 분지가 분포하였다.
- 주치: 산기(疝氣), 음정(陰挺), 음경통, 하복통, 대퇴내측통
- 배오: 대돈을 배합하여 산기, 음정, 음경통, 양위를 치료하고; 음포, 기문, 곡천, 족오리를 배합하여 하지위비마비, 소아마비를 치료한다.
- 조작: 직자 0.5-0.8촌, 뜸

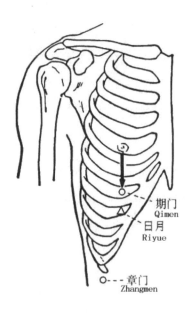

(13) 장문(章門): LR13 비모혈, 팔회혈, 장회혈

- 혈명해석: 오장지기가 출입 교경하는 문호로 장문이라 한다.

- 위치: 측복부, 제11늑골단 자유연 하방

- 해부: 복내 외사근, 횡복근이 있고; 늑간동맥 말지; 제10-11늑간신경이 분포하며, 우측은
  간의 하연, 좌측은 비장의 하연이다.

- 주치: 복통, 복창, 장명(腸鳴), 설사, 구토, 신피지권(神疲肢倦), 흉협통, 황달, 비괴(痞壞),
  소아감적, 요척통

- 배오: 족삼리를 배합하여 담마진, 알레르기를 치료하고; 천추, 비수, 중완, 족삼리를 배
  합하여 간비불화(肝脾不和)의 복창, 비괴(痞壞), 협통, 설사, 소수(消瘦)를 치료하며; 신
  수, 간수, 수도, 경문, 음릉천, 삼음교, 양곡, 기해를 배합하여 간경화의 복수, 신염을 치
  료한다.

- 조작: 사자 0.5-0.8촌, 뜸

(14) 기문(期門): LR14 간모(肝募)혈

- 혈명해석: 기혈 출입하는 시작과 종말이고, 음양이 흉격을 뚫고 태음으로 출하여 음정

(陰精)을 목(目)에 주입하는 문호로 기문이라 한다.

- 위치: 흉부 유두 직하 제6늑골간극, 전정중선 방개 4촌

- 해부: 복직근, 늑간근이 있고; 늑간동맥, 정맥이 있으며; 제6-7늑간신경이 분포하였다.

- 주치: 흉협창만통, 구토, 애역, 탄산(呑酸), 복창, 설사, 기불욕식(饑不慾食), 흉중열, 해천(咳喘), 분돈기(奔豚氣), 학질, 상한 열입혈실(熱入血室)

- 배오: 대돈을 배합하여 산기를 치료하고; 간수, 공손, 중완, 태충, 내관을 배합하여 간담질환 담낭염, 담결석, 간기울결의 협통, 식소(食少), 유소(乳少), 위통, 구토, 애역, 식불화(食不化), 설사 등을 치료한다.

- 조작: 평자 0.5-0.8촌, 뜸

제13절 독맥

＊경맥순행

① 주요 줄기는 회음부에서 시작하며

② 미저부(장강)에서 척주 내로 상행하고

③ 위로 항후의 풍부혈에 도달하여 뇌내로 진입하며

④ 상행하여 전정에 이르고

⑤ 이마를 따라 비주(鼻柱)에 이르며

⑥ 상순 정중을 경과하여 순내 치은부에 도달한다.

⑦ 기원과 족소음경과 통하는 지맥은 충맥, 임맥을 더불어 포중에서 시작하여 회음부로 나가며

⑧ 미골단에서 족소음경과 족태양분지와 회합하고, 척주와 관통하여

⑨ 신(腎)에 속한다.

⑩ 임맥과 통하는 지맥은 하복에서 직상하여 제부중앙을 통과하고

⑪ 상향하여 심장을 통과하며, 후롱으로 들어가고

⑫ 상행하여 하합부에 이르며 구순을 돌고, 상향하여 양목(兩目) 아래 중앙으로 연락된다.

⑬ 태양과 통하는 지맥은 족태양과 내안각에서 시작하여 상행, 이마에 이르고, 전정에서 교회하며, 뇌로 진입하여 락하고

⑭ 또 하항으로 퇴출하여 견갑내측으로 순행하며

⑮ 척저부의 요중으로 순행, 척리로 들어가 신(腎)에 연락한다.

＊연결장기

뇌, 척수, 신(腎), 포(胞), 외음, 비(鼻), 구(口), 순(脣), 안(眼)

＊혈위와 주치

독맥 경맥은 장강에서 시작하여 은교에서 종지하며 모두 단혈로 28혈이다. 독맥의 '독

(督)'자는 총독, 독촉하는 뜻이다.

독맥은 배부 정중선을 순행하고, 양(陽)에 속하며, 전신 양경맥기를 통솔, 독촉하는 작용한다. 또한 대맥은 제2요추에서 출하고, 양유는 풍부, 아문을 교회한다. 때문에 독맥의 맥기는 각 양경과 모두 연결된다. 장부의 기능 활동은 모두 독맥과 관련된다. 본경은 두항강통(頭項強痛), 요척 굴신불리, 두통, 현훈, 전광간증, 이명, 무력, 기와증(嗜臥症) 등 병증을 치료한다.

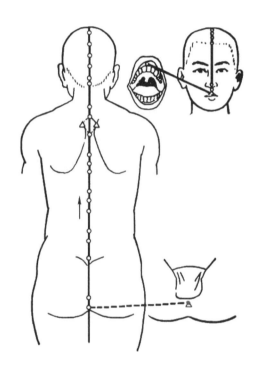

＊수혈

(1) 장강(長强): GV1

- 혈명해석: 독맥지락으로 독맥은 척주를 순행하여 척주를 강경하게 하며, 독맥은 각양을 깅싱하게 하서 징낑이라 한다.
- 위치: 회음부, 미골하단과 항문 연계선 중점
- 해부: 항미격중; 항문 동맥, 정맥분지가 있고, 극간정맥총의 연속부가 있으며; 미골신경

과 항문신경이 분포한다.

- 주치: 설사, 이질, 변비, 변혈, 치질, 전광, 척강반절, 융임, 음부습진, 요척미천부통증
- 배오: 이백, 음릉천, 상거허, 삼음교를 배합하여 치질(습열하주형)을 치료하고; 정궁, 이백, 백회(뜸)을 배합하여 탈항, 치질을 치료한다.
- 조작: 사자, 침첨을 상향 천골과 평행으로 자입 0.5-1촌
- 주의: 직장에 자입하는 것을 금지하며, 감염을 방지해야 하고, 뜸하지 않는다.

(2) 요수(腰俞): GV2

- 혈명해석: 천골관 열공처에 위치하여 요수라 한다.
- 위치: 천골부, 후정중선상, 천골과 미골결합부
- 해부: 천골후인대, 요배근막중; 천골중동맥, 정맥 후지, 극간정맥총이 있고; 미골신경 분지가 분포하였다.
- 주치: 요척강통, 설사, 변비, 치질, 탈항, 변혈, 전간, 임탁, 월경부조, 하지위비
- 배오: 방광수(뜸), 장강, 기충, 상료, 하료, 거료를 배합하여 요척냉통을 치료하고; 태충을 배합하여 척강반절, 추축을 치료한다.
- 조작: 상향사자 0.5-1촌, 뜸

(3) 요양관(腰陽關): GV3

- 혈명해석: 제4요추 극돌기하, 독맥에 속하고, 독맥은 각 양의 바다로 일신양기를 관여하여 요양관이라 한다.
- 위치: 요부, 후정중선상, 제4요추 극돌기하 함몰 중
- 해부: 요배근막, 극상인대와 극간인대중; 요동맥 후지, 극간피하정맥총이 있고; 요신경 후지의 내측지가 분포하였다.
- 주치: 요천부통, 하지위비, 월경부조, 적백대하, 유정, 양위, 변혈
- 배오: 요양관, 신수, 차료를 보하고, 위중을 사법하여 사지냉궐, 소변빈삭을 치료하고; 요협척, 질변, 승산, 비양을 배합하여 좌골신경통, 요퇴통을 치료하며; 방광수, 삼음교를

배합하여 유뇨, 뇨빈삭을 치료한다.

- 조작: 직자 0.5-1촌, 뜸

(4) 명문(命門): GV4

- 혈명해석: 명(命)은 생명을, 문(門)은 문호를 뜻한다. 본혈은 제2요추 극돌기 아래, 양측 신수지간에 위치하여 신장 간의 동기(動氣)하는 곳이고, 원신(元神)의 근본이며, 생명 의 문호로 명문이라 한다.

- 위치: 요부, 후정중선상, 제2요추 극돌기하 함몰 중

- 해부: 요배근막, 극상인대와 극간인대 중; 요동맥 후지와 극간피하정맥총이 있고; 요신 경후지 내측지가 분포하였다.

- 주치: 허손요통, 척강반절, 유뇨, 뇨빈, 설사, 유정, 백탁, 양위, 조설, 적백대하, 유산, 두훈 이명, 전간, 경공, 수족냉궐

- 배오: 신수, 태계를 배합하여 유정, 조설, 요척산통, 족슬무력, 유뇨, 융폐, 수종, 두훈이 명 등의 신양휴허증을 치료하고; 백회, 근축, 요양관을 배합하여 파상풍 추축을 치료하 며; 명문 뜸, 신궐 격염구로 중풍탈증을 치료하고; 관원, 신수, 신궐(뜸)을 배합하여 오경 설을 치료하며; 명문, 신수, 삼음교를 보하여 신허요통을 치료하고; 명문, 아시혈, 위중, 요협척을 사하여 비대성척주염과 요부염좌상을 치료하며; 십칠추, 삼음교를 배합하여 생리통(한습응체형)(애구)을 치료하고; 방광수, 대장수, 아시혈(뜸)을 배합하여 한습비 요통을 치료한다.

- 조작: 직자 0.5-1촌; 뜸

(5) 현추(懸樞): GV5

- 혈명해석: 본혈은 제1요추 극돌기하, 양측 삼초수 지간에 위치한다. 삼초는 전신의 기화 를 조질하고, 본혈은 신소의 중심축으로 현추라 한다.

- 위치: 요부, 후정중선상, 제1요추 극돌기하 함몰 중

- 해부: 요배근막, 극상인대와 극간인대 중; 요동동맥 후지와 극간피하정맥총이 있고; 요

신경 후지 내측지가 분포하였다.

- 주치: 요척강통, 복창, 복통, 소화불량, 설사, 이질

- 배오: 위중, 신수를 배합하여 요척강통을 치료하고; 족삼리, 태백을 배합하여 소화불량,
  설사를 치료한다.

- 조작: 직자 0.5-1촌, 뜸

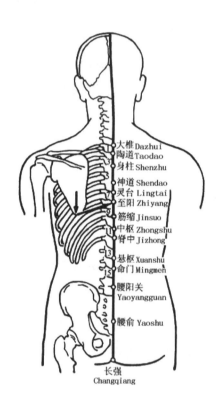

(6) 척중(脊中): GV6

- 혈명해석: 척(脊)은 척주, 제11흉추 극돌기 아래, 척주의 상하 중간에 위치하여 척중이라
  한다.

- 위치: 배부, 후정중선상, 제11흉추 극돌기하, 함몰 중

- 해부: 요배근막, 극상인대와 극간인대 중; 제11늑간 동맥 후지, 극간피하정맥총이 있고;
  제11늑간신경 후지 내측지가 분포하였다.

- 주치: 요척강통, 황달, 설사, 이질, 소아감적, 치질, 탈항, 변혈, 전간
- 배오: 족삼리, 중완을 배합하여 복창위통을 치료하고; 상거허, 하거허를 배합하여 설사, 이질을 치료하며; 구미, 대추, 풍륭을 배합하여 전간을 치료하고; 신수, 태계를 배합하여 요슬통을 치료하며; 지양, 양릉천, 담수를 배합하여 황달을 치료한다.
- 조작: 사자 0.5-1촌

(7) 중추(中樞): GV7

- 혈명해석: 제10흉추 극돌기 아래, 척주의 중부에 근접하고, 맥기는 상하 순행의 중심축으로 중추라 한다.
- 위치: 배부, 후정중선상, 제10흉추 극돌기하 함몰 중
- 해부: 요배근막, 극상인대와 극간인대 중; 제10늑간동맥 후지, 극간피하정맥총이 있고; 제10흉신경 후지의 내측지가 분포하였다.
- 주치: 황달, 구토, 복만, 위통, 식욕부진, 요배통
- 배오: 명문, 요안, 양릉천, 후계를 배합하여 요척통을 치료한다.
- 조작: 사자 0.5-1촌, 뜸

(8) 근축(筋縮): GV8

- 혈명해석: 제9흉추 극돌기하, 양측 간수 지간에 위치하고, 간주근(肝主筋), 본혈은 계종(瘈瘲), 척주강직 등 근맥경련을 치료하여 근축이라 한다.
- 위치: 배부, 후정중선상, 제9흉추 극돌기하 함몰 중
- 해부: 요배근막, 극상인대와 극간인대 중; 제9흉신경후지의 내측지가 분포하였다.
- 주치: 전광, 경간, 추축, 척강, 배통, 위통, 황달, 사지불수, 근련구급.
- 배오: 각손, 계맥을 배합하여 소아경간, 계종, 각궁반장을 치료하고; 통리를 배합하여 전산을 치료하며; 수노를 배합하여 석상을 치료한다.
- 조작: 사자 0.5-1촌, 뜸

(9) 지양(至陽): GV9

- 혈명해석: 제7흉추 극돌기 아래, 양측 격수지간에 위치한다. 배부는 양(陽)이고, 횡격 이상은 양중지양(陽中之陽)으로 본혈을 지양이라 한다.
- 위치: 배부, 후정중선상, 제7흉추 극돌기하 함몰 중
- 해부: 요배근막, 극상인대와 극간인대 중; 제7늑간 동맥 후지, 극간 피하정맥총이 있고; 제7흉신경 후지의 내측지가 분포한다.
- 주치: 흉협창통, 복통황달, 해수기천, 요배통증, 척강, 신열.
- 배오: 곡지, 양릉천, 비수를 배합하여 황달을 치료하고; 천추, 대장수를 배합하여 복창, 장명, 설사를 치료하며; 내관, 신문을 배합하여 심계, 심통을 치료한다.
- 조작: 사자 0.5-1촌, 뜸

(10) 영대(靈臺): GV10

- 혈명해석: 영대는 고대에 황제가 어명을 선포하는 곳, 본혈은 제6흉추 극돌기아래 내부에 심과 대응하여 영대라 한다.
- 위치: 배부, 후정중선상, 제6흉추 극돌기하 함몰 중
- 해부: 요배근막, 극상인대와 극간인대 중; 제6늑간 동맥 후지, 극간 피하정맥총이 있고; 제6흉신경 후지의 내측지가 분포하였다.
- 주치: 해수, 기천, 항강, 척통, 신열.
- 배오: 도도, 내관을 배합하여 간일학을 치료하고; 합곡(사법), 위중(방혈)하여 정창(疔瘡)을 치료하며; 양릉천, 지구를 배합하여 흉협통을 치료하며; 신주, 지양을 배합하여 배통을 치료하고; 담수, 양릉천, 태충을 배합하여 황달을 치료한다.
- 조작: 사자 0.5-1촌, 뜸

(11) 신도(神道): GV11

- 혈명해석: 본혈은 제5흉추 아래, 양측 심수와 수평선하고 내부는 심을 대응한다. 심장신(心藏神), 본혈은 심기의 통로로 신지질병을 치료하여 신도라 한다.

- 위치: 배부, 후정중선상, 제5흉추 극돌기하, 함몰 중
- 해부: 요배근막, 극상인대와 극간인대 중; 제5늑간 동맥 후지, 극간 피하정맥총이 있고; 제5흉신경 후지의 내측지가 분포하였다.
- 주치: 심통, 경계, 정충, 실면건망, 중풍불어, 전간, 요척강통, 견배통, 해수, 기천.
- 배오: 관원을 배합하여 신열두통을 치료하고; 신문을 배합하여 건망경계를 치료하며; 백회, 삼음교를 배합하여 실면건망, 소아경풍, 간증을 치료하고; 심수, 궐음수, 내관, 통리, 곡택을 배합하여 흉비를 치료한다.
- 조작: 사자 0.5-1촌, 뜸

(12) 신주(身柱): GV12

- 혈명해석: 주(柱)는 척주, 본혈은 제3흉추 극돌기 아래 위치하고, 양측 폐수의 중앙이고, 전신의 기둥이라 신주라 한다.
- 위치: 배부, 후정중선상, 제3흉추 극돌기하 함몰 중
- 해부: 요배근막, 극상인대와 극간인대 중; 제3늑간동맥 후지, 극간 피하정맥총이 있고; 제3흉신경 후지의 내측지가 분포하였다.
- 주치: 신열두통, 해수, 기천, 경궐, 전광간증, 요척강통, 정창
- 배오: 수구, 내관, 풍륭, 심수를 배합하여 전광간을 치료하고; 풍지, 합곡, 대추를 배합하여 폐열, 해수를 치료하며; 영대, 합곡, 위중(사법)을 배합하여 정창독(疔瘡毒)을 치료한다.
- 조작: 사자 0.5-1촌, 뜸

(13) 도도(陶道): GV13

- 혈명해석: 도(陶) 자는 도자기 굽는 가마를 지칭하고, 도(道)는 길이라는 뜻이다. 본혈은 제1흉추 아래 위치하고, 양기가 통하여 도자기 굽는 가마 불의 통로라 하여 도도라 한다.
- 위치: 배부, 후정중선상, 제1흉추 극돌기하 함몰 중
- 해부: 요배근막, 극상인대와 극간인대 중; 제1늑간동맥 후지, 극간 피하정맥총이 있고; 제1흉신경 후지의 내측지가 분포하였다.

- 주치: 두통항강, 오한발열, 해수, 기천, 골증조열, 흉통, 척배산통, 학질, 전광, 각궁반장.
- 배오: 풍륭, 수구, 신문, 심수를 배합하여 전광간을 치료하고; 대추, 간사, 후계를 배합하여 학질을 치료하며; 합곡, 곡지, 풍지를 배합하여 외감병을 치료하고; 신수, 요양관, 위중을 배합하여 흉배통을 치료한다.
- 조작: 사자 0.5-1촌, 뜸

(14) 대추(大椎): GV14

- 혈명해석: 본혈은 제7경추 극돌기 함몰 중에 위치하고, 극돌기 중에서 제일 크다고 대추라 한다.
- 위치: 후정중선상, 제7경추 극돌기하 함몰 중
- 해부: 요배근막, 극상인대와 극간인대 중; 횡경동맥 분지, 극간 피하정맥총이 있고; 제8경신경 후지의 내측지가 분포하였다.
- 주치: 열병, 학질, 해수, 천역, 골증조열, 항강, 견배통, 요척강통, 각궁반장, 소아경풍, 전광간증, 허손, 칠상, 무력, 중서, 곽란, 구토, 황달, 풍진
- 배오: 폐수를 배합하여 허손, 도한, 노열을 치료하고; 간사, 유근을 배합하여 비허 발학을 치료하며; 사화혈(양측 격수, 양측 담수)을 배합하여 백일해를 치료하며; 곡지를 배합하여 유행성뇌막염을 예방하고; 합곡을 배합하여 백혈구감소증을 치료하며; 족삼리, 명문을 배합하여 면역 기능을 제고하고; 대추, 정천, 공최를 배합하여 천식을 치료하며; 곡지, 합곡을 배합하면 사열하고; 요기, 간사를 배합하여 전간을 치료한다.
- 조작: 사자 0.5-1촌, 뜸

(15) 아문(啞門): GV15

- 혈명해석: 아(啞)는 벙어리를 말하고, 본혈은 '설완, 음불능언'이다. 벙어리를 치료한다고 아문이라 한다.
- 위치: 항부, 후발제 정중직상 0.5촌, 제1경추 하
- 해부: 항인대와 항근 중, 심부는 궁간인대와 척수; 후두동맥, 정맥 분지와 극간정맥총이

있고; 제3경신경과 후두 신경지가 분포되었다.

- 주치: 설완불어, 음아, 두중, 두통, 경항강급, 척강반절, 중풍사궐, 전광, 간증, 히스테리, 뉵혈, 중설, 구토

- 배오: 아문, 청회 외관(또는 중저), 구허를 사법하여 고열 혹은 학질로 발생하는 이롱을 치료하고; 수구, 염천을 배합하여 설강불어, 폭음, 인후염을 치료하며; 백회, 수구, 풍륭, 후계를 배합하여 전광, 전간을 치료한다. 풍지, 풍부를 배합하여 중풍불어, 인사불성을 치료하고; 노궁, 삼음교, 용천을 배합하여 회양구침으로 개규성신(開竅醒神)하여 혼궐을 치료하며; 뇌호, 백회, 풍지, 태계, 곤륜, 신수를 배합하여 대뇌발육부전을 치료하고; 아문, 신수, 태계를 배합하여 빈혈을 치료한다.

(16) 풍부(風府): GV16

- 혈명해석: 풍이 모이는 곳이고, 상풍을 먼저 받는 곳이며, 본혈은 두항부에 위치하여 쉽게 풍사의 침습을 받고, 본혈은 일체 풍병을 치료하여 풍부라 한다.

- 위치: 항부, 후발제 정중 직상 1촌, 후두 외 융기 직상, 양측 승모근지간 함몰처

- 해부: 항인대와 항근 중, 심부는 환침 후막과 소뇌연수지; 후두동맥, 정맥 분지와 극간정맥총이 있고; 제3경신경과 대후두신경지가 있다.

- 주치: 전광, 간증, 히스테리, 중풍불어, 비공경계, 반신불수, 현훈, 경항강통, 인후종통, 목통, 비뉵

- 배오: 요수를 배합하여 족부불인을 치료하고; 곤륜을 배합하여 전광, 다언을 치료하며; 이간, 영향을 배합하여 비뉵을 치료하고; 금진, 옥액, 염천을 배합하여 설강난언을 치료한다.

- 조작: 부와좌위, 두부를 약간 앞으로 숙이고, 항부 근육을 풀고 하합방향으로 천천히 0.5-1촌을 자입한다. 침첨 상향불가, 후두골대공에 자입하면 연수를 손상시킬 수 있기에 위험하다.

(17) 뇌호(腦戶): GV17

- 혈명해석: 뇌는 뇌수를 말하고, 호는 문호이다. 본혈은 후두골 융기 상연에 위치하고, 내부에는 뇌수를 대응하며, 본혈은 뇌의 관련 질병을 치료하여 뇌호라 한다.
- 위치: 두부, 후발제 정중직상 2.5촌, 풍부상 1.5촌, 후두 외 융기의 상연 함몰처
- 해부: 좌우 후두골근지간, 좌우 후두 동맥, 정맥 분지가 있고; 후두신경 분지가 분포하였다.
- 주치: 두중, 두통, 면적, 목황, 현훈, 면통, 음아, 항강, 전광간증, 설본 출혈, 영류(癭瘤)
- 배오: 통천, 뇌공을 배합하여 두중통을 치료하고; 수구, 태충, 풍륭을 배합하여 전광간을 치료한다.
- 조작: 평자 0.5-0.8촌, 뜸

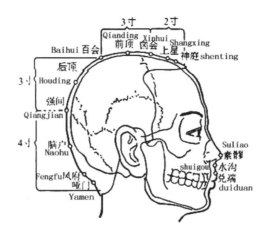

(18) 강간(強間): DU18

- 혈명해석: 강은 굳세다는 뜻이며, 간은 중간을 말한다. 본혈은 두개골은 굳세고, 뇌의 힘은 강건(強健)하다고 강간이라 한다.
- 위치: 두부, 후발제 정중직상 4촌(뇌호 상 1.5촌)
- 해부: 천근막, 모상근막 중; 좌우 동맥, 정맥 문합망이 있고; 대후두신경분지가 분포하였다.
- 주치: 두통, 목현, 경항강통, 전광간증, 번심, 실면
- 배오: 후계, 지음을 배합하여 후두통, 목현을 치료하고; 풍륭을 배합하여 두통을 치료한다.

- 조작: 평자 0.5-0.8촌, 뜸

(19) 후정(后頂): GV19

- 혈명해석: 정은 머리 꼭대기, 본혈은 머리 꼭대기 백회의 후방에 위치하여 후정이라 한다.
- 위치: 두부, 후발제 정중직상 5.5촌(뇌호 상 3촌)
- 해부: 천근막, 모상근막 중; 좌우 후두동맥, 정맥망이 있고; 대후두신경분지가 분포되어 있다.
- 주치: 두통, 현훈, 항강, 전광간증, 번심, 실면
- 배오: 백회, 합곡을 배합하여 두항 극통을 치료하고; 외구를 배합하여 경항통, 오풍한을 치료하며; 옥침 함염을 배합하여 풍현을 치료하고; 솔곡, 태양을 배합하여 편두통을 치료하며; 풍지를 배합하여 탈모를 치료한다.
- 조작: 평자 0.5-0.8촌, 뜸

(20) 백회(百會): GV20

- 혈명해석: 백(百)은 많다는 뜻, 회(會)는 모인다는 뜻이다. 두부는 제양지회(諸陽之會)이고, 본혈은 족삼양, 독맥이 교회하며, 머리의 꼭대기에 위치하여 백회라 한다.
- 위치: 두부, 전발제 정중직상 5촌, 또는 양측 이첨 연선 중점처
- 해부: 모상근막 중; 좌우 측두 천동맥, 정맥과 좌우 후두동맥, 정맥망이 있고; 대후두신경분지가 분포하였다.
- 주치: 두통, 현훈, 경계, 건망, 사궐, 중풍불어, 전광, 간증, 히스테리, 이명, 비색, 탈항, 치질, 음정, 설사
- 배오: 천창을 배합하여 중풍불어를 치료하고; 백회, 장강, 대장수를 배합하여 소아탈항을 치료하며; 백회, 수구, 합곡, 간사, 기해, 관원을 배합하여 사궐, 졸중, 기탈을 치료하고, 뇌공, 전추를 배합하여 두풍을 치료하며, 백회 침자에 이침의 신문의 씨내침으로 금연을 치료하고; 양로, 백회, 풍지, 족임읍을 배합하여 현훈을 치료하며; 백회 투자 곡빈, 천주를 배합하여 뇌혈관경련, 편두통을 치료하고; 백회, 수구, 족삼리를 배합하여 저혈

압을 치료하며; 백회, 수구, 경골을 배합하여 전간 대발작을 치료하고; 백회, 신수(회선구)를 배합하여 염증을 주치한다.

- 조작: 평자 0.5-0.8촌, 뜸

(21) 전정(前頂): GV21

- 혈명해석: 본혈은 두정부의 백회 전방에 위치하고, 후정을 대응하여 전정이라 한다.

- 위치: 두부, 전발제 정중직상 3.5촌(백회 전 1.5촌)

- 해부: 모상근막 중; 좌우 측두 천동맥, 정맥과 좌우 후두동맥, 정맥 문합망이 있고; 전두신경분지와 대후두신경분지 회합처가 분포하였다.

- 주치: 전강, 두훈, 목현, 두정통, 비연, 목적종통, 소아경풍

- 배오: 전정, 후정, 함염을 배합하여 풍현, 편두통을 치료하고; 수구를 배합하여 안면부종을 치료하며; 백회를 배합하여 목적통을 치료하고; 오처를 배합하여 두풍목현을 치료한다.

- 조작: 평자 0.3-0.5촌, 뜸

(22) 신회(囟會): GV22

- 혈명해석: 신(囟)은 정수리, 회는 회합한다는 뜻이다. 본혈은 두개골의 관상봉과 시상봉이 회합하는 곳이고, 영유아의 뇌수가 충족하지 못하고, 머리뼈가 봉합되지 못하면 속칭 신문이라 한다. 성장 시에 점차 봉합한 곳으로 신문이라 부른다.

- 위치: 두부, 전발제 정중직상 2촌(백회 전 3촌)

- 해부: 모상근막 중; 좌우 측두 천동맥, 정맥 문합망; 전두신경 분지가 분포하였다.

- 주치: 두통, 목현, 면적폭종, 비연, 비뉵, 비치, 비옹, 전간, 기수, 소아경풍

- 배오: 옥침을 배합하여 두풍을 치료하고; 백회를 배합하여 기수를 치료하며; 두유, 태양, 합곡을 배합하여 두통목현을 치료하고; 상성, 합곡, 열결, 영향을 배합하여 비연, 비뉵을 치료하며; 전정, 천주, 본신을 배합하여 소아경간을 치료하고; 십선, 수구를 배합하여 중풍혼미, 전간을 치료하며; 혈해, 지구를 배합하여 혈허두훈을 치료한다.

- 조작: 평자 0.3-0.5촌, 소아금침, 뜸

(23) 상성(上星): GV23

- 혈명해석: 본혈은 두부 정중선 입발제 1촌 되는 곳에 위치하고, 위로 별빛을 연접한다 하며, 안부통증으로 보이지 않은 것을 주치한다고 상성이라 부른다.
- 위치: 두부, 전발제 정중직상1촌
- 해부: 좌우 전두근 교계처; 전두동맥, 정맥분지, 측두천동맥, 정맥분지가 분포하고; 전두 신경분지가 분포한다.
- 주치: 두통, 현훈, 목적종통, 영풍유루, 면적종, 비연, 비뉵, 비치, 비옹, 전광, 간증, 소아경 풍, 학질, 열병
- 배오: 합곡, 태충을 배합하여 두목통을 치료하고; 구허, 함곡을 배합하여 치질을 치료하 며; 대추를 배합하여 비중 용종, 면적통, 구비출혈을 치료하고; 수구를 배합하여 전광을 치료하며; 인당, 소료, 백회, 영향, 합곡, 곡지, 열결, 지구를 배합하여 주사비를 치료한다.
- 조작: 평자 0.5-0.8촌, 뜸

(24) 신정(神庭): GV24

- 혈명해석: 본혈은 이마 입발제 위치하고, 뇌는 원신지부(元神之府)로 이마 중간을 차지 하고 있다. 이마는 천정(天庭)이라 신정이라 한다.
- 위치: 두부, 전발제 정중직상 0.5촌
- 해부: 좌우 전두근 교계처; 전두동맥, 정맥분지가 있고; 전두신경분지가 분포하였다.
- 주치: 두통, 현훈, 목적종통, 유루, 목예, 작목, 비연, 비뉵, 전광, 간증, 각궁반장
- 배오: 행간을 배합하여 유루를 치료하고; 신회를 배합하여 중풍불어를 치료하며; 태단, 승장을 배합하여 전간 토말을 치료하고; 수구를 배합하여 한열두통, 천갈, 목불가시를 치료하며; 태충, 태계, 음극, 풍지를 배합하여 긴상상항형 두통, 현훈, 실면 등 병증을 치 료한다.
- 조작: 0.3-0.5촌 뜸

(25) 소료(素髎): GV25

- 혈명해석: 소(素)는 백색, 료(髎)는 구멍이라는 뜻이다. 본혈의 위치는 비첨부 정중에 위치하고, 폐개규우비(肺開竅于鼻), 백색으로 비골(鼻骨) 끝의 함몰 부위에 위치하여 소료라 한다.

- 위치: 안면부, 비첨의 정중앙

- 해부: 비첨연골 중; 안면동맥, 정맥 비배지가 있고; 사전신경 비외지(안신경분지)가 분포하였다.

- 주치: 비색, 비뉵, 비류청제, 비중육, 비연, 주사비, 경궐, 혼미, 신생아질식

- 배오: 백회, 족삼리를 배합하여 저혈압 쇼크를 치료하고; 영향, 합곡을 배합하여 비연을 치료한다.

- 조작: 상향 사자 0.3-0.5촌, 또는 점자 방혈, 뜸 불가

(26) 수구(水溝): GV26

- 혈명해석: 본혈은 비주 아래 인중에 위치하고, 비순구는 마치 물 흐르는 도랑과 유사하다고 수구라 한다.

- 위치: 안면부, 인중구 상 1/3과 중 1/3 교계처

- 해부: 구륜근중; 상순동맥, 정맥이 있고; 하안와신경지와 안면신경 협지가 분포한다.

- 주치: 혼미, 훈궐, 서병, 전광, 간증, 급만경풍, 비색, 비뉵, 풍수면종, 치통, 아관긴폐, 황달, 소갈, 곽란, 온역, 척강통, 요부염좌

- 배오: 백회, 십선, 용천을 배합하여 혼미 응급치료하고; 중서에 위중, 척택을 가하고, 닉수질식에 회음을; 전광에 내관; 히스테리 발작에 합곡 투자 노궁; 상성, 풍부를 배합하여 비류청제를 치료하고; 위중(사법)을 배합하여 요부 급성염좌를 치료하며; 삼음교, 혈해를 배합하여 월경부조, 붕루를 치료한다.

- 조작: 상향사자 0.3-0.5촌 또는 지압, 뜸 불가

(27) 태단(兌端): GV27

- 혈명해석: 태는 날카롭다는 뜻과 통하며, 본혈의 위치는 상순부위에 위치하여 태단이라 부른다.
- 위치: 안면부, 상순첨단, 인중구 하단의 피부와 구순 이행부
- 해부: 구륜근중; 상순동맥, 정맥이 있고; 안면신경 협지와 하안와신경 분지가 분포되어 있다.
- 주치: 혼미, 혼궐, 전광, 히스테리, 소갈증, 구창냄새, 치통, 구금, 비색
- 배오: 본신을 배합하여 전간 토말을 치료하고; 목창, 정영, 이문을 배합하여 입술 굳음, 치통을 치료한다.
- 조작: 사자 0.2-0.3촌, 금구

(28) 은교(齦交): GV28

- 혈명해석: 은(齦)은 치은을 말하고, 본혈은 상치은과 상순의 교접처에 위치하며, 임, 독, 족양명지회라 은교라 한다.
- 위치: 상순내, 순계대와 상치은의 교접부위
- 해부: 상순계대; 상순동맥, 정맥이 있고; 상악내조신경 분지가 분포한다.
- 주치: 치은종통, 구취, 치뉵, 비연, 면적협종, 순문강급, 면부창선, 양볼에 생창, 전광, 항강
- 배오: 풍부를 배합하여 경항부를 돌리지 못함을 치료하고; 승장을 배합하여 구취를 치료하며; 상관, 대영, 예풍을 배합하여 구금불개를 치료한다.
- 조작: 상향사자 0.2-0.3촌, 금구

제14절 임맥

*경맥순행

① 중극하의 회음에서 출발하여 상향하여 음모처에 도달하여 복부 위로 관원혈을 경과하고

② 상향하여 인후부에 도달하며, 다시 상행하여 하합부에 도달하고

③ 분지는 구순을 돌아

④ 면협으로 연착하며, 안하부의 승읍에서 종지한다.

⑤ 포중에서 충맥과 함께 기시하여, 후향하여 독맥과 회합한다.

*연결장기

포(胞), 음기(陰器), 인후(咽喉), 구순(口脣), 안(眼)

*혈위와 주치

본경은 24혈이고, 안면, 경부, 흉부, 복부의 전정중선에 위치하고, 신경계통, 호흡계통, 소화계통, 비뇨생식계통질병을 치료하며, 한성(寒性)병증과 본경을 통과하는 부위의 질병을 치료한다.

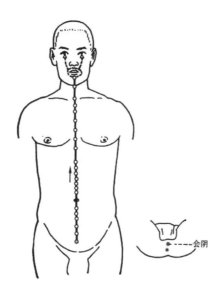

*수혈

(1) 회음(會陰): CV1

- 혈명해석: 독맥, 임맥, 충맥 3맥이 모이는 곳이고, 전음과 후음 지간에 위치하여 회음이라 부른다.
- 위치: 남성 음낭 근부에서 항문 중간, 여성은 대음순후연합 항문 중간
- 해부: 구해면체 중앙, 회음 천, 심횡근이 있고; 회음동맥, 성백분지가 있으며; 회음신경분지가 분포하였다.
- 주치: 닉(溺)수질식, 혼미, 전광, 경간, 소변불리, 유뇨, 음통(陰痛), 음양(陰痒), 음부한습(陰部寒濕), 탈항, 음정(陰挺), 산기(疝氣), 치질, 유정, 월경부조
- 배오: 신문을 배합하여 전광간을 치료하고; 수구를 배합하여 닉(溺)수질식을 치료하며; 십선을 배합하여 혼미 응급치료하고; 여구를 배합하여 음양, 음통(습열하주형)을 치료하며; 귀래, 백회를 배합하여 음정(陰挺)(중기하함형)을 치료하고; 승산을 배합하여 탈항, 치질을 치료하며; 지구, 상거허를 배합하여 변비를 치료하고; 중극을 배합하여 임증, 유뇨를 치료하며; 관원을 배합하여 유정을 치료한다.
- 조작: 직자 0.5-1촌, 임신부 조심, 뜸
- 첨부: 임맥 별락, 협독맥, 충맥지회

(2) 곡골(曲骨): CV2

- 혈명해석: 치골연합 상연위치하고, 굴곡되어 곡골이라 한다.
- 위치: 하복부, 전정중선상, 치골연합 상연 중점
- 해부: 복백선상, 복벽하 동맥과 폐쇄공동맥의 분지가 있고; 장골하복신경 분지가 분포하였다.
- 주치: 소복창만, 소변이 방울방울 떨어짐, 유뇨, 산기, 유정양위, 음낭습양(陰囊濕痒), 월경부소, 석백대하, 생리농
- 배오: 신수, 지실, 대혁, 관원, 명문을 배합하여 양위, 유정(신기허형)을 치료하고; 방광수, 신수, 차료, 음릉천, 여구를 배합하여 양위, 유정, 융폐, 임증, 음양, 습진 대하(습열

하주형)을 치료하며; 중극, 관원, 신수를 배합하여 신허, 유뇨, 소변불리를 치료하고; 관원, 명문, 음교(침 보법 혹은 뜸)를 배합하여 궁한불잉(宮寒不孕), 생리통을 치료한다.

- 조작: 직자 1~1.5촌, 내부는 방광이 위치하고 응당 배뇨 후에 침자 한다, 뜸
- 첨부: 임맥, 족궐음지회

(3) 중극(中極): CV3 방광모혈(膀胱募穴)

- 혈명해석: 중은 중점을 말하고, 극은 남을 말한다. 본혈은 신체 상하 기장의 중점이라 중극이라 한다.
- 위치: 하복부, 전정중선상, 제중하 4촌
- 해부: 복백선상, 심부에 S상결장이 있고; 복벽 천동맥, 정맥분지, 복벽하 동맥, 정맥분지가 있으며; 장골하복신경의 전피지가 분포하였다.
- 주치: 소변불리, 유뇨, 양위, 조설, 유정, 백탁, 산기, 적취동통, 월경부조, 음통, 음양, 생리통, 대하, 붕루, 음정, 산후악로, 포의불하, 수종
- 배오: 대혁, 신수, 음교, 삼음교, 차료를 배합하여 양위, 조설, 유정, 백탁, 월경부조, 생리통, 붕루, 악로, 포의불하, 음정(신기허형)을 치료하고; 음곡, 기해, 신수를 배합하여 유뇨를 치료하며; 대돈, 관원, 삼음교를 배합하여 산기를 치료하고; 수분, 삼초수, 삼음교, 기해, 위양을 배합하여 수종을 치료하며; 중극 투자 곡골, 삼음교, 지기를 배합하여 산후, 수술 후의 뇨저류를 치료하고; 중극 투자 곡골, 기해, 단중, 족삼리를 배합하여 뇨저류(노인기허)를 치료한다.
- 조작: 직자 1~1.5촌, 뜸
- 첨부: 족삼음, 임맥지회

(4) 관원(關元): CV4 소장모혈(小腸募穴)

- 혈명해석: 본혈은 제하 3촌에 위치하고, 인체의 원기를 저장하는 기관이라 관원이라 한다.
- 위치: 하복부, 전정중선상, 제중하 3촌

- 해부: 복백선상, 심부는 소장이고; 복벽천동맥, 정맥의 분지, 복벽하동맥, 정맥분지가 있으며; 제12늑간신경의 전피지의 내측지가 분포한다.
- 주치: 중풍탈증, 허로냉비, 영수무력(羸瘦无力), 하복통, 곽란토사(霍乱吐泻), 이질, 탈항, 산기, 혈변, 닉혈, 소변불리, 뇨빈, 뇨폐, 유정, 백탁, 양위, 조설, 월경부조, 경폐, 생리통, 적백대하, 음정, 붕루, 음양, 악로, 포의불하, 소갈, 현훈
- 배오: 기해, 관원(뜸, 사법), 신궐(격염구), 응급으로 중풍탈증을 치료하고; 족삼리, 비수, 공손, 대장수를 배합하여 허로, 이급(里急), 복통을 치료하며; 삼음교, 혈해, 중극, 음교를 배합하여 월경부조(충임불고, 호침보법)를 치료하고; 중극, 대혁, 신수, 차료, 명문, 삼음교를 배합하여 남자 불임증과 양위, 유정, 조설, 뇨빈, 뇨폐, 유뇨(신양허쇠, 보법 혹은 뜸)를 치료하며; 태계, 신수를 배합하여 설사, 오경설을 치료한다.
- 조작: 직자 0.5-1촌, 뜸
- 첨부: 족삼음, 임맥지회

(5) 석문(石門): CV5 삼초모혈(三焦募穴)

- 혈명해석: 돌을 쌓은 성곽의 문이고, 본혈은 제하 2촌으로 단전이라 부르며, 삼초의 모혈이고, 삼초원기가 발출하는 곳이며, 위에는 기해, 아래는 관원이라 석문이라 한다.
- 위치: 하복부, 전정중선상, 제중하 2촌
- 해부: 복백선상, 심부는 소장이고; 복벽 천동맥, 정맥의 분지, 복벽하동맥, 정맥분지가 있으며; 제11늑간신경 전피지의 내측지가 분포한다.
- 주치: 복창, 설사, 제부통증, 분돈산기(奔豚疝氣), 수종, 소변불리, 유정, 양위, 경폐, 대하, 붕루, 산후악로
- 배오: 음릉천, 관원, 음교를 배합하여 사지수종, 소변불리(신기불화)를 치료하고; 신수, 삼음교를 배합하여 유뇨를 치료하며; 관원, 천추, 기해, 족삼리를 배합하여 복창설사, 제부통을 치료하고; 대돈, 기래를 배합하여 신기를 치료하며; 삼음교, 대맥을 배합하여 붕루, 대하를 치료한다.
- 조작: 0.5-1촌, 뜸, 임신부 조심

- 첨부: 수소양의 모혈

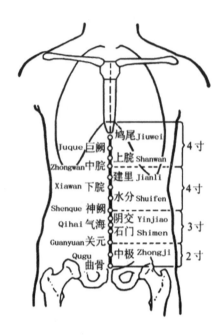

(6) 기해(氣海): CV6

- 혈명해석: 본혈은 생기지해(生氣之海)이고, 원기가 있는 곳으로 기해라 한다.

- 위치: 하복부, 전정중선상, 제중하 1.5촌

- 해부: 복백선상, 심부는 소장이 있고; 복벽 천동맥, 정맥 분지, 복벽 하동맥, 정맥의 분지가 있으며; 제11늑간신경 전피지의 내측지가 있다.

- 주치: 제부복통, 수종고창, 완복창만, 수곡불화, 대변불통, 설사, 임증, 유뇨, 유정, 양위, 산기, 월경부조, 생리통, 경폐, 붕루, 대하, 음정, 악로, 포의불하, 장기허비, 형체영수(形體瀛瘦), 사지무력

- 배오: 삼음교를 배합하여 백탁, 유정을 치료하고; 관원을 배합하여 산후 악로를 치료하며; 관원 뜸, 고황, 족삼리를 배합하여 천식기단을 치료하고; 천추, 상거허를 배합하여 위완창통, 애역, 구토, 수곡불화, 대변불통, 설사(비기허약)를 치료하며; 족삼리, 합곡, 백회를 배합하여 위하수, 자궁하수, 탈항을 치료한다.

– 조작: 직자 0.5-1촌, 뜸, 임신부 조심

(7) 음교(陰交): CV7

– 혈명해석: 본혈은 임, 충, 족소음 3맥과 교회하여 음교라 한다.

– 위치: 하복부, 전정중선상, 제중하 1촌

– 해부: 복백선상, 심부는 소장이 위치하고; 복벽 천동맥, 정맥분지, 복벽하동맥, 정맥분지가 있으며; 제10늑간신경 전피지의 내측지가 분포한다.

– 주치: 제부냉통, 복만수종, 설사, 산기, 음양, 소변불리, 분돈기(奔豚氣), 혈붕, 대하, 산후악로, 소아 신문함몰, 요슬구련

– 배오: 음릉천, 대맥을 배합하여 적백대하를 치료하고; 자궁, 삼음교를 배합하여 월경부조, 붕루를 치료하며; 대장수, 곡지를 배합하여 제부통증을 치료하고; 천추, 기해를 배합하여 복창장명(腹脹腸鳴), 설사를 치료한다.

– 조작: 직자 0.5-1촌, 뜸, 임신부 조심

– 첨부: 임맥, 충맥, 소음지회

(8) 신궐(神闕): CV8

– 혈명해석: 궐은 궁전의 대문, 본혈은 제중에 위치하고, 태아 시에 모체를 통하여 영양을 받아 신(神)을 형성하였다고 신궐이라 한다.

– 위치: 복중부, 제중앙

– 해부: 제부중앙, 심부는 소장이 위치하고; 복벽하동맥, 정맥이 있으며; 제10늑간신경 전피지의 내측지가 분포한다.

– 주치: 중풍탈증, 사지냉궐, 사궐(尸厥), 풍간, 제부통증, 수종고창, 탈항, 설사, 변비, 소변불금, 임증, 부인불임증, 무력증

– 배오: 심음교를 배합하여 임증을 치료하고, 공손, 수분, 천추, 족삼리를 배합하여 이질변비, 제부통(비신불화)을 치료하며; 장강, 기해, 관원을 배합하여 탈항, 소변불금, 신허 불임증을 치료하고; 신궐 격염구에 관원, 기해(뜸 사법)를 배합하여 중풍 탈증을 치료한다.

- 조작: 금침, 뜸

(9) 수분(水分): CV9

- 혈명해석: 본혈은 제상 1촌, 내부는 소장을 대응하고, 소장은 흐린 것과 맑은 것을 분별하고, 물과 관련되는 질병을 치료하여 수분이라 부른다.
- 위치: 상복부, 전정중선상, 제중상 1촌
- 해부: 복백선상, 심부는 소장이 있고; 복벽 하동맥, 정맥 분지가 있으며; 제8-9늑간신경 전피지의 내측지가 분포한다.
- 주치: 복통, 복창, 장명, 설사, 반위(反胃), 수종, 소아 신문함몰, 요척강급
- 배오: 천추, 지기를 배합하여 복수를 치료하고; 내관을 배합하여 반위(反胃)구토를 치료하며; 중봉, 곡천을 배합하여 제부통증을 치료하고; 비수, 삼음교를 배합하여 부종을 치료한다.
- 조작: 직자 0.5-1촌, 뜸

(10) 하완(下脘): CV10

- 혈명해석: 완(脘)은 위부(胃腑)를 말하고, 본혈은 제상 2촌에 위치하며, 위의 하부 질병을 주치하여 하완이라 한다.
- 위치: 상복부, 전정중선상, 제중상 2촌
- 해부: 복백선상, 심부는 횡행결장이 있고; 복벽 상, 하동맥, 정맥의 교계처 분지가 있으며; 제8늑간신경 전피지의 내측지가 분포하였다.
- 주치: 완통, 복창, 구토, 애역, 소화불량, 장명, 설사, 비괴(痞壞), 허종
- 배오: 천추, 기해, 관원, 족삼리(침구병용)를 배합하여 급성세균성이질을 치료한다.
- 조작: 직자 0.5-1촌, 뜸
- 첨부: 족태음, 임맥지회

(11) 건리(建里): CV11

- 혈명해석: 건(建)은 건립을 뜻하며, 리(里)는 모여 살고 있다는 뜻이다. 본혈은 수곡지기가 위 중, 하부 지간에 모여 건리라 한다.
- 위치: 상복부, 전정중선상, 제중상 3촌
- 해부: 복백선상, 심부는 횡행결장; 복벽상, 하동맥, 정맥 교계처의 분지가 있고; 제8늑간 신경 전피지의 내측지가 분포하였다.
- 주치: 위완통증, 복창, 구토, 식욕부진, 장중절통, 수종
- 배오: 내관을 배합하여 흉중고민(苦悶)을 치료하고; 수분을 배합하여 복부 부종을 치료한다.
- 조작: 직자 0.5-1촌, 뜸

(12) 중완(中脘): CV12 위모혈, 팔회혈, 부회혈

- 혈명해석: 완(脘)은 위부(胃腑) 본혈은 상복부 위의 중부에 위치하고, 위와 대응하여 중완이라 한다.
- 위치: 상복부, 전정중선상, 제중상 4촌
- 해부: 복백선상, 심부는 위의 유문부; 복벽상동맥, 정맥이 있고; 제7-8늑간신경 전피지의 내측지가 분포하였다.
- 주치: 위완통, 복창, 구토, 애역, 반위, 탄산, 납매(納呆), 소화불량, 감적(疳積), 팽창(膨脹), 황달, 장명, 설사, 변비, 변혈, 늑하통, 허로토혈, 천식, 두통, 실면, 경계(驚悸), 정충(怔忡), 장조(臟燥), 전광, 간증, 사궐, 경풍, 산후 혈훈
- 배오: 백회, 족삼리, 신문을 배합하여 실면, 장조를 치료하고; 단중, 천돌, 풍륭을 배합하여 천식을 치료하며; 양구, 하거허를 배합하여 급성위장염을 치료하고; 간수, 태충, 삼음교, 공손을 배합하여 위십이지장 구부궤양을 치료하며; 상완, 양문(전침 20분간)을 배합하여 남노회충증을 치료하고, 수도(침구병용)를 배합하여 요동, 생리동, 월경부조를 치료하며; 기해, 족삼리, 내관, 백회를 배합하여 위하수를 치료한다.
- 조작: 0.5-1촌, 뜸

- 첨부: 위경모혈, 팔맥혈지부회, 수태양, 소양, 족양명, 임맥지회

(13) 상완(上脘): CV13

- 혈명해석: 완(脘)은 위부(胃腑)를 말하고, 본혈은 위의 상부와 대응하여 상완이라 한다.
- 위치: 상복부, 전정중선상, 제중상 5촌
- 해부: 복백선상, 심부는 간의 하연과 위유문부; 복벽 상동맥, 정맥분지가 있고; 제7늑간
  신경 전피지의 내측지가 분포하였다.
- 주치: 위완통, 복창, 구토, 애역, 납매, 소화불량, 황달, 설사, 허로토혈, 전간
- 배오: 풍륭을 배합하여 납매(納呆)를 치료하고; 천추, 중완을 배합하여 애기탄산, 복창,
  장명(腸鳴), 설사를 치료한다.
- 조작: 직자 0.5-1촌, 뜸
- 첨부: 임맥, 족양명, 수태양지회

(14) 거궐(巨闕): CV14 심모혈

- 혈명해석: 거(巨)는 거대하다는 뜻이며, 궐(闕)은 궁전의 대문을 의미한다. 본혈은 심와
  부에 심의 모혈이고, 위는 심의 하부 경계에 근접하며, 실하면 위의 상구와 관련되고,
  궁전의 대문과 같다 하여 거궐이라 한다.
- 위치: 상복부, 전정중선상, 제중상 6촌
- 해부: 복백선상, 심부는 간장; 복벽상동맥, 정맥분지가 있고; 제7늑간신경 전피지의 내
  측지가 분포하였다.
- 주치: 흉통, 심통, 심번(心煩), 경계(驚悸), 사궐(死闕), 전광, 간증, 건망, 흉만기단, 해역
  상기, 복창폭통, 구토, 애역, 일격(噎嗝), 탄산, 황달, 설사
- 배오: 내관을 배합하여 협심증을 치료하고; 장문, 합곡, 중완, 내관, 족삼리를 배합하여 애
  역을 치료하며; 족삼리, 단중, 내관, 삼음교, 심수를 배합하여 급성심근경색을 치료하고;
  내관, 수구를 배합하여 전광간증을 치료하며; 신문을 배합하여 실면건망을 치료한다.
- 조작: 직자 0.5-1촌, 뜸

- 첨부: 심경모혈

(15) 구미(鳩尾): CV15

- 혈위해석: 본혈은 검돌기 아래 위치하고, 얼룩진 비둘기의 꼬리 모양과 같다 하여 구미
  라 한다.
- 위치: 상복부, 전정중선상, 제중상 7촌
- 해부: 복백선상, 복직근 기시부, 심부는 간장; 복벽상동맥, 정맥의 분지가 있고; 제6늑간
  신경 전피지의 내측지가 분포하였다.
- 주치: 심통, 심계, 심번, 전간, 경광(驚狂), 흉중만통, 해수기천, 구토, 애역, 반위, 위통
- 배오: 양문, 족삼리를 배합하여 위통을 치료하고; 사관, 족삼리를 배합하여 구토를 치료
  한다.
- 조작: 하향사자 0.5-1촌, 뜸

(16) 중정(中庭): CV16

- 혈명해석: 임맥은 복부 중선을 따라 상행하여 본혈에서 흉곽으로 진입한다. 맥기는 궁
  문(거궐)에서 궁전의 마당(중정)에 들어 왔다고 비유하여 중정이라 한다.
- 위치: 흉부, 전정중선상, 제5늑간 수평선, 흉검돌 결합부
- 해부: 흉곽(유방)내 동맥, 정맥의 전천지; 제5늑간신경 전피지의 내측지
- 주치: 흉복창만, 일격(噎嗝), 구토, 심통, 매핵기(梅核氣)
- 배오: 수부, 의사를 배합하여 구토를 치료한다.
- 조작: 평자 0.3-0.5촌, 뜸

(17) 단중(膻中): CV17 팔회혈, 기회혈, 심포모혈

- 혈명해석: 흉강의 중앙을 말하고, 심포와 대응하며, 심을 수하여 궁전이 있는 곳으로 비
  유하여 단중이라 한다.
- 위치: 흉부, 전정중선상, 제4늑간 수평, 양유두 연선의 중점

- 해부: 흉골체상; 흉곽(유방)내 동맥, 정맥의 전천지가 있고; 제4늑간신경 전피지의 내측
  지가 분포하였다.

- 주치: 해수, 기천, 각타농혈, 흉비심통, 심계, 심번, 산모소유, 일격, 팽창

- 배오: 곡지, 합곡(사법)을 배합하여 급성유선염을 치료하고; 내관, 삼음교, 거궐, 족삼리
  를 배합하여 관심병 급성심근경색을 치료하며; 중완, 기해를 배합하여 구토반위를 치
  료하고; 천돌을 배합하여 천식을 치료하며; 유근, 합곡, 삼음교, 소택, 전중(뜸)을 배합하
  여 산후 유즙부족을 치료하고; 폐수, 풍륭, 내관을 배합하여 해수담천을 치료하며; 궐음
  수, 내관을 배합하여 심계, 심번, 심통을 치료한다.

- 조작: 평자 0.3-0.5촌, 뜸

- 첨부: 심포경의 모혈, 팔회혈의 기회

(18) 옥당(玉堂): CV18

- 혈명해석: 옥석(玉石)은 존귀하다는 뜻이고, 본혈과 심장은 상응하며, 군주가 있는 곳에
  비유하여 옥당이라 한다.

- 위치: 흉부 전정중선상 제3늑간극 수평

- 해부: 흉골체 중점; 흉곽(유방)내 동맥, 정맥의 전천지; 제3늑간신경 전천지의 내측지가
  분포하였다.

- 주치: 흉응통증, 해수, 기단, 천식, 인후종통, 구토한담, 양측 유방종통

- 배오: 옥당 투자 단중, 내관, 흉협척(T1-5)을 배합하여 흉비를 치료한다.

- 조작: 평자 0.3-0.5촌, 뜸

(19) 자궁(紫宮): CV19

- 혈명해석: 본혈은 옥당의 상부, 심신이 있는 곳이고, 심장과 상응하여 자궁이라 한다.

- 위치: 흉부, 전정중선상, 제2늑간 수평

- 해부: 흉골체상; 흉곽(유방)내 동맥, 정맥의 전천지가 있고; 제2늑간신경 전피지의 내측
  지가 분포하였다.

- 주치: 해수, 기천, 흉협지만, 흉통, 후비(喉痹), 토혈, 구토, 음식불하

- 배오: 옥당, 태계를 배합하여 애역 상기, 심번을 치료한다.

- 조작: 평자 0.3-0.5촌, 뜸

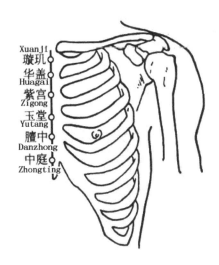

(20) 화개(華盖): CV20

- 혈명해석: 선기 아래 1촌, 내부에 폐장을 대응하고 폐병을 주치하여 화개라 부른다.

- 위치: 흉부, 전정중선상 제1늑간극 수평

- 해부: 흉골각상; 흉곽(늑방)내 동맥, 정맥의 전천지가 있고; 제1늑간신경 전피지의 내측
  지가 분포하였다.

- 주치: 해수, 기천, 흉통, 협늑통, 후비(喉痹), 인종(咽腫)

- 배오: 기호를 배합하여 협늑통증을 치료한다.

- 조작: 평자 0.3-0.5촌, 뜸

(21) 선기(璇璣): CV21

- 혈명해석: 북두칠성이고, 화개의 상부에 위치하여 마치 하늘과 같으며, 내부는 폐계를
  대응하여 천기에 통함으로 선기라 한다.

- 위치: 흉부, 전정중선상, 천돌혈 직하 1촌
- 해부: 흉골병 중앙, 흉곽(유방)내 동맥, 정맥의 전천지가 있고; 쇄골상신경 전지가 분포
  하였다.
- 주치: 해수, 기천, 흉만통, 후비(喉痺)인종(咽腫), 위중유적(胃中有積)
- 배오: 구미를 배합하여 후비(喉痺) 인종(咽腫)을 치료한다.
- 조작: 평자 0.3-0.5촌, 뜸

(22) 천돌(天突): CV22

- 혈명해석: 돌출한 공간이고, 본혈은 흉골상와 정중이며, 내부는 후롱으로 폐계에 속한
  다. 폐기는 하늘에 통한다고 천돌이라 한다.
- 위치: 경부, 전정중선상 흉골상와 중앙 함몰 부위
- 해부: 좌우 흉쇄유돌근지간, 심층 좌우는 흉골설골근과 흉골갑상근이 있고; 피하는 경
  정맥궁, 갑상선하동맥분지가 있으며; 심부는 기관, 다시 하향흉골병 후방은 무명정맥
  과 대동맥궁이 있고; 쇄골상신경 전지가 분포하였다.
- 주치: 해수, 효천, 흉중기역, 각타농혈, 인후종통, 폭음, 영기, 일격, 매핵기
- 배오: 정천혈, 어제를 배합하여 천식, 해수를 치료하고; 단중, 열결을 배합하여 외감 해
  수를 치료하며; 내관, 중완을 배합하여 애역을 치료하고; 염천, 용천을 배합하여 폭음을
  치료하며; 풍륭을 배합하여 매핵기를 치료하고; 소상, 천용을 배합하여 인후종통을 치
  료하며; 기사, 합곡을 배합하여 갑상선종대를 치료한다.
- 조작: 먼저 직자 0.2촌 후, 침첨을 하향 흉골병 후연과 기관 전연 사이로 0.5-1촌 침자, 뜸
  도 한다.

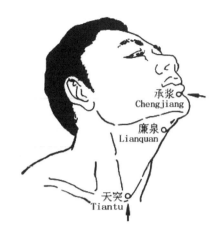

- 첨부: 양유, 임맥지회
- 주의사항: 본혈은 심자 불가, 좌우로 침자도 부적절하다. 쇄골하동맥과 폐첨 손상을 방지해야 한다. 만약 기관 벽을 자입하면 굳고 탄력 있는 감이 있고, 환자는 인후부에 간질거림과 기침 등 현상이 발생한다. 만약 기관 벽을 파손하면 극심한 기침과 혈담 현상이 발생한다. 만약 무명정맥 또는 대동맥궁을 찌르면 침 아래 유연하고 탄력의 저항감 또는 환자의 통증이 있을 경우 즉시에 발침해야 한다.

(23) 염천(廉泉): CV23

- 혈명해석: 염(廉)은 측변이라는 뜻, 천(泉)은 샘솟는 물. 본혈은 후결상, 설본에 위치하고, 설하선에서 분비하는 진액은 마치 샘물과 같다고 염천이라 한다.
- 위치: 경부, 전정중선상, 후결 상방, 설골상연 함몰처
- 해부: 갑상연골과 설골지간, 심부는 회염(會厭), 하방은 후문(喉門), 갑상설골근, 설근이 있고; 경전천정맥, 갑상선상동맥, 정맥이 있으며; 경피신경, 심층은 설하신경 분지가 분포한다.
- 주치: 설하종통, 설근금축, 설종연출, 설강, 중풍불어, 설간구조, 구설생창, 폭암, 후비, 롱아, 해수, 효천, 소갈, 식불하
- 배오: 금진, 옥액, 천돌, 소상을 배합하여 설강불어, 설하종통, 설완유연, 폭암을 치료한다.

- 조작: 설근방향으로 사자 0.5-0.8촌, 뜸
- 첨부: 음유, 임맥지회

(24) 승장(承漿): CV24

- 혈명해석: 본혈은 하순의 하부 함몰에 위치하고, 수액을 받는다고 승장이라 한다.
- 위치: 안면부, 해순구의 정중 함몰처
- 해부: 구륜근과 해근지간; 하순 동맥, 정맥분지가 있고; 안면신경과 해신경분 지가 분포
  하였다.
- 주치: 구안와사, 순긴, 면종, 치통, 치뉵, 치은종, 유연, 구설생창, 폭암불언, 소갈, 소변불
  금, 전간
- 배오: 위중을 배합하여 뉵혈을 치료하고; 풍부를 배합하여 두항강통, 치통을 치료한다.
- 조작: 사자 0.3-0.5촌, 뜸
- 첨부: 족양명, 임맥지회

제15절 상용 경외기혈

· 두경부(頭頸部)

(1) 사신총(四神聰): HN1
- 위치: 백회혈 좌우전후 각각 1촌, 4개혈
- 해부: 피부, 피하조직, 모상건막이 있다. 피부는 전두신경, 이곽신경, 이소신경과 후두신경이 교차되어 짜이고, 후두동맥, 정맥, 측두천동맥, 정맥 전두지와 두정지, 안와상동맥, 정맥의 문합망이 분포하였다.
- 기능: 진정안신(鎭靜安神), 청두명목(淸頭明目), 성뇌개규(醒腦開竅)
- 주치: 두통, 현훈, 실면, 건망, 전간, 정신병, 뇌혈관병후유증, 대뇌발육불량
- 조작: 평자 0.5-0.8촌, 뜸

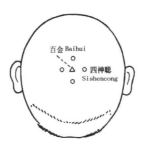

(2) 인당(印堂): HN3
- 위치: 양미두 중간
- 해부: 피부, 피하조직, 강미간근이 있고; 피부는 전두신경의 활차상신경이 분포하고, 근육은 안면신경의 전두지가 지배하며, 혈액은 활차상 동맥과 안와상동맥의 분지와 수반하는 통능 정맥이 분포한다.
- 기능: 청두명목(淸頭明目), 통비개규(通鼻開竅)
- 주치: 두통, 두훈, 비염, 목적종통, 삼차신경통

– 조작: 평자 0.3-0.5촌, 또는 삼릉침 방혈, 뜸

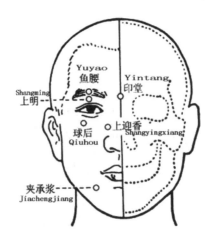

(3) 태양(太陽): HN5

– 위치: 미초 목외자 지간 향후 1촌 함몰처

– 해부: 피부, 피하조직, 안륜근, 측두건막과 측두근육이 있고, 관신경의분지 관안면신경, 안면신경의 측두지와 관지, 하합신경의 측두신경과 측두 천동맥, 정맥의 분지와 소속지가 분포하였다.

– 기능: 청간명목(淸肝明目), 통락지통(通絡止痛)

– 주치: 편정두통, 신경혈관성두통, 삼차신경통, 목적종통, 시신경위축 등

– 조작: 직자 또는 사자 0.3-0.8촌

(4) 어요(魚腰): HN4

– 위치: 동공직상, 눈썹 중

– 해부: 피부, 피하조직, 안륜근과 침액근액복이 있고, 안와상신경 외측지, 안면신경의 분지와 안와상동맥, 정맥의 외측지가 분포하였다.

– 기능: 진경안신(鎭驚安神), 소풍통락(疏風通絡)

– 주치: 목적종통, 안검하수, 근시, 급성결막염, 안면신경마비, 삼차신경통

– 조작: 평자 0.3-0.5촌

(5) 구후(球后): HN7

- 위치: 안부 안와하연 외 1/4과 내 3/4 교계처
- 해부: 피부, 피하조직, 안륜근, 안와지체, 하사근과 안와하벽지간; 측두천동맥, 정맥의 이전지, 이후동맥, 정맥의 이후지; 이측두신경 이전지, 후두소신경 이후지와 안면신경의 이지 분포

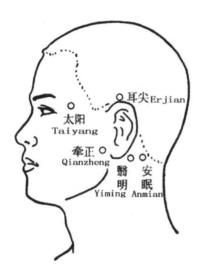

- 기능: 청열명목(淸熱明目)
- 주치: 시신경위축, 시망막색소변성, 녹내장, 백내장, 근시
- 조작: 직자 0.5-1촌, 제삽불가, 금구

(6) 상영향(上迎香): HN8

  위치: 인면부, 비익연골과 비갑의 교계처, 비순구의 상단
- 해부: 피부, 피하조직, 제상순비익근; 안와하신경, 활차하신경의 분지, 안면신경의 협지, 내자동맥, 정맥이 분포하였다.

- 기능: 청리비규(淸利鼻竅), 통락지통(通絡止痛)
- 주치: 비염, 비동염, 알레르기비염, 두통
- 조작: 내향상방 사자 0.3-0.5촌, 뜸

(6) 내영향(內迎香): HN9

- 위치: 비공내, 비익연골과 비갑교계 점막
- 해부: 비점막, 점막하 소송조직; 안면동맥, 정맥의 비배지, 동정맥망과 사골 전신경의 비
  외지가 분포하였다.
- 기능: 청열통규(淸熱通竅)
- 주치: 각종 비염, 급성결막염
- 조작: 삼릉침 점자 방혈, 만약 출혈성 질환에는 금기

(7) 취천(聚泉): HN10

- 위치: 구강내, 설내 정중 중점
- 해부: 설점막, 점막하 소송결체조직과 설근; 설신경, 설하신경, 고삭의 신경섬유와 설동
  맥, 정맥의 동정맥망이 분포하였다.
- 기능: 청산풍열, 거사개규
- 주치: 설근마비, 미각감퇴, 기관지천식
- 조작: 직자 0.1-0.2촌 또는 삼릉침 점자 방혈

(8) 금진(金津): HN12, 옥액(玉液): HN13

- 위치: 구강내 설하계대 좌우측 정맥(좌측 금진, 우측 옥액)
- 해부: 점막, 점막하 조직과 설근; 하합신경의 합신경과 안면신경 고삭의 신경섬유와 설
  동맥의 분지 설심동맥, 설정맥의 소속 설심정맥이 분포하였다.
- 기능: 청설열사, 생진지갈
- 주치: 급성편도염, 구강궤양, 설염, 인염

- 조작: 점자방혈

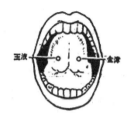

(9) 협승장(夾承漿)

- 위치: 하악부, 해순구 중점 양측 방개 1촌
- 해부: 피부, 피하조직, 강하순근과 하악골의 해공; 피부에 하합신경의 하치조 신경종지, 해신경 분지가 분포하고; 피하조직 내에 안면신경, 안면동맥의 분지가 분포하며, 강하순근은 안면신경의 하악연지가 지배한다.
- 기능: 청열소풍(淸熱疏風)
- 주치: 안면신경마비, 삼차신경통, 안면근경련, 급성치수염, 치은염, 치근주위염
- 조작: 직자 0.2-0.5촌, 뜸

(10) 예명(翳明): HN14

- 위치: 경부, 예풍 후 1촌
- 해부: 피부, 피하조직, 흉쇄유돌근, 두협근과 두최장근; 하악신경의 하악신경,설하신경과 안면신경 고삭의 신경섬유와 설동맥의 분지 설심동맥, 설정맥 소속지 설심정맥이 분포한다.
- 기능: 명목총이(明目聰耳), 영심안신(寧心·安神)
- 주치: 근시, 원시, 작맹, 조기백내장
- 조작: 직자 0.5-1촌

(11) 이첨(耳尖): HN6

– 위치: 이곽의 상방, 이곽을 앞으로 접고 이곽상방의 첨단처

– 해부: 피부, 피하조직과 이곽연골; 섭천동맥, 정맥의 이전지, 이후동맥, 정맥의 이후지; 이섭신경 이전지, 침소신경 이후지와 안면신경 이지가 분포되어 있다.

– 기능: 청열거풍, 해경지통

– 주치: 목적종통, 급성결막염, 각막염, 편정두통

– 조작: 침자 0.3-0.5촌, 또는 삼릉침으로 점자 방혈, 뜸

(12) 견정(牽正)

– 위치: 이수전 0.5촌, 이중점 수평

– 해부: 피부, 피하조직, 시하선과 교근; 피부는 하악신경의 협신경이 분포; 피하에 교근동맥, 정맥지가 분포; 교근은 하악신경의 교근지가 지배한다.

– 기능: 거풍청열(祛風淸熱), 통경활락(通經活絡)

– 주치: 안면신경마비, 구창, 하치통, 시하선염 등

– 조작: 직자 0.5-1촌, 뜸

(13) 안면(安眠): HN

– 위치: 예풍과 풍지혈 연선 중점

– 해부: 피부, 피하조직, 경광근과 두협근; 피부는 침소신경과 이대신경이 이중으로 분포하고; 두협근은 제2경신경 후지의 외측지가 지배한다.

– 기능: 진경안신(鎭驚安神)

– 주치: 실면, 두통, 현훈, 고혈압, 정신병, 히스테리

– 조작: 직자 0.5-1촌, 뜸

(14) 해천(海泉): HN11

– 위치: 구강내, 설하계대 중점처

- 해부: 설점막, 점막하조직과 설근; 하악신경의 설신경, 설하신경과 안면신경 고삭의 신경섬유와 설동맥의 분지; 설심동맥과 설정맥의 소속지 설심정맥이 분포하였다.
- 기능: 거사개규, 생진지갈
- 주치: 설완불수, 중설종창, 우폐, 구토, 애역, 설사, 소갈
- 조작: 가는 삼릉침으로 점자 출혈

(15) 경백노(颈百劳)

- 위치: 경부, 대추 직상 2촌 후정중선 방개 1촌
- 해부: 피부, 피하조직, 승모근, 상후거근, 두경협근과 두반극근; 제4, 5경신경후지가 있고; 승모근은 부신경이 지배하며; 두경협근은 경신경 후지 외측지가 지배한다. 혈관은 후두동맥, 정맥과 추동맥, 정맥에서 왔다.
- 기능: 자보폐음(滋补肺阴), 서근활락(舒筋活络)
- 주치: 해수, 효천, 폐결핵, 경항강통, 각궁반장
- 조작: 직자 또는 내향사자 0.5-1촌, 뜸

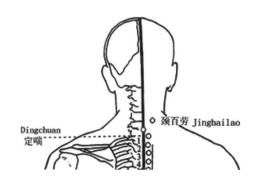

· 복부

(16) 자궁(子宫)

- 위치: 제중하 4촌, 중극 방개 3촌

- 해부: 피부, 피하조직, 복직근이 있다.

- 기능: 조경이기(调经理气), 승제하함(升提下陷)

- 주치: 자궁하수, 월경부조, 생리통, 기능성자궁출혈, 자궁내막염, 불임증 등

- 조작: 직자 0.8-1.2촌, 뜸

· 배부

(17) 정천(定喘)

- 위치: 제7경추 극돌기하, 방개 0.5촌

- 해부: 피부, 피하조직, 승모근, 능형근, 상후거근, 두협근, 횡돌극근이 있고; 제7-8경신경
   후지, 심층에 경심동맥, 정맥과 경횡동맥, 정맥의 분지가 분포하였다.

- 기능: 지해평천(止咳平喘), 통선이폐(通宣利肺)

- 주치: 기관지염, 기관지천식, 백일해, 견관절 연조직 손상, 낙침

- 조작: 직자 또는 내향사자 0.5-1촌, 뜸

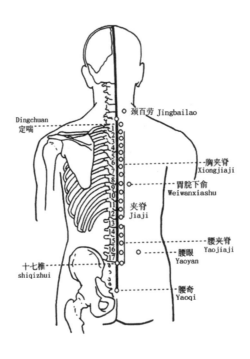

(18) 협척(夾脊)

- 위치: 배부 제1흉추부터 제5요추 극돌기하 방개 0.5촌, 모두 34혈.
- 해부: 피부, 피하조직, 천근층(승모근, 광배근, 능형근, 상후거근, 하후거근), 심 총근(기립근, 횡돌극근)이 분포하고; 제1흉신경에서 제5요신경의 내측 피지와 동반하는 동맥, 정맥이 분포한다. 심층은 제1흉신경에서 제5요신경 후지의 근지; 늑간후동맥, 정맥 배측지의 분지 또는 소속지가 분포한다.
- 기능: 장부기능을 조절
- 주치: 상흉부의 혈위는 심폐, 상지질병을 치료하고; 하흉부의 혈위는 위장질병, 요부의 혈위는 요, 복부와 하지질병을 치료한다.
- 조작: 직자 또는 사자 0.3-0.5촌

(19) 위완하수(胃脘下兪)

- 위치: 배부 제8흉추 극돌기하 방개 1.5촌
- 해부: 피부, 피하조직, 승모근, 광배근, 최장근과 횡돌극근이 있고; 제7, 8, 9흉신경 후지의 내측지가 분포하였다.
- 기능: 건비화위(健脾和), 이기지통(理氣止痛)
- 주치: 기관지염, 흉막염, 위염, 췌장염, 늑간신경통, 소갈
- 조작: 척주 방향 사자 0.3-0.5촌, 뜸

(21) 요안(腰眼)

- 위치: 요부 제4요추 극돌기하 방개 3.5촌(요양관에서 3.5촌)
- 해부: 피부, 피하조직, 광배근과 천골극; 제3-5요신경 후지가 분포하였다.
- 기능: 강요건신(强腰健腎)
- 주치: 요동, 복동, 뇨빈, 유뇨, 소길 등
- 조작: 직자 0.5-1촌, 뜸

(22) 십칠추(十七椎)

- 위치: 요부 후정중선상, 제5요추 극돌기하
- 해부: 피부, 피하조직, 극상인대, 극간인대; 천층은 제5요신경 후지의 피지가 분포하고; 심층은 제5요신경 후지의 근지와 요동맥이 분포하였다.
- 주치: 요퇴통, 하지마비, 붕루, 월경부조
- 조작: 상향 사자 1-1.5촌, 뜸

(23) 요기(腰奇)

- 위치: 요천부 미골단 상 2촌, 천골각지간 함몰 중
- 해부: 피부, 피하조직, 극상인대; 천층은 중둔피신경이 분포하고; 심층은 천골 신경 후지와 천골 중동맥이 분포하며; 더 심층에 천골관열공에 진입한다.
- 주치: 전간, 두통, 실면, 변비
- 조작: 상향 평자 1-1.5촌, 뜸

(24) 삼각구(三角區)

- 위치: 제부에서 하복부 삼각형
- 해부: 피부, 피하조직, 복직근; 혈관과 신경은 복벽하동맥, 정맥; 제10늑간 신경이 분포하였다.
- 기능: 조리기기(調理氣機)
- 주치: 복통과 산기
- 조작: 애주구 5-7장

(25) 비근(痞根)

- 위치: 요부, 제1요추 극돌기하, 방개 3.5촌
- 해부: 피부, 피하조직, 광배근, 천골극근과 요방근; 제12흉신경과 제1-2요신경 후지의 내측지가 분포한다.

- 기능: 건비화위, 이기지통

- 주치: 위경련, 위염, 위확장, 간염, 간비종대, 요근노손, 신하수

- 조작: 직자 0.5-1촌, 뜸

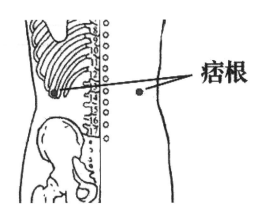

痞根

· 상지부

(26) 이백(二白)

- 위치: 전완 장측, 완횡문 상4촌, 요측 완굴근건의 양측 각각 1혈, 한 측 2혈

- 해부: 피부, 피하조직, 장장근건과 요측 완굴근건지간, 지천굴근; 하우신경(下右神經),
  무장굴근과 전완골간막이 있다.

- 기능: 조화기혈(调和气血), 제항소치(提肛消痔)

- 주치: 탈항, 치질

- 조작: 직자 1-1.5촌

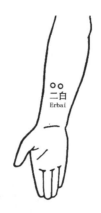

(27) 요통점(腰痛点)

- 위치: 수배측 2-3장골(중수골)과 제4-5장골(중수골) 사이, 한 측에 2개혈
- 해부: 피부, 피하조직, 지신근건과 요측 완단신근건; 요골신경의 천지와 척골신경의 수
  배지가 분포하였다.

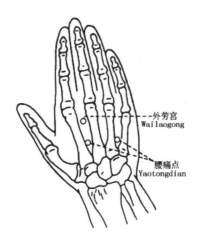

- 기능: 서근통락(舒筋通絡), 화어지통(化瘀止痛)
- 주치: 급성요부노손
- 조작: 장중으로 사자 0.5-0.8촌, 뜸

(29) 팔사(八邪)

- 위치: 수배측 주먹 쥐고 취혈, 제1-5지간 적백육제, 좌우 모두 8혈
- 해부: 피부, 피하조직과 골간근; 요골신경 천지와 척골신경 지배지 분포한다.
- 기능: 거풍통락, 청열해독
- 주치: 수지관절질병, 수지마목, 두통, 인통
- 조작: 상향사자, 0.5-0.8촌 또는 방혈, 뜸

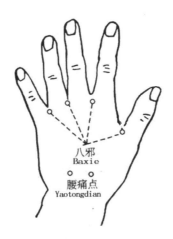

(30) 사봉(四縫)

- 위치: 장측 제2-5지관절 근측 중앙, 모두 8혈
- 해부: 피부, 피하조직, 지심층기근
- 기능: 소식도체, 거담화적
- 주치: 소아감적, 설사, 백일해, 기천, 해수, 회충병 등
- 조작: 점자 0.1-0.2촌, 황백색 투명한 액체 방출 또는 방혈

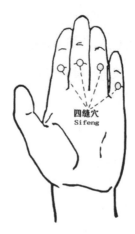

(31) 중천(中泉)

- 위치: 완배측 횡문중, 지총신근건 요골측의 함몰처

- 해부: 피부, 피하조직, 완배측 인대, 지신근건; 천층에 전완 배측 피신경과 요골신경 수 배지 분포하고; 심층에 요골신경근지와 요골동맥, 완배지가 분포하였다.

- 주치: 흉민, 위통, 토혈

- 조작: 직자 0.3-0.5촌, 뜸

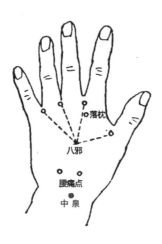

(32) 십선(十宣)

- 위치: 열 손가락 끝

- 해부: 피부, 피하조직; 정중신경과 척골신경이 분포하였다.

- 기능: 청열개규

- 주치: 응급에 혼미, 쇼크, 중서, 히스테리, 경궐; 각종열증에 급성인후염, 급성위장염, 고혈압, 수지마목

- 조작: 직자 0.1촌, 또는 삼릉침 방혈, 뜸

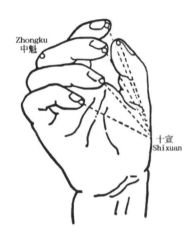

(33) 중괴(中魁)

- 위치: 중지 배측 근측 지간관절의 중점

- 해부: 피부, 피하조직, 요골, 척골신경 지배신경과 지배동맥이 분포하였다.

- 주치: 일격, 구토, 식욕부진, 애역

- 조작: 침자 0.2-0.3촌, 뜸 5-7장

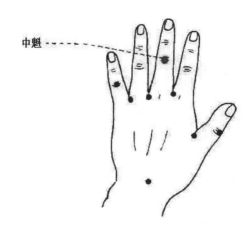

(34) 낙침(落枕)

- 위치: 수배측 제2, 제3장골간, 지장관절 후 약 0.5촌

- 주치: 낙침, 수비통, 위통

- 조작: 직자 1~1.5촌, 뜸

(35) 견전(肩前)

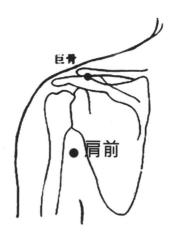

- 위치: 견부, 바로 앉아 팔을 내린 자세, 액전 횡문 끝에서 견우 연선 중점

- 해부: 피부, 피하조직, 삼각근, 상완이두근 장두건; 천층에 쇄골상신경 외측지가 분포하
  고; 심층은 액신경, 근피신경과 흉견봉 동맥이 분포하였다.
- 주치: 견비통, 상지 상거불능
- 조작: 직자 1-1.5촌, 뜸

(36) 주첨(肘尖)

- 위치: 주후부, 굴주 척골 주두와 첨단
- 해부: 피부, 피하조직; 전완 배측 피신경과 주관절동맥망이 분포하였다.

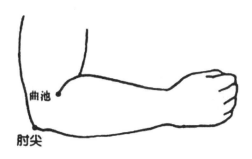

- 주치: 나력, 옹저, 장옹
- 조작: 애주구 7-15장

· 하지부

(37) 학정(鶴頂)

- 위치: 슬상부 슬개골 상연 정중 함몰처

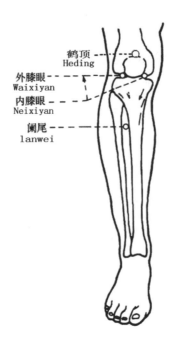

- 해부: 피부, 피하조직, 대퇴사두근건; 대퇴전피신경과 슬관절의 동맥, 정맥망이 분포하였다.

- 기능: 통리관절

- 주치: 각종 슬관절병, 뇌혈관병 후유증

- 조작: 굴슬 취혈, 직자 0.5-0.8촌, 뜸

(38) 백충와(白蟲窩)

- 위치: 굴슬 대퇴내측 혈해 상1촌

- 해부: 피부, 피하조직, 대퇴내측근과 대수근; 대퇴내측피신경이 분포한다.

- 기능: 거풍활혈(祛风活血), 구충지양(驱虫止痒)

- 주치: 회충병, 담마진, 풍진, 피부소양증, 습진 등.

- 조작: 직자 0.8-1.2촌, 뜸

(39) 난미(闌尾)

- 위치: 하퇴외측, 독비하 5촌, 족삼리하 2촌, 경골전연 방개 1횡지

- 해부: 피부, 피하조직, 경골전근, 하퇴골간막과 경골후근; 비복 외측피신경이 분포하였다.

- 기능: 청열해독, 화어통부

- 주치: 급, 만성충수염, 소화불량, 위염, 하지마비

- 조직: 직자 0.5-1촌, 뜸

(40) 슬안(膝眼)

- 위치: 굴슬 슬개골 인대 하 함몰처

- 해부: 피부, 피하조직, 슬개골인대와 슬개골내측 지지대지간, 슬관절낭; 복재신경의 슬
  개하지가 분포하였다.

- 기능: 활혈통락, 소리관절

- 주치: 각종 원인의 슬관절병, 슬개골연화증 등

- 조작: 외상방향 사자 0.5-1촌, 뜸

(41) 담낭(膽囊)

- 위치: 양릉천 직하 2촌

- 해부: 피부, 피하조직, 비골장근; 비복근외측피신경이 분포한다.

- 기능: 이담통부

- 주치: 담도감염, 담도회충증, 흉협통, 하지마비, 이롱

- 조작: 직자 1-1.5촌, 뜸

(42) 팔풍(八風)

- 위치: 곡배 제1-5간, 지봉 함몰처, 좌우 8혈

- 해부: 피부, 피하조직, 제3, 4지의 지장, 단신근건; 비골 천신경과 비복신경이 분포하였다.

- 기능: 거풍통락(祛風通絡), 청열해독(淸熱解毒)

- 주치: 치통, 위통, 족배종통, 월경부조 등

- 조작: 사자 0.5-0.8촌, 또는 점자 방혈, 뜸

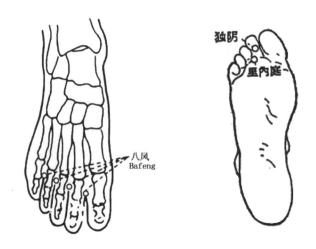

(43) 이내정(里內庭)

- 위치: 발바닥면, 제2, 제3척지관절 전방 함몰 중 내정혈 상대처

- 해부: 피부, 피하조직과 지건막; 족저 내측 신경의 지족저 총신경 분포하였다.

- 기능: 진경안신, 소식도체

- 주치: 전간, 족지마목, 위경련, 식적

- 조작: 직자 0.3-0.5촌, 뜸

(44) 독음(獨陰)

- 위치: 발바닥면 제2지 원단 지간관절 지간

- 해부: 피부, 피하조직과 지단, 장굴근건; 족저 내측신경 지족저 총신경의 족지저고유신

  경이 분포하였다.

- 기능: 조리충임

- 주치: 월경부조, 협심증, 위통, 구토

- 조작: 직자 0.1-0.2촌 또는 방혈, 뜸

(45) 내과첨(內踝尖)

- 위치: 내과첨부위
- 해부: 피부, 피하조직과 내과내막; 대퇴신경의 복재신경과 경전동맥, 내과전동맥과 경후동맥이 분포하였다.
- 기능: 서근활락(舒筋活絡)
- 주치: 치통, 비복근경련
- 조작: 삼릉침 점자 방혈, 뜸

(46) 외과첨(外踝尖)

- 위치: 외과첨 부위
- 해부: 피부, 피하조직, 외과골막; 비골 천신경과 비복근 외측피신경이 분포하고; 경전동맥의 외과망, 비골동맥과 외과지가 분포하였다.
- 기능: 서근활락
- 주치: 치통, 비복근경련
- 조작: 삼릉침 점자 방혈, 뜸

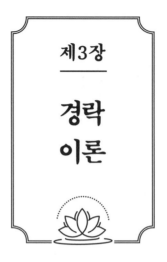

제3장

경락
이론

(1) 경락의 분포

경락은 인체 내의 기혈운행, 장부와 표리의 연결과 전신 각부에 통하는 길로 경맥과 낙맥을 포함한다. '경(經)'은 직행 주요 선로라는 뜻으로 경락계통에서 주요한 줄기로 굵고 크며, 깊숙한 곳에서 상하를 관통하고, 내외를 소통한다. '락(絡)'이란 그물망과 같은 뜻으로 경맥에서 별출한 분지로 가늘고 얕은 곳에서 종횡 교착하여 전신을 분포한다.

경맥과 낙맥은 일체로 전신에 분포하고, 양자 간에 긴밀하게 연결되어 갈라 놓을 수도 없으며, 또한 현저히 구별되고, 각자의 특징이 있다.

총체적으로 경맥은 내부(裏)에 있고, 오장육부를 연결하며, 마치 줄 모양으로 지체에 연결되고, 직선, 크고, 심부에 있어 보이지 않는 특징이 있다. 낙맥은 표(表)에 위치하고, 횡행, 작고, 얕은 곳에 위치하여 보이는 것이 특징이다.

경락은 인체를 구성하는 중요한 부분으로 인체 조직기관, 사지백해(四肢百骸)를 연결하여 하나의 유기적 정체로 경락계통을 구성한다. 경락계통을 통하여 기혈을 운행함으로 전신을 영양하여 인체 각 부의 기능 활동을 협조와 상대적 평형을 유지한다.

경락학설은 인체 경락계통의 순행분포, 생리기능, 병리변화와 장부지간의 상호 연계하는 이론 체계로 침구학의 기초를 구성하는 중요한 부분이다.

(2) 경락계통의 구성

경락계통은 경맥과 낙맥으로 구성하고, 그중 경맥은 12경맥, 기경팔맥과 12경맥의 부속 부분의 12경별(經別), 12경근(經筋), 12피부(皮部)를 포함하고; 낙맥은 15낙맥과 수많은 부락(浮絡), 손락(孫絡) 등을 포함한다.

기경팔맥은 독맥, 임맥, 충맥, 대맥, 양유맥, 음유맥, 음교맥, 양교맥으로 나눈다.

12경맥: 수태음폐경, 수양명대장경, 족양명위경, 족태음비경, 수소음심경, 수태양소장경, 족태양방광경, 족소음신경, 수궐음심포경, 수소양삼초경, 족소양담경, 족궐음간경을 포함한다.

(3) 12경맥의 내행

장부에서 장(臟)은 음(陰)에 속하고, 부(腑)는 양(陽)에 속한다. 수삼음(手三陰)은 흉부를 연계하고, 폐, 심포, 심에 속하고; 족삼음(足三陰)은 복부를 연계하여 비, 간, 신을 연계한다. 족삼양(足三陽)은 위, 담, 방광에 속하고; 수삼양(手三陽)은 대장, 삼초, 소장에 속한다.

(4) 12경맥 표리관계

장부의 표리 상합관계로, 12경맥의 매개 경맥은 상응 장부와 연결됨으로 12경맥의 음경과 양경은 명확한 장부 낙속과 표리관계가 있다. 음경은 속장락부(屬臟絡腑), 양경은 속부락장(屬腑絡臟)으로 음양이 대응 배합하여 장부 음양경락 지간에 6개조의 표리 낙속관계를 이룬다. 예를 들면 수태음폐경은 폐에 속하고 대장에 낙하여 대장경과 표리관계 형성한다. 수양명대장경은 대장에 속하고 낙폐하여 수태음폐경과 표리관계를 이룬다. 12경맥은 이렇게 6쌍의 표리낙속 관계를 형성하였다.

수태음폐경과 수양명대장경; 수궐음심포경과 수소양삼초경; 수소음심경과 수태양소장경; 족태음비경과 족양명위경; 족궐음간경과 족소음담경; 족소음신경과 족태양방광경은 표리관계이다. 표리관계는 생리에서 상호 연계하고, 병리에서 상호 영향을 미치며, 치료에서 상호 작용한다.

(5) 12경맥 순행 주향과 교접 규칙

12경맥의 순행은 일정한 방향으로 상행 또는 하행하여 순역이 있고, 순행의 주향의 '음승양강(陰升陽降)'의 원칙으로 규칙은: 수삼음경은 흉부에서 손으로, 수삼양경은 손에서 두부로, 족삼양경은 두부에서 족부로, 족삼음경은 족부에서 흉복부로 향한다.

– 12경맥의 교접규칙

① 음경과 양경은(표리경) 수족 말단에서 교접한다. 예를 들면 수태음폐경과 수양명대장경은 검지 말단에서 교접한다.

② 양경과 양경(동명양경)은 두부에서 교접한다. 예를 들면 수양명대장경과 족양명위경은 비방(鼻旁)에서 접속한다.

③ 음경과 음경(수족삼음경)은 흉부에서 접속한다. 예를 들면 족태음비경과 수소음심경은 심중에서 접속한다.

– 12경맥 기혈순환 유주

(검지말단)   (족대지내측)
(폐내) ① 수태음폐경 ┈┈▶ ② 수양명대장경 ┈┈▶ ③ 족양명위경 ┈┈▶ ④ 족태음비경
(비방)

(심중)   (소지말단)   (족소지단)
┈┈▶ ⑤ 수소음심경 ┈┈▶ ⑥ 수태양소장경 ┈┈▶ ⑦ 족태양방광경 ┈┈▶ ⑧ 족소음신경
(내자)

┈┈▶ ⑨ 수궐음심포경 ┈┈▶ ⑩ 수소양삼초경 ┈┈▶ ⑪ 족소양담경
(흉중)   (무명지단)   (외자)

·······▶ ⑫ 족궐음간경(폐내) ·······▶ ⑬ 독맥 ·······▶ ⑭ 임맥 ·······▶ (폐내) ⑮ 수태음폐경

(족대지말단)

(6) 15낙맥

12경맥과 임맥, 독맥은 각각 낙맥이 별출하고, 비지대락(脾之大絡)을 가하여 모두 15낙맥이 있다.

① 특징

(a) 인체의 체표에 분포하고, 경맥의 체표 연계에 소속 부분이다.

(b) 매번 한 갈래 경맥은 본경의 일정한 부분에서 발생하고, 상응한 혈위를 '락혈'이라 부르며, 상응한 표리의 경맥에 통한다.

(c) 낙맥은 모두 본경의 주슬 이하 부위에서 발출한다.

(d) 본경의 일정한 부위에서 별출하고, 표리경으로 주향하는 과정에서 무수한 손락(孫絡), 세락(細絡), 부락(浮絡)으로 나누어 편상으로 광범위하게 연결한다.

② 작용

(a) 12경 별락은 음양표리경(장부지간)의 연결을 강화한다. 표리 양경의 경기를 소통하고, 12경맥 순행 부족을 보충하며; 임맥의 별락은 복부의 경기를 소통하고; 독맥의 별락은 배부의 경기를 소통하며; 비지대락(脾之大絡)은 측흉부의 경기를 소통한다. 작고 가는 손락(孫絡)은 밀집하게 분포하고, 기혈을 수포하여 전신을 영양한다.

(b) 경혈의 주치범위를 확대한다. 이는 낙혈의 기본 치료 작용이다. 예를 들어 수태음폐경의 낙혈 열결은 본경의 기침, 천식, 인후통증을 치료할 뿐만 아니라 수양명대장경의 두통 등의 두면부 질병을 치료한다.

(7) 12경별(經別)

12정경의 이(離), 입(入), 출(出), 합(合)의 별행부분이고, 인체 깊은 곳에 별행하는 지맥이다.

① 분포

12경별의 분포는 주슬 이상의 정경에서 별출하여 구간을 경과하여 내장에 심입(深入)하고, 두항을 올라가 음경은 양경, 양경은 본경에 합하여 두면으로 올라간다. 12경별은 음양 표리관계로 6개 조로 나눈다. 먼저 체표에서 합하여 본장 본부로 주향하고, 이(離) 또는 합(合)하여 두항으로 올라가서 육양경과 합하여 육합(六合)이라 부른다.

② 작용

12경별은 12정경 순행 범위를 확대한다. 12경별의 이(離), 입(入), 출(出), 합(合)은 인체 표리지간과 12경맥의 내외 연계를 강화하고 경맥소속 장부의 체강 깊은 곳의 연계를 강화하며, 12경이 체내외 순행의 부족을 보충하여 12경맥 음양 표리의 상호 연결을 강화하고, 족육경과 심경의 연계에서 새로운 길을 개척하여 육음경과 두면부의 유기 연결을 건립한다.

또한 12경별은 12경혈의 주치 범위를 확대한다. 예를 들면 수양명대장경은 경외(頸外)로 순행하는데 깊은 인부로 도달하지 못하지만 본경의 상양, 이간, 삼간, 합곡은 후비(喉痺)를 치료하여 경혈의 주치 범위를 확대하였다. 12경별은 표리상합의 '육합(六合)' 작용으로 12경맥 중의 음경과 두부를 연결하여 수족삼음 혈위의 주치 범위를 확대하였다. 수족삼음경 혈위의 두면, 오관질병을 주치하는 것은 음경경별이 양경에 합하여 두면의 순행하기 때문이다.

(8) 12경근(經筋)

12경근은 12경맥의 기를 근육골절에 수포하는 체계로, 12경맥의 근육계통에 소속한다. 분포범위는 대체적으로 12경맥과 일치하다.

① 분포

12경근은 사지 말단에서 기시하고, 골격과 관절에 결취하여 심(心) 방향으로 주향하고, 순역이 없이 내장으로 들어가지만 낙속관계는 없다. 수족삼양은 외측에서 행하여 근(筋)은 강하고, 수족삼음은 내측에서 행하여 근(筋)은 유연하다. 기체 대소관절의 정상 활동 여부는 경근의 강유(剛柔) 협동, 길항작용과 관련된다.

② 작용

경근은 골격을 약속(約束)하고, 관절을 활동하여 인체 정상적 운동기능을 유지하며, 인체의 정상적 체위자세를 유지하고; 12경맥 순행, 분포 범위, 12경맥 수혈의 응용범위를 확대하며; 12경맥 일부분 수혈 주치 항목은 본 경맥 순행과 병후 범위를 초과한다. 이러한 상황에서 단순한 경맥으로 보면 해석할 수 없을 정도이지만 경근으로 인식할 때 만족스러운 답안을 찾을 수 있다. 예를 들면 수양명대장경은 손에서 두부로 비방(鼻旁)에서 종지한다. 이러한 본경 주관절 이하 수혈은 모두 전두통을 치료한다. 이는 수양명경근이 '상좌각(上左角), 락두(絡頭)'와 관련하고; 족태양방광경은 흉협부를 순행하지 않지만 경근이 '입액하(入腋下), 출결분(出缺盆)'하여 본경의 주슬관절 이하의 많은 수혈은 흉협통증을 치료한다.

(9) 12피부(皮部)

12경맥과 경맥에서 분출한 크고 작은 낙맥은 체표에서 일정한 분포구역이 있으며, 이러한 구역에서 제일 옅은 표면은 피부(皮膚)이다. 피부(皮膚)는 피부(皮部)의 일부로 12피부(皮部)는 12경맥 활동기능을 반영하는 체표 부위이고, 낙맥기가 산포하는 부위이다.

① 특징

12피부의 분포구역과 12경맥이 체표 순행 부위와 낙맥이 체표에 산포(散布)하는 범위는 일치한다.

② 작용

피부(皮部)는 기체의 최외층으로 근표를 덮고, 외사 방어, 기체를 보호하는 방어막이다. 피(皮)-락(絡)-경(經)-부(腑)-장(臟)의 순서로 질병을 전달하고; 장부, 경락의 병변도 피부(皮部)에 반영한다. 때문에 진찰과 추리, 내부 질병은 외부를 통하여 치료한다. 병사(病邪)는 리(里)에서 표(表)로, 심(深)에서 천(淺)으로 가면 피부는 병변의 반응 구기 된다. 반응구 피부표면의 색깔, 윤조(潤燥)와 형태, 감각의 병리변화를 변증하여 장부, 경락 진단의 중요한 수단으로 여긴다.

침구에서 피부에 일정하게 자극하여 내병은 외치, 외병 외치하는 방법으로 유효하게 질병을 치료한다. '영추, 관침'에 기록한 반자(半刺), 모자(毛刺), 부자(浮刺), 양자(揚刺), 찬자(贊刺), 직자(直刺) 모두 천자(淺刺)하여 피부를 침자하는 방법이다. 후세의 피부침, 피내침, 도자(挑刺), 자석요법, 완과침, 부침(浮針), 레이저, 자외선 조사(照射) 등 방법은 모두 위의 치료기초에서 발전하였다.

(10) 경락의 표본(標本), 근결(根結), 기가(氣街), 사해(四海)

① 표본(標本)

표본(標本)은 경락의 뿌리와 말초이고, 경맥 수혈 분포의 상하 대응관계를 지칭한다. '표(標)'는 나뭇가지 끝부분으로 인체 두면부 흉배부의 위치와 상응하고; '본(本)'은 나무의 뿌리로 인체의 사지하단에 상응한다.

표본이 지칭하는 범위는 추상적이며, 분별하여 인체의 두면부, 구간과 사지 주슬관절 이하 부위를 말한다. 12경맥은 모두 '표(標)'와 '본(本)'부위가 있다. 예를 들면 족소음의 본(本)은 내과상 2촌 중, 혈위는 교신, 부류이고, 표(標)는 배유와 설하 두 개 맥이 있으며, 혈위는 신수, 염천이다.

② 근결(根結)

경맥의 근본과 종결로 표본(標本)의 뜻과 기본 동일하다. 경기가 시작과 귀결로 경기 상하 양극 간의 관계를 반영한다. '근(根)'은 근본을 말하고 시작, 즉 사지 말단의 정혈(井穴)을 지칭한다; '결(結)'은 결취, 귀결, 즉 두, 흉, 복부를 지칭한다.

12경맥의 '근(根)'과 '본(本)'의 위치와 뜻은 유사하고; 경기의 시발, 경기 소출하는 곳으로 '표(標)'와 '결(結)'의 뜻과 부위가 유사하여 경기 소귀(所歸), 경기 종지하는 곳이다.

표본 근결의 이론은 인체사지와 두면, 구간의 내적 연계를 설명하여 경기유주 운행을 설명 보충하고, 경기순행의 다양성과 널리 흩어지는 작용을 말한다. 사지는 경맥의 근본으로 사지주슬, 주슬이하 수혈이 기체생리, 병리, 진단, 치료의 중요성을 강조하여 진일보 사지주슬이하의 수혈 치료에 원단부위 장부와 두면 오관질병을 치료하는 원리를 설명한다.

③ 기가(氣街)

기가는 경기가 취집 운행하는 공동 통로이다. '영추, 위기'에서 두, 흉, 복, 경(脛)부에 경맥의 기가 취집, 순행하는 표본(標本)의 공동 통로가 있다고 서술했다. 두의 기가는 뇌에 연계하고, 두부의 수혈을 침자하여 두부의 기가를 소통 조절하여 두훈, 목현, 두통, 불면 등을 치료한다.

흉부의 기가는 폐와 심을 연계하여 흉부의 기가를 소통하여 흉비, 흉민, 심계, 해천 등을 치료하고, 복부의 기가는 위와 충맥을 연계하여 복부 수혈을 소통 조절하면 위통, 복창, 복사, 분돈기 등을 치료한다. 경(脛)의 기가는 하지를 연계하여 하지 수혈을 침구하여 경부(脛部)의 기가를 소통하여 하지경련, 통증, 마목, 마비를 치료한다. 기가의 이론은 또 다른 각도에서 경기 운행 규칙을 서술하여 임상에서 배혈의 이론 근거를 제공한다.

④ 사해(四海)

즉 수해(髓海), 혈해(血海), 기해(氣海), 수곡지해(水谷之海)의 총칭이고, 인체 기혈정수(氣血精髓) 등 정미(精微)물질이 모이는 곳이다. '해'는 강물이 모이는 곳으로 바다라는 뜻이다. 경락학설에서 12경맥 내의 흐르는 기혈은 지구에서 흐르는 유수(流水)와 같다 하고 모든 강물은 바다로 흘러들어 '영추, 해론'에서는 "인체의 수해(髓海), 혈해(血海), 기해(氣海), 수곡지해(水谷之海)는 사해(四海)"라 한다.

사해(四海)의 부위는 기가의 부위와 유사하고, 수해는 두부; 기해는 흉부; 수곡지해는 상복부; 혈해는 하복부에 위치하여 각부는 상호 연결된다. 사해는 전신의 기혈, 진액을 주하고, 그중 뇌부의 수해는 원신지부(元神之府)로 신기의 본원(本原)이고, 장부경락 활동을 주관하며; 흉부의 기해는 종기가 모이는 곳으로 심맥을 관통하여 호흡하고; 위는 수곡지해로 영위(營衛), 위기(衛氣)의 원천 즉 기혈생화지원이고; 충맥은 12경의 바다로 포궁에서 기시하여 족소음경을 따라 상행하며, 12경맥의 근본이고, 삼초원기 소출하여 인체 생명활동의 원동력으로 말해라 한다. 사해 이론은 경기의 구성과 내원을 명확히 설명하였다.

사해 병변은 여유와 부족 두 가지로 나누고, 임상에서 이러한 근거로 변증시치한다.

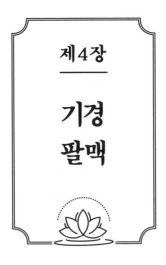

제4장

기경
팔맥

(1) 기경팔맥은 기행(奇行)의 경맥으로 독맥, 임맥, 대맥, 충맥, 음유맥, 양유맥, 음교맥, 양교맥을 포함하여 모두 8개이며, 경맥계통 중에 또 하나의 주체 부분이다.

(2) 기경팔맥의 순행은 기행(奇行)으로 순행분포 특징은 12정경과 다르기에 기경(奇經)이라 한다. 기경팔맥의 특징은 표리, 음양, 장부와 짝이 없으며, 독, 임맥 외에 12경맥 기혈 순환에 참여하지 않고, 기경팔맥의 일부는 여자포, 뇌 등 기항의 부와 연결된다. 기경팔맥은 장부와 고정적 낙속관계가 없다.

(3) 기경팔맥 중의 독맥, 임맥, 충맥은 포중에서 기시하여 회음에서 '일원삼기(一源三岐)'라고 하는데, 그중 독맥은 요배부 정중을 행하여 두면부로 올라가고; 충맥은 족소음신경과 합병하여 상행하고, 구순을 돈다.

(4) 작용

① 12경맥지간의 연결을 소통한다. 독맥과 6양경은 '양맥지해(陽脉之海)'로 전신의 양경 경기를 조절하는 작용하고; 임맥과 6음경은 '음맥지해(陰脉之海)'라 전신의 음경경기를 조절하는 작용한다. 충맥과 임, 독맥, 족양명, 족소음경의 연결은 '십이경지해(十二經之海)'로 '혈해'라고 부르며, 12경 기혈을 저장하는 작용하고, 대맥은 협하에서 요부를 한 바퀴 돌이 구간의 각 경맥올 속박하는 작용한다.

② 기경팔맥은 12경맥 기혈을 저장과 삼관(滲灌)을 조절한다.

(5) 기경팔맥 중의 6맥

① 양교맥

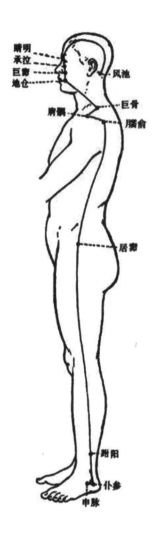

　족근부에서 시작하고, 족외과를 따라 하퇴 측면, 대퇴 외측으로 상행하며, 항부의 풍지혈에 진입한다.

② 음교맥

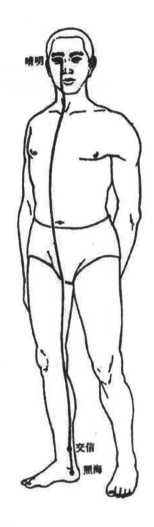

　　조해에서 시작하여 상행 교신, 직상 입음, 순흉, 입 결분, 후롱, 충맥, 목내자 정명혈까지
간다.

③ 양유맥

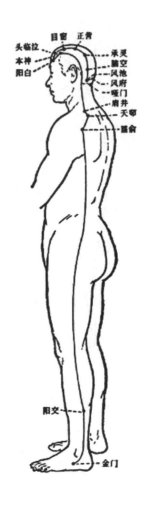

　　족태양 금문혈에서 족외과 하 1.5촌, 외과 상 7촌, 족소양 양교와 회합, 슬외측을 통과, 대
퇴외측에서 협늑부로 올라, 수양명, 수족태양 비노를 회합, 견부를 통과, 수소양 노회, 천료
를 회합, 수족소양, 족양명 견정을 회합, 견부에서 수태양, 노수, 이후에서 풍지를 회합, 뇌
공, 승령, 정영, 목창, 임읍, 양백, 두부를 순행, 입이, 위로 본신까지 22혈을 경과한다.

④ 음유맥

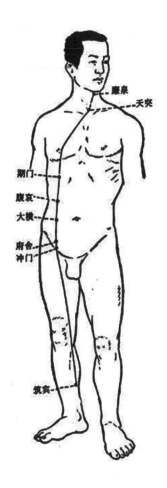

　족소음 축빈에서 상행 하복; 족태음, 궐음, 소음, 양명 회합, 부사, 대횡, 복애, 기문, 천돌, 염천, 정전부에서 종지한다. 모두 14개 혈위를 경과한다.

⑤ 충맥

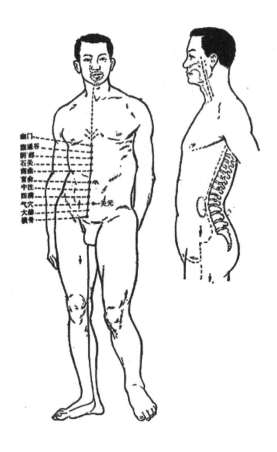

　　기충혈에서 출하여 대퇴내측에서 하행 족부로; 기충에서 출하여 족양명위경을 따라 제부 양방 상행, 흉중에서 분산한다.

⑥ 대맥

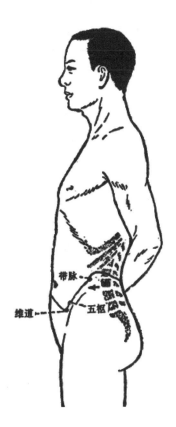

족궐음의 장문혈에서 족소양 대맥혈을 연결하여 신체를 한 바퀴 돌아 허리띠와 같다.

- 기능: 전신 직행 경맥을 묶어 놓는다. 때문에 족부의 음양경맥은 대맥에서 약속하고, 독맥, 임맥, 충맥과 매우 밀접한 관계를 이룬다.

족임읍은 대맥에 통하기에 중풍지체마비, 마목경련, 발열, 두풍통, 항종, 안목적통, 치통, 인종, 연훈, 이농, 피부명, 근맥견인, 하뢰통, 협늑통 등을 치료한다.

經穴(경혈) 찾기

<〇>

전통의학
수혈총해

ⓒ 배영식, 2020

초판 1쇄 발행 2020년 3월 19일

기획	한국전통의학국제연맹(www.chimgoo.net)
편저	배영식
펴낸이	이기봉
편집	좋은땅 편집팀
펴낸곳	도서출판 좋은땅
주소	서울 마포구 성지길 25 보광빌딩 2층
전화	02)374-8616~7
팩스	02)374-8614
이메일	gworldbook@naver.com
홈페이지	www.g-world.co.kr

ISBN   979-11-6536-227-0 (03510)

이 도서의 국립중앙도서관 출판예정도서목록(CIP)은 서지정보유통지원시스템 홈페이지(http://seoji.nl.go.kr)와 국가자료공동목록시스템
(http://www.nl.go.kr/kolisnet)에서 이용하실 수 있습니다. (CIP제어번호 : CIP2020009919)